Andrea Göhring und Jutta Schneider-Rapp

Bauernhoftiere bewegen Seniorinnen und Senioren

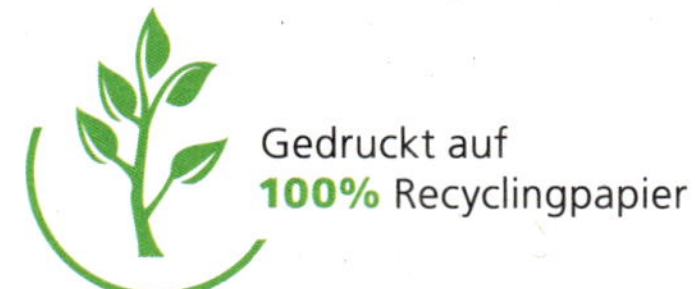

Andrea Göhring und Jutta Schneider-Rapp

Bauernhoftiere bewegen Seniorinnen und Senioren

Tiergestützte Aktivierung
rund um Huhn, Kuh und Co.

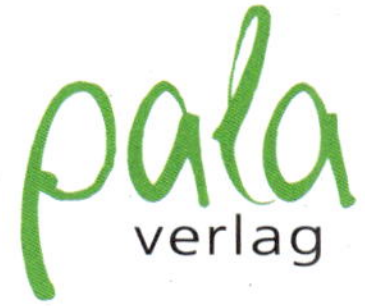

Danke an Mensch und Tier!

Wir danken allen, die uns mit Worten, Taten und Bildern unterstützt haben. Einige von ihnen haben wir interviewt und zitiert. Sie alle bereichern unser Buch mit ihren praktischen Erfahrungen und ihrem Fachwissen.

Unser allerherzlichster Dank gilt den Menschen und/oder ihren Angehörigen, deren Fallbeispiele und Fotos wir hier veröffentlichen dürfen. Nur durch sie ist unser Buch lebendig und praxisnah. Viele andere aus der Landwirtschaft haben uns ihre Zeit geschenkt und ihre alten Fotoalben nach Bildern von der traditionellen Landwirtschaft durchforstet. Auch hierfür herzlichen Dank.

Persönlich bedanken möchten wir uns bei Beatrix Amann. Die gleichermaßen engagierte wie tierliebende Alltagsbetreuerin hat uns von Anfang an bei unseren Aktionen mit Rat und Tat unterstützt.

Ein weiteres Dankeschön geht an unsere Lektorin Angelika Eckstein, die unser Werk von der ersten Idee bis zum Druck begleitet hat. Ihre motivierenden E-Mails und konstruktiven Anregungen sind immer ein Gewinn.

Widmen möchten wir das Buch unseren Bauernhoftieren. Ohne Eure Mitarbeit, Zuwendung und Geduld hätten wir das Buch gar nicht schreiben können. Vielleicht tragen wir zusammen ein wenig dazu bei, dass die Menschen Hühner, Schweine, Kühe und Co. künftig mehr wertschätzen!

Das wäre ein Fortschritt für Mensch und Tier.

Inhalt

Liebe Leserin, lieber Leser

Die Erinnerung steht immer dem Herzen zu Diensten.

ANTOINE DE RIVAROL

Die Katze im Altenheim oder der Hund zu Besuch bei einer einsamen älteren Dame – immer bringen Tiere Leben und Abwechslung in den Alltag betagter Menschen. Ein ideales Umfeld für die Tiergestützte Arbeit bietet der Bauernhof. Hier lassen sich viele verschiedene Tierarten erleben und versorgen. Hier wachsen unsere Lebensmittel auf den Feldern und in bunten Bauerngärten! Hier können wir Wind und Wetter und Natur spüren und ganz viel Sinnvolles machen! Und selbst wer nur noch wenig tun und sagen kann, kann hier duftende Kräuter riechen, das wollige Schaffell fühlen oder Hühner gackern hören. Beste Voraussetzungen, um Geist und Körper zu trainieren und die Seele zu berühren.

Wie diese soziale Arbeit rund um Bauernhoftiere gelingt, beschreibt unser Buch fachlich fundiert, theoretisch untermauert, aber vor allem ganz praktisch und mit hoher persönlicher Motivation:

Jutta: Journalistin, Agraringenieurin und Tierfreundin

Bulle Michel, Schafbock Baron, Kater Schnurr und die Stuten Fine und Mine waren die Helden meiner Kindheit. Denn immer wieder hat mein tierlieber Vater uns abenteuerliche Geschichten von den Tieren auf seinem Bauernhof erzählt. Die ältere Generation hatte noch viel mit Landwirtschaft zu tun. Nicht alle Erinnerungen sind glücklich, aber viele sind lebendig. Deshalb macht es mir eine besondere Freude, mitzuerleben, wie ältere Menschen auf dem Bauernhof aufblühen. Sie geraten beim Anblick der Schweine ins Schwärmen, machen begeistert Butter oder verarbeiten Wolle und Kräuter. All das unter fachlicher Anleitung und liebevoller Betreuung.

Andrea: leidenschaftliche Bäuerin und erfahrene Fachkraft für Tiergestützte Therapie und Pädagogik

Schon lange fördere ich mit meinen wunderbaren Bauernhoftieren Kinder mit besonderen Bedürfnissen. Eine Anfrage einer benachbarten Tagespflege brachte mich auf die Idee, auch mit älteren Menschen zu arbeiten.

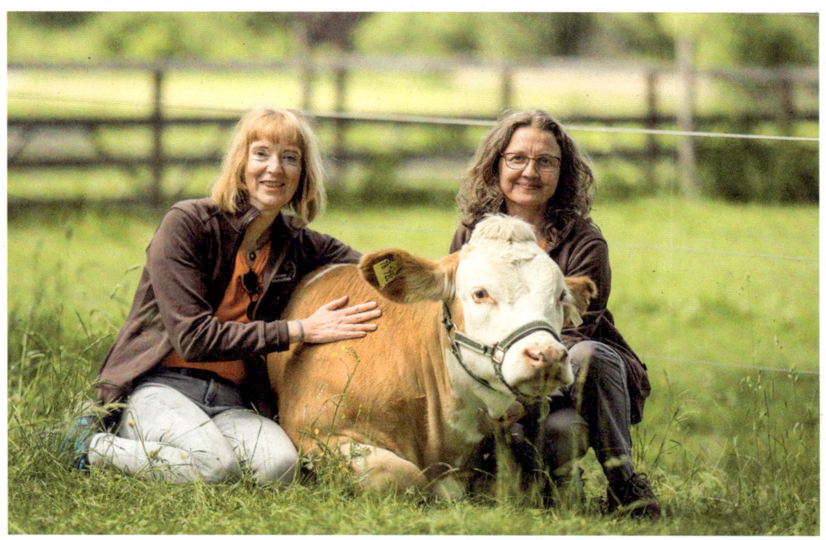

Mit pochendem Herzen startete ich die erste Aktion mit älteren Menschen und war sofort begeistert: Zunächst zurückhaltende Seniorinnen und Senioren kommen beim Besuch der Hühner plötzlich ins Reden. Selbst Klienten mit Schlaganfall mobilisieren all ihre Kräfte, um für unsere Bauernhoftiere Getreideflocken zu quetschen und Gemüse zu schneiden. Unvergessen bleibt mir der Moment, als ein Besucher seinen Rollstuhl am Weideneingang stehen ließ und sich Arm in Arm mit mir und seiner Betreuerin über die holprige Weide kämpfte, um unsere Kuh Paula zu streicheln. All das hat mich motiviert, es nicht bei diesem einen Nachmittag zu belassen, sondern regelmäßig Tiergestützte Angebote rund um Schaf, Huhn und Co. für Seniorinnen und Senioren zu schaffen.

Diese Art der Beschäftigung tut Mensch und Tier gut. Sie kann aber auch dazu beitragen, Bauernhöfen wieder eine Perspektive zu geben und den Betreuungsnotstand im ländlichen Raum ein wenig zu lindern. Warum nicht einen Betreuungsnachmittag oder eine Tagespflege auf dem Bauernhof einrichten? Am besten im Team mit Menschen aus sozialen und landwirtschaftlichen Berufen.

Noch steckt die soziale Arbeit auf dem Bauernhof mit Seniorinnen und Senioren in den Kinderschuhen. Aber Zukunft hat sie auf jeden Fall. Vielleicht können auch Sie dazu beitragen. Wir hoffen, dass unsere Bilder und Fallbeispiele Sie bewegen und unsere fachlichen Informationen Sie persönlich weiterbringen.

Jutta Schneider-Rapp   Andrea Göhring

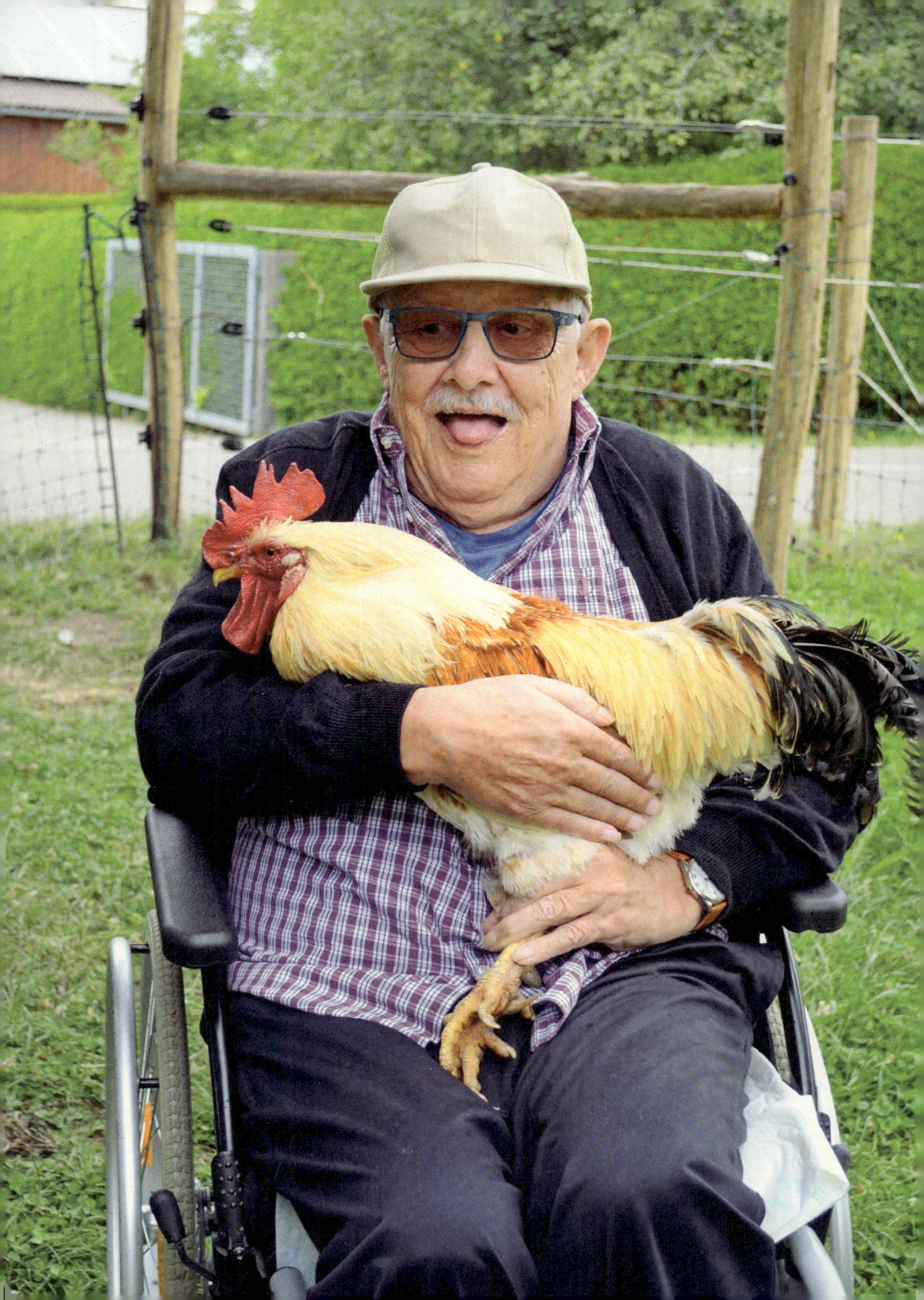

Ältere Menschen auf dem Bauernhof

Älter zu werden, ist ein Prozess des Loslassens.

UDO BAER

Green Care und Care farming

Gut arbeiten mit vielen Begrifflichkeiten

Egal, ob wir mit alten Menschen gärtnern, Schulklassen zu Besuch haben oder tiergestützt arbeiten, die Vielfalt an sozialen und therapeutischen Angeboten auf dem Bauernhof wächst. Genauso bunt sind die Begriffe und Definitionen, die sich um unser Arbeitsfeld ranken. Überall begegnen uns meist englische Begrifflichkeiten. Dazu gehören zum Beispiel: »Green Care«, »Care farming«, »Social farming«, »Farming for health«. Auch wenn es für unser praktisches Tun mit Menschen nicht entscheidend ist, möchten wir hier ein paar gängige Bezeichnungen aufgreifen. Damit wir wissen, wo wir stehen und vor allem es auch anderen erklären können.

In Österreich hat sich der Begriff »Green Care« etabliert. Das bedeutet wörtlich übersetzt »grüne Pflege« und steht allgemein für verschiedene Aktivitäten und Interaktionen zwischen Mensch, Tier und Natur. Je nach Zielgruppe werden dabei pädagogische, therapeutische, soziale oder gesundheitsfördernde Ziele verfolgt. Green Care umfasst aber nicht nur Angebote auf Bauernhöfen und von gartenbaulichen Betrieben, sondern auch städtische Projekte rund um die Natur. Vor allem in urbanen Ballungszentren soll Green Care dem Verlust von natürlichem Lebensraum und der damit verbundenen Entfremdung von der Natur entgegenwirken und das Wohlbefinden und die Gesundheit der Menschen fördern. Dabei lässt sich die heilende Wirkung der Natur passiv und aktiv erfahren. Von »Green Care« spricht man bereits, wenn wir uns »nur« in der Natur aufhalten und diese auf uns wirken lassen. Wir kennen das alle, wenn wir nach einem Spaziergang durch den Wald erfrischt heimkehren. Das Vogelgezwitscher, das würzige Aroma der Bäume und die Farben der Natur wirken heilsam auf Leib und Seele.

Zu Green Care gehört auch, wenn wir mit Klientinnen und Klienten aktiv in der Natur mit Pflanzen und Tieren interagieren, zum Beispiel bei Gartenarbeit. Der Begriff »Green Care« ist also sehr »unscharf« definiert oder positiver ausgedrückt extrem vielfältig.

Care Farming – gesundheitsfördernde Angebote auf dem Bauernhof

Im internationalen Sprachgebrauch finden sich vielfach die Begriffe »Care Farming« und »Social Farming«. Wie es der Name »Farming« bereits sagt, handelt es sich hier um Angebote, die ausschließlich auf Bauernhöfen oder in gartenbaulichen Betrieben stattfinden.

»Social Farming« ist im deutschsprachigen Raum als soziale Landwirtschaft bekannt. Dazu zählen alle sozial integrativen multifunktionalen Leistungen, auch jene, die keinen therapeutischen Zweck haben. Dagegen steht bei Care Farming oder Farming for Health der Aspekt »Care« im Vordergrund. Die teilnehmenden Menschen haben eine medizinische Indikation und erhalten auf dem Bauernhof Gesundheitsleistungen, um ihr körperliches, seelisches oder soziales Wohlergehen zu verbessern. Insofern gehören pädagogische oder erlebnisorientierte Angebote wie »Lernen auf dem Bauernhof« oder unsere Tiergestützten Angebote für ältere Menschen zu Social Farming. Nur wenn wir auf ärztliche oder therapeutische Indikation und im Team mit Ärzten oder Psychologen arbeiten, sprechen wir tatsächlich von Care Farming.

Tierisch viele Definitionen

Auch bei der Tiergestützten Arbeit finden sich viele Definitionen: Der Begriff »Tiergestützte Intervention« (TGI) ist der Überbegriff über alle Tiergestützte Arbeit und passt somit eigentlich immer. Vorausgesetzt, dass die Einsätze bestimmte Mindest-

Tiergestützte Intervention (TGI) oder Animal Assisted Intervention (AAI)
Umfasst alle zielgerichteten und strukturierten Interventionen, die bewusst Tiere einbeziehen, um therapeutische Verbesserungen bei Menschen zu erreichen.

Tiergestützte Aktivitäten (TGA) oder Animal Assited Activity (AAA)	**Tiergestützte Therapie (TGT) oder Animal Assisted Therapie (AAT)**	**Tiergestützte Pädagogik / Therapie (TGP) oder Animal Assisted Education (AAE)**	**Tiergestütztes Coaching (TGC) oder Animal Assisted Coaching (AAC)**
Geplante und zielorientierte, informelle Interaktionen, die von Mensch-Tier-Teams mit motivationalen, erzieherisch-bildenden oder erholungsfördernden Zielsetzungen durchgeführt werden. Der Einsatz wird nicht zwangsläufig durch eine Fachkraft durchgeführt. Fortschritte werden nicht oder nur wenig dokumentiert.	Zielgerichte, geplante und strukturierte, therapeutische Intervention, die von einer professionell ausgebildeten Person aus dem entsprechenden Bereich durchgeführt wird. Fortschritte werden gemessen und dokumentiert.	Zielgerichtete, geplante und strukturierte Intervention mit dem Fokus auf akademische Ziele und soziale Fertigkeiten, durchgeführt von professionellen Pädagogen oder gleich qualifizierten Personen. Fortschritte werden gemessen und dokumentiert.	Zielorientierte, geplante und strukturierte Interventionen mit dem Fokus auf der Förderung von persönlichem (innerem) Wachstum und sozio-emotionalen Funktionen, durchgeführt von beruflich qualifizierten Personen im Rahmen ihres Fachgebietes. Fortschritte werden gemessen und dokumentiert.

Grafik: Samuel Göhring in Anlehnung an IAHAIO White Paper 2018, S. 5, 6

anforderungen erfüllen. Bei den meisten Tiergestützten Angeboten für Seniorinnen und Senioren handelt es sich um Aktivitäten durch verschiedene Fachkräfte. Oftmals sind die Mensch-Tier-Begegnungen zwar sehr gut vorbereitet und nach Förderzielen geplant, aber kaum dokumentiert und im Nachgang evaluiert. Dafür fehlen den Fachkräften und dem Begleitpersonal vielfach die Kapazitäten.

Demografie garantiert steigende Nachfrage

Die demografische Entwicklung unserer Bevölkerung spricht ebenfalls dafür, mehr Angebote für ältere Menschen einzurichten. Besonders in ländlichen Regionen fehlen passende Beschäftigungs- und Betreuungsangebote für ältere Menschen. Daher könnten Angebote für Seniorinnen und Senioren dazu beitragen, den Betreuungsnotstand in ländlichen Gebieten zu lindern.

Betrachten wir die Deutschlandkarte, so fällt auf, dass es vor allem in den östlichen Bundesländern viele Menschen über 65 gibt. Aber auch in Baden-Württemberg mit seiner derzeit vergleichsweise jungen Bevölkerung werden bis 2060 laut Statischem Landesamt Menschen im Alter von 60 plus dominieren (Statistik AKTUELL. Ältere Menschen in Baden-Württemberg. Ausgabe 2018. statistik-bw.de). Vorausrechnungen ergeben, dass sich in diesem Bundesland bis zum Jahr 2060 die Zahl der Menschen, die 65 Jahre und älter sind, von derzeit 2,18 Millionen auf bis zu 3,2 Millionen erhöhen könnte. Damit stiege der Anteil dieser Altersgruppe an der Gesamtbevölkerung von heute zwanzig auf etwa dreißig Prozent.

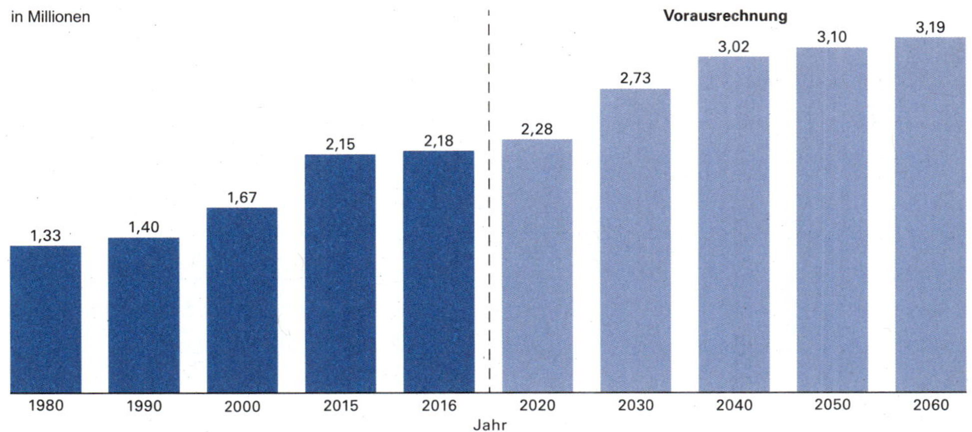

Bevölkerung im Alter von 65 und mehr Jahren in Baden-Württemberg

Quelle: Statistisches Landesamt Baden-Württemberg

Der Traum vom Landleben – »Ohne Herzblut geht es nicht«

Viele ältere Menschen träumen von einem Lebensabend auf dem Land: Gemeinsam mit Gleichgesinnten wohnen, Tiere streicheln und mit Bäuerinnen ein Pläuschchen halten. Soziale Dienstleistungen auf landwirtschaftlichen Höfen für Ältere sind seit den 2010er-Jahren ins Laufen gekommen. Die meisten sind Wohnangebote. Es gibt Wohn- oder Hausgemeinschaften für rüstige Rentnerinnen und Rentner, die gerne aufs Land ziehen und sich noch aktiv einbringen wollen. Aber auch ambulant betreute Pflege-Wohngemeinschaften von Menschen mit Demenzerkrankung oder Hochbetagten. »Hier ist der Bedarf auf jeden Fall größer als die Nachfrage«, bilanziert Claudia Busch. Die Agrarwissenschaftlerin hat an der Hochschule Hildesheim/Holzminden/Göttingen (HAWK) im Projekt VivAge zu Seniorenangeboten auf landwirtschaftlichen Betrieben geforscht. Im Interview erklärt sie, was Seniorinnen und Senioren und Höfe beachten sollten.

Sind Angebote auf Bauernhöfen für Ältere im Trend?

Claudia Busch: Absolut. Allein bei uns im Projekt haben ständig alte Menschen oder Angehörige angerufen, die vor allem Wohnangebote suchen. Da spielen manchmal auch idyllische Vorstellungen und nostalgische Bilder rein, wie sie beispielsweise die – übrigens hauptsächlich von Menschen aus Städten gelesene – Zeitschrift »LandLust« verbreitet. Unabhängig davon ist der Wunsch, in einer eher als familiär anzusehenden Gruppe zu leben, sich gelegentlich noch einbringen zu können oder wenigstens mal ein Tier zu streicheln, groß. Das gilt sowohl für die »jungen« Seniorinnen und Senioren kurz nach Renteneintritt als auch für pflegebedürftige oder hochaltrige Menschen. Leben auf dem Land ist nicht nur Sehnsuchtsort für lärmgeplagte Großstadtbewohnende, sondern natürlich sind gerade Wohnangebote auch wichtig für alte Menschen aus dem Dorf, die ihre Heimat nicht verlassen möchten, jedoch Unterstützung brauchen.

Welche Bauernhöfe entscheiden sich für Angebote für Senioren?

Das Interesse wächst langsam, aber sicher. Wir haben allerdings gemerkt, dass potenzielle Anbieter oft gar nicht aus der Landwirtschaft kommen beziehungsweise aktuell dort gar nicht arbeiten. Interessant sind solche Angebote für diejenigen, die eine Hofanlage erhalten wollen, zurzeit aber möglicherweise nicht von der Landwirtschaft leben können oder wollen. Denn auf einem Bauernhof gibt es ja viel Platz. Das gilt nicht nur für das Wohnen auf dem Bauernhof, sondern auch für Tagesstätten, beispielsweise für Menschen mit Demenzerkrankungen. Vielleicht gibt es einen Pflegedienst, der Räumlichkeiten mieten möchte. Neben ökonomischen Vorteilen profitieren die Betriebe oft von einer Art »Belebung«. Es ist einfach für viele Betriebsleitende schöner, wenn verschiedene Generationen auf dem Hof unterwegs sind und dieser mit Leben gefüllt wird.

Lohnen sich die Angebote für die Betriebe finanziell?

Wir haben festgestellt, dass Vermietungen in jedem Fall rentabel waren, zumal es in vielen Bundesländern auch Fördermöglichkeiten für entsprechende Investitionen gibt. Üblich sind Wohnprojekte mit zehn bis zwölf Personen. Einschränkungen gibt es allerdings hier und da durch baurechtliche Vorgaben im Außenbereich. Betriebe mit Direktvermarktung profitieren auch von der wachsenden Bekanntheit und einem Plus an Besuchern.

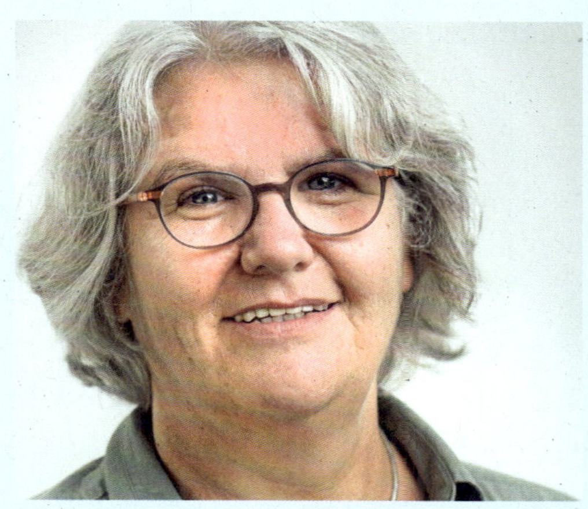

Claudia Busch forscht zum Lebensabend auf dem Land.

Wer Tagesangebote wie Führungen, Mittagessen oder Tiergestützte Projekte anbietet, muss bei der Finanzierung kreativer sein. Da kommen vielleicht Stiftungen in Frage, Crowdfunding oder kommunale Förderungen. Mit einem guten Konzept und viel Netzwerkarbeit finden sich oft Möglichkeiten.

Was müssen beide Parteien beachten, damit sich alle wohlfühlen?

Beide Seiten müssen wirklich wollen: Alte Menschen sind individuell sehr unterschiedlich, weil sie ganz verschiedene Lebenswege hinter sich haben. Nicht alle mögen dasselbe. Die Eigenarten, die wir im Laufe des Lebens entwickeln, prägen unser Alter natürlich ebenso wie unsere Interessen und Hobbys. Wer immer gerne in der Stadt shoppen war, ins Kino ging, wird sich auf einem Hof möglicherweise weniger wohlfühlen als gedacht. Und für Landwirtinnen und Landwirte gilt: Wer keine Lust auf Menschen hat, wer nicht bereit ist, beim Gang über den Hof ab und zu ein kleines Schwätzchen zu halten, sollte lieber kein Angebot für Senioren einrichten. Das ist vielleicht vergleichbar mit »Urlaub auf dem Bauernhof«. Das passt auch nicht für jede und jeden. Der Hof kann noch so schön sein, ohne Herzblut für solch ein Angebot geht es nicht.

Mehr zu Forschungsergebnissen, aber auch Hilfestellungen zum Aufbau von Wohnprojekten finden sich auf der Website: https://vivage.hawk.de

Zielgruppenspezifisch arbeiten

Unsere Klienten kennen

Natürlich lässt sich die Zielgruppe »ältere Menschen« nicht einheitlich charakterisieren. Ab wann sind wir älter? Zwischen aktiven 60-Jährigen und Menschen von Mitte achtzig und älter liegen oft Welten. Wir fokussieren uns in diesem Buch auf Menschen mit Beeinträchtigungen im Alter, egal, ob körperlich, psychisch oder kognitiv.

Viel Lebenserfahrung, aber was im Alter leicht verloren geht

Im Alter bauen wir allmählich ab: Laut der Gesundheitsberichterstattung »Wie gesund sind ältere Menschen?« des Robert Koch-Instituts (RKI) sind vor allem die Sinnesorgane, die Muskulatur und die Gelenke betroffen. »So nehmen beispielsweise Hör- und Sehvermögen langsam ab, die Muskelmasse wird weniger und die Kraft lässt nach, Ausdauer und Leistungsfähigkeit gehen zurück.«

Je schlechter wir sehen und hören, umso weniger können wir am täglichen Leben teilnehmen. Das schränkt das physische, emotionale und soziale Wohlbefinden erheblich ein und kann Betroffene beruflich, familiär und sozial isolieren.

Während unsere körperlichen Ressourcen schwinden, nehmen chronische Erkrankungen zu: Ältere Menschen leiden vor allem an Erkrankungen des Herz-Kreislaufsystems, Krebs, Diabetes und Erkrankungen des Muskel-Skelett-Systems. Letzteres trifft vor allem Frauen. Laut RKI plagen sich in der Altersgruppe 75 Jahre und älter über 60 Prozent mit Arthrose, rheumatoider Arthritis, Osteoporose oder anhaltenden Rückenschmerzen.

Der Bauernhof gefällt älteren Menschen

Ein Bauernhof kann viel mehr, als »nur« Lebensmittel zu erzeugen. Er ermöglicht sinnvolle Tätigkeiten und sinnliche Erlebnisse. Besonders Stadtmenschen finden hier Ruhe, Erholung und Natur. Ein lebendiger und vielseitiger Bauernhof kann Menschen emotional berühren und zu ihren Wurzeln zurückführen. Gerade für Seniorinnen und Senioren und Menschen mit Demenz können die Beschäftigung und die Zeit auf dem Bauernhof vielfältige positive Erlebnisse und bewegende Momente schaffen.

Umgekehrt profitieren die Bauernhöfe selbst von der sozialen Arbeit. Hier entsteht ein neues Arbeitsfeld für natur- und tierliebende Menschen aus sozialen, heilenden Berufen oder ein wachsender Betriebszweig für landwirtschaftliche Betriebe.

Kleine Erfolge sind ein großer Fortschritt

Zur Stabilisierung und Erhaltung der körperlichen und geistigen Ressourcen können wir mit unserer Tiergestützten Arbeit beitragen. Anders als bei unserer Arbeit mit Kindern erwarten wir hier keine großen Fortschritte, sondern konzentrieren uns darauf, noch vorhandene Fähigkeiten zu stabilisieren und zu stärken. Schon das ist oftmals ein Erfolg. Unsere tierischen Mitarbeiter mobilisieren und trainieren Beweglichkeit und Fitness. Mit der Biografiearbeit und vielen sinnlichen Erlebnissen auf dem Bauernhof gelingt es uns, verschüttete Erinnerung wieder hervorzuholen und die Kommunikation zu fördern.

Entsprechend lauten unsere Ziele:

- Motorik und Feinmotorik mobilisieren,
- Körperwahrnehmung vorbeugend stabilisieren,
- kognitive Fähigkeiten erhalten und einsetzen (nicht überfordern, Negativerlebnisse vermeiden),
- Langzeitgedächtnis mit Biografiearbeit stabilisieren,
- Orientierung stärken,
- Aufmerksamkeit und Konzentrationsfähigkeit verbessern,
- Kommunikationspotenziale erhalten und intensiv fördern,
- Erfolgserlebnisse schaffen und Stimmung verbessern,
- Sozialverhalten positiv beeinflussen.

Meistens decken wir mit unserer Tiergestützten Arbeit und dem gemeinsamen Tun im Laufe einer dreistündigen Einheit mehrere Förderziele gleichzeitig ab (siehe ab Seite 154).

Mit zunehmendem Lebensalter gehören chronische Krankheiten zum Alltag. Praktisch jeder nimmt täglich Arzneimittel. Es steigt die Wahrscheinlichkeit, dass eine Person an mehreren Erkrankungen gleichzeitig leidet (Multimorbidität).

Unabhängig von der Zahl und Art ihrer Erkrankungen können Menschen altersschwach sein. Wenn die Leistungs- und Widerstandsfähigkeit älterer Menschen stark abnimmt oder einen kritischen Punkt erreicht, sprechen medizinische Fachleute vom Frailty-Syndrom (»Frailty« gleich »Gebrechlichkeit«). Charakteristisch dafür sind ausgeprägte Erschöpfung beziehungsweise stark eingeschränkte Vitalität, geringe körperliche Aktivität, verlangsamte Gehgeschwindigkeit, unfreiwilliger Gewichtsverlust und geringe Muskelkraft. All das macht die Betroffenen anfällig für Stürze, Knochenbrüche und andere gesundheitliche Risiken.

»Zeichen der Gebrechlichkeit sollten möglichst frühzeitig erfasst und ausgeglichen werden, um die Lebensqualität und Autonomie älterer Menschen möglichst lange zu erhalten«, heißt es im Gesundheitsbericht, herausgegeben vom Robert Koch-Institut (Gesundheit in Deutschland. Gesundheitsberichterstattung des Bundes. Gemeinsam getragen von RKI und Destatis, 2015).

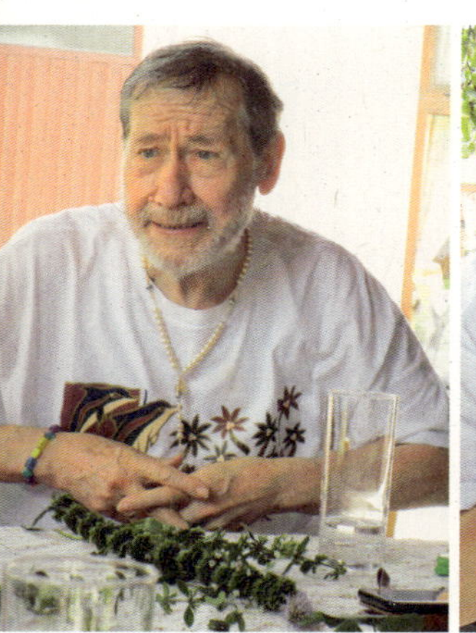 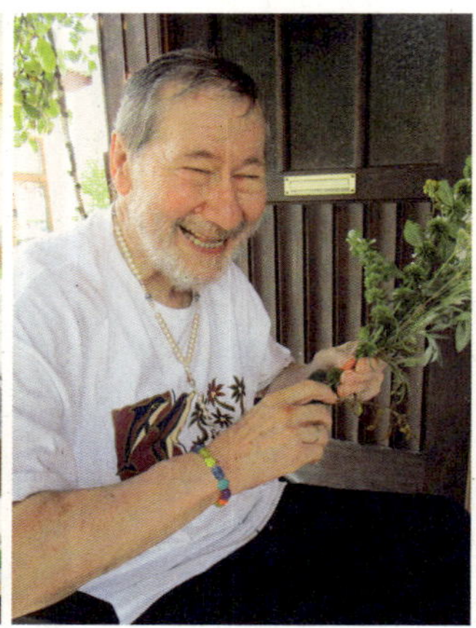 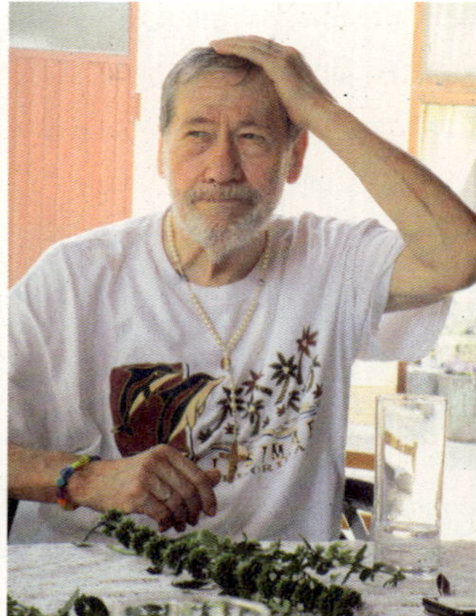 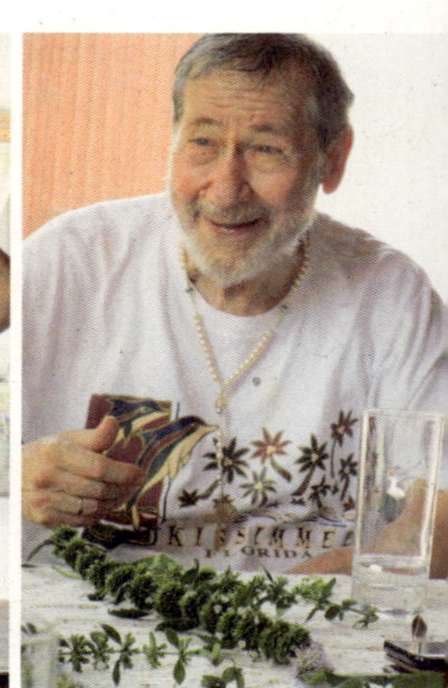

Diese Bilder zeigen: Trotz beginnender Demenz sind noch alle Gefühle vorhanden.

Besondere Bedürfnisse von Älteren und Menschen mit Demenz

In Deutschland leben rund 1,6 Millionen Menschen mit Demenz, allein in Baden-Württemberg sind es rund 200 000. Die meisten von ihnen sind älter als 65 Jahre und die Mehrheit ist von der Alzheimer-Krankheit betroffen. Sofern kein Durchbruch in Prävention und Therapie gelingt, wird sich nach Vorausberechnungen die Zahl der in Deutschland Erkrankten bis zum Jahr 2050 auf 2,4 bis 2,8 Millionen erhöhen! (in: Informationsblatt 1. Die Häufigkeit von Demenzerkrankungen. Deutsche Alzheimer Gesellschaft e. V. Selbsthilfe Demenz)

Überlegt handeln und gekonnt kommunizieren

Es gibt kein Patentrezept für den richtigen Umgang mit Menschen mit Demenz. Jeder Krankheitsverlauf ist individuell. Die Tagesverfassung schwankt. Das macht den Umgang mit ihnen oftmals herausfordernd. Vermutlich gibt es deshalb so viele Konzepte, die sich aus verschiedenen Blickwinkeln und mit unterschiedlichen Methoden für einen achtsamen Umgang mit Menschen mit Demenz beschäftigen. Uns hat der person-zentrierte Ansatz des britischen Sozialpsychologen Tom Kitwood am meisten angesprochen (Tom Kitwood: Demenz. Der person-zentrierte Ansatz im Umgang mit verwirrten Menschen, 2019).

Denn er stellt die Würde und Einzigartigkeit jedes einzelnen Menschen in den Mittelpunkt. Der Sozialpsychologe definiert seelische Bedürfnisse von Menschen mit Demenz, die miteinander verbunden sind, einander überschneiden und sich im allumfassenden Bedürfnis nach Liebe vereinen. Dazu gehören die Bedürfnisse nach Trost, Einbeziehung, Bindung, Identität und Beschäftigung. Werden diese Bedürfnisse befriedigt, fühlen sich auch Menschen mit Demenz zugehörig, gebraucht und wertgeschätzt. Dann nehmen sie sich als »vollwertige« Person wahr. Vor allem die Bedürfnisse nach Identität und Beschäftigung, aber auch das Bedürfnis nach Einbeziehung können wir bei der Tiergestützten Arbeit mit Seniorinnen und Senioren auf unserem Bauernhof zumindest zeitweise erfüllen. Das gilt für Menschen mit und ohne Demenz.

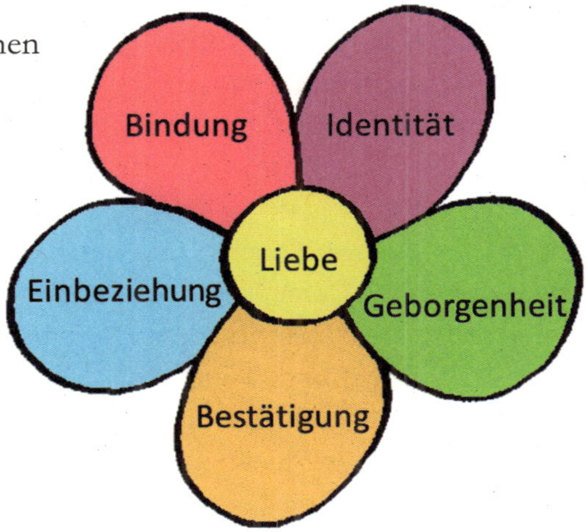

Die wichtigsten psychischen Bedürfnisse von Menschen mit Demenz nach Tom Kitwood

Neben der Erfüllung dieser Bedürfnisse erleichtern uns bewährte, alltagstaugliche Grundregeln den Kontakt mit an Demenz erkrankten Menschen. So hat die Deutsche Alzheimer Gesellschaft e. V. wertvolle Tipps zur besseren Verständigung für Menschen mit Demenz zusammengetragen (siehe Seite 22). Viele dieser nützlichen Ratschläge wenden wir generell für die Tiergestützte Arbeit mit Seniorinnen und Senioren an.

Biografiearbeit

Der Bauernhof bringt ein Stück Jugend zurück

»Eine Identität zu haben, bedeutet, zu wissen, wer man ist, im Erkennen und im Fühlen. Es bedeutet, ein Gefühl der Kontinuität mit der Vergangenheit und demnach eine ›Geschichte‹, etwas, das man anderen präsentieren kann, zu haben.« (ebd. Kitwood 2019, Seite 148) Jeder Mensch hat eine unverwechselbare Geschichte, die geprägt ist durch individuelle Erlebnisse und Ereignisse. Im Lebenslauf stehen nur objektive, nüchterne Daten und Fakten. Wenn wir jedoch auf unseren Lebensweg zurückblicken, dann fallen uns zuerst die Momente ein, die für uns besonders bedeutend waren. Das können schöne Ereignisse gewesen sein, wie eine Hochzeit, die Geburt eines Kindes, eine bewegende Feier, und genauso auch niederschlagende Erlebnisse, wie eine Kündigung, Krankheit, der Verlust der Heimat oder eines geliebten Menschen. Diese individuellen Erfahrungen machen unsere Biografie aus, wie sie für uns subjektiv bedeutend ist. Sie bestimmen und prägen unsere Vorlieben, Gewohnheiten sowie unsere Verhaltensweisen. Biografien sind also mehr als nur tabellarische Lebensläufe! Oder wie es Oscar Wilde poetischer ausdrückt: »Die Erinnerung ist wie ein Tagebuch, das wir immer bei uns tragen.«

Behutsam beginnen und genau beobachten – »Alle können profitieren«

Ute Hauser, Geschäftsführerin der Alzheimer Gesellschaft Baden-Württemberg e. V., weiß, worauf es im Umgang mit Menschen mit Demenz ankommt.

Welche besonderen Bedürfnisse haben Menschen mit Demenz?

Ute Hauser: Eine Demenzdiagnose ändert vieles im Alltagsleben der Erkrankten; ihre Grundbedürfnisse aber verändern sich nicht: Wie wir alle möchten Menschen mit Demenz sozial eingebunden sein, sie wollen selbstständig und selbstbestimmt bleiben und sich mit ihren Fähigkeiten in die Gemeinschaft einbringen. Und sie haben ein Bedürfnis nach Sicherheit. Was genau das für den Einzelnen heißt, ist so vielfältig und individuell wie die Menschen selbst.

Warum eignen sich Betreuungs- und Beschäftigungsangebote auf dem Bauernhof für Menschen mit Demenz?

Ein Bauernhof spricht alle Sinne an: Hier gibt es viel zu sehen und zu hören, zu riechen und zu schmecken. Für Menschen mit Demenz ist es wichtig, dass sie diese anregende Welt in ihrem eigenen Tempo und im Rahmen ihrer Möglichkeiten entdecken können. Vielleicht knüpfen sie hier an vergangene Zeiten an und erinnern sich an ihr Lieblingstier, einen Ausflug aufs Land mit den Kindern oder Erlebnisse aus der eigenen Kindheit. Auch der geregelte Tagesablauf mit seinen wiederkehrenden Aufgaben, an denen sie sich vielleicht sogar selbst beteiligen können, ist anregend, aber nicht überfordernd.

Wie profitieren Menschen mit Demenz von der Begegnung mit Tieren auf dem Hof?

Viele Menschen mit Demenz verlieren im Laufe der Erkrankung die Möglichkeit, über Sprache zu kommunizieren. Was bleibt, ist die Fähigkeit zur Kommunikation über Berührung und Körperkontakt. Viele – nicht alle! – genießen es dann, das weiche Fell eines Kaninchens zu streicheln oder die Wärme einer Katze zu spüren. Im Vordergrund stehen die sinnliche Erfahrung und das Gefühl von Geborgenheit.

Bauernhoftiere geben natürlich auch einen guten Anlass zum Gespräch: Hatten Sie früher Tiere? Was ist denn Ihr Lieblingstier? Sind Sie früher von einem Hahnenschrei geweckt worden? Außerdem muss niemand Kühe, Pferde oder Schweine mögen! Wer sich im Stall nicht wohlfühlt, macht vielleicht gerne einen Spaziergang über die Wiese oder freut sich am Gemüsegarten.

Bis zu welchem Grad der Beeinträchtigung können Menschen mit Demenz ein Betreuungs- und Beschäftigungsangebot auf dem Bauernhof annehmen?

Grundsätzlich können Menschen in allen Phasen einer Demenz von Angeboten auf dem Bauernhof profitieren. In einer fortgeschrittenen Phase der Erkrankung brauchen sie jedoch engere Begleitung, etwa beim Gehen oder im Rollstuhl. Immer wichtiger wird dann auch die persönliche Ansprache, das Zeigen oder Bringen von Tieren oder das Führen der Hand beim Streicheln. Auch an eine Unterstützung beim Essen oder Trinken muss dann gedacht werden.

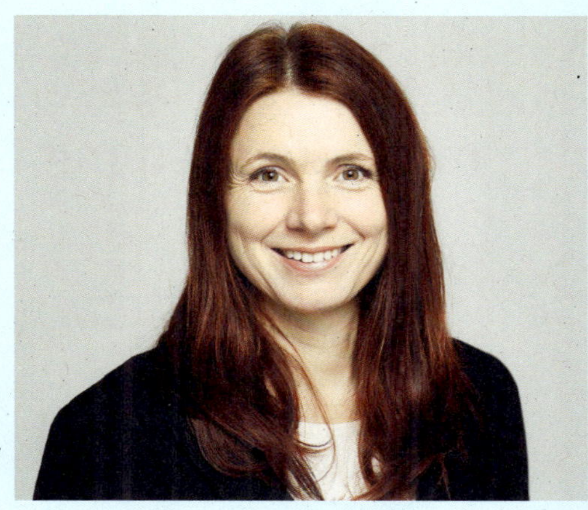

Ute Hauser berät Bauernhöfe zu Angeboten für Menschen mit Demenz.

Worauf müssen wir auf dem Bauernhof beim Umgang mit Menschen mit Demenz unbedingt achten?

Der direkte Kontakt zu Tieren ist spannend, kann aber auch Angst machen und an unangenehme frühere Begegnungen erinnern. Deshalb ist es wichtig, ganz behutsam zu beginnen und genau zu beobachten. Ängstlichkeit und Abwehr lassen sich meist gut an Mimik und Körpersprache ablesen und müssen unbedingt ernst genommen werden. Selbstverständlich müssen Gefahrenquellen ausgeschlossen und die Sicherheit – auch in vielleicht unbeobachteten Momenten – muss gewährleistet sein. Der hauptsächliche Aufenthaltsbereich sollte so übersichtlich sein, dass sich niemand unbeobachtet entfernt und möglicherweise verläuft. Wann immer möglich, sollten Möglichkeiten zum aktiven Mitmachen angeboten werden. Ein Leben lang eingeübte Tätigkeiten gehen noch lange gut von der Hand, etwa Gemüseputzen, Gießen der Beete oder Füttern von Tieren. Womit wir wieder bei den Grundbedürfnissen wären – wer etwas beitragen kann, fühlt sich zugehörig, gebraucht und geschätzt.

11 Tipps zur besseren Verständigung mit Menschen mit Demenz

1 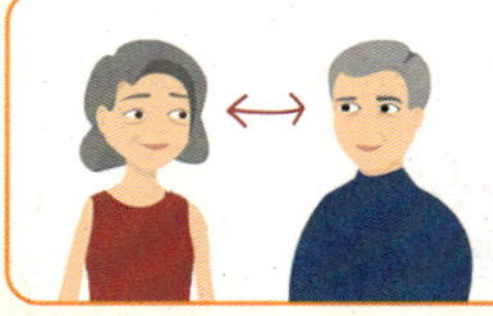
Führen Sie das Gespräch auf gleicher Augenhöhe.

2 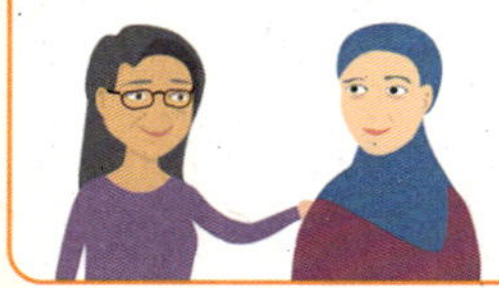
Seien Sie freundlich und zugewandt.

3 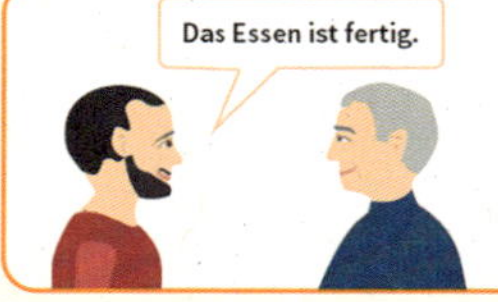

Verwenden Sie einfache, kurze Sätze.

4 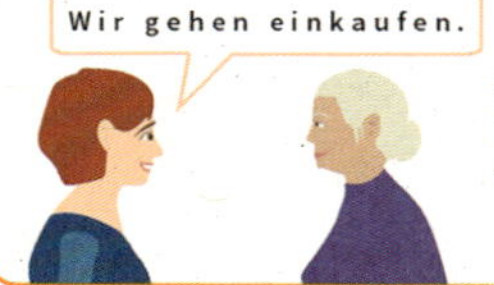

Sprechen Sie langsam und deutlich.

5 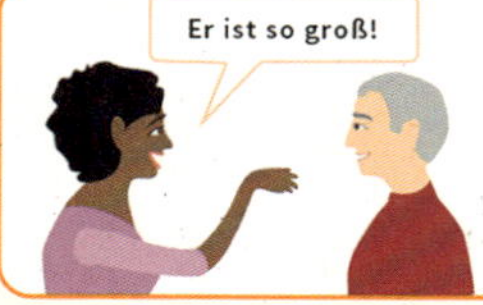

Unterstreichen Sie Ihre Worte durch Gesten und Mimik.

Achten Sie auch auf die Gefühle, die mitschwingen. 6
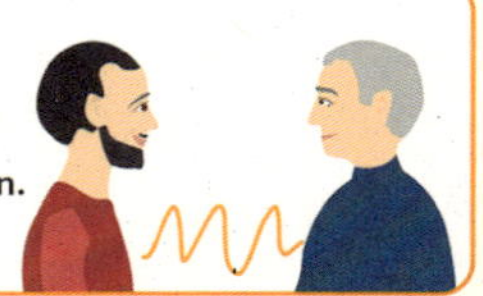

Lassen Sie Zeit zum Antworten. 7
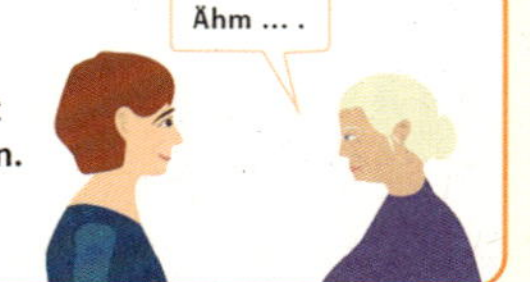

Hören Sie aufmerksam zu und achten Sie auf die Körpersprache. 8

Sagen oder fragen Sie immer nur eine Sache auf einmal. 9
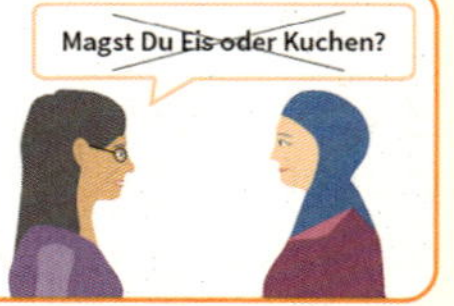

Stellen Sie keine „Warum, Weshalb, Wann und Wo"-Fragen. 10
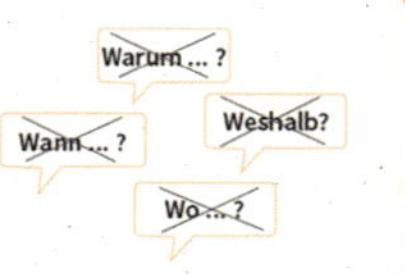

Zeigen Sie Anerkennung für das, was gelungen ist und weisen Sie nicht auf Fehler hin. 11
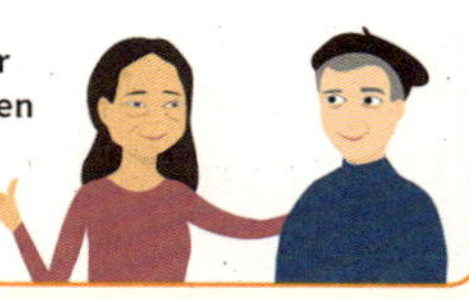

Deutsche Alzheimer Gesellschaft e.V.
Selbsthilfe Demenz

www.deutsche-alzheimer.de

Quelle: Deutsche Alzheimer Gesellschaft e. V.

Würdige Betreuung erfordert Wissen – Tiere waren oftmals Lebensbegleiter

Wollen wir ältere Menschen auf Bauernhöfen begleiten, sollten wir sowohl ihre biografischen Daten als auch ihre individuelle Lebensgeschichte berücksichtigen. Nur so können wir uns in herausfordernden Situationen angemessen verhalten, Verständnis und Empathie aufbringen und manche Verhaltensweisen besser nachvollziehen. Gerade die jetzige ältere Generation ist häufig noch mit Bauernhoftieren aufgewachsen. Oft sind Erinnerungen an die frühere Tierhaltung und die damaligen Arbeiten auf dem Bauernhof mit emotionalen Erlebnissen verknüpft, sodass wir durch die Begegnung mit Tieren die Brücke in die Vergangenheit schlagen können. Damit die Erinnerungsarbeit auf unserem Bauernhof zielgerichtet erfolgen kann und wir Beziehungen bewusst gestalten können, tragen wir vor Beginn unserer Arbeit möglichst viele Daten in einem Biografie-Fragebogen zusammen (siehe Seite 196). Dabei lassen wir uns gerne von Pflegeeinrichtungen und Angehörigen helfen.

Besonders bei Menschen mit Demenz ist die Biografie ein wichtiger Zugang. Denn das »Hier und Jetzt« geht immer mehr verloren, während das »Damals« gleichzeitig präsenter wird.

Je genauer wir die Biografie unserer Besucherinnen und Besucher kennen, umso besser können wir auf ihre individuellen Wünsche und Bedürfnisse eingehen und unsere Aktivitäten auf ihre Ressourcen oder Restriktionen abstimmen.

Profitipp: Bei einer Fachkraftweiterbildung zur Tiergestützten Intervention erfahren die Teilnehmenden, wie sie ihre Tiere auf ihren »Arbeitseinsatz« gut vorbereiten und gezielt einsetzen. Darüber hinaus lernen sie, das Tiergestützte Setting professionell durchzuführen und alle notwendigen rechtlichen Aspekte einzuhalten.

Weiterführende Links

Im Internet findet sich unter der Seite: www.tiergestuetzte-therapie.de ein unabhängiges Informationsportal. Hier erhält man sowohl Informationen zu den verschiedenen Ausbildungsinstituten als auch zu weiteren Fortbildungen und Veranstaltungen zur Tiergestützten Arbeit. Auf der Homepage des Berufsverbandes Tiergestützte Intervention e. V. (www.tiergestuetzte.org) stehen alle Weiterbildungsinstitute in Deutschland, Österreich, Luxemburg und der Schweiz, die von den zwei großen Organisationen (ESAAT und ISAAT) anerkannt sind.

Weitere Informationen findet man unter anderem auch hier:

- European Society for Animal Assisted Therapy (ESAAT), www.esaat.org
- International Society of Animal Assisted Therapy (ISAAT), www.isaat.org

Ressourcen aller Art stärken

Tiere aktivieren ältere Menschen

»Beschäftigt zu sein, bedeutet, auf eine persönlich bedeutsame Weise und entsprechend den Fähigkeiten und Kräften einer Person in den Lebensprozess einbezogen zu sein. Das Gegenteil ist ein Zustand der Langeweile, Apathie und Nichtigkeit.« (ebd. Kitwood 2019, Seite 148) Heute weiß man, wie wichtig es ist, Ältere und Menschen mit Demenz sinnvoll zu beschäftigen, damit ihre Fähigkeiten und Kräfte ihnen möglichst lange eine aktive Teilhabe erlauben und ihre Selbstachtung nicht schwindet. Eine Beschäftigung zu haben, die den eigenen Interessen, Talenten, Fähigkeiten und Kräften entspricht, bedeutet, persönlich bedeutsam zu sein.

Der Bauernhof mit seinen sinnstiftenden Tätigkeiten im Jahresverlauf und seinen Tieren bietet hierfür ein riesiges Übungsfeld (siehe Beispiel Seite 25).

Tiere geben Wärme

Emotionale Bedürfnisse erfüllen

Dazuzugehören und Teil einer Gruppe zu sein, ist ein menschliches und elementares Bedürfnis. Menschen sind soziale Wesen oder haben nach Tom Kitwood »das Bedürfnis nach Einbeziehung«. »Wird dieses Bedürfnis nicht erfüllt, so wird eine Person wahrscheinlich abbauen und sich zurückziehen. Wird das Bedürfnis indessen befriedigt, so ist eine Person unter Umständen in der Lage, sich wieder auszudehnen und als jemand anerkannt zu werden, der einen bestimmten Platz im gemeinsamen Leben einer Gruppe hat.« (ebd. Kitwood, 2019, Seite 147-158) Bei Menschen mit Demenz im fortgeschritteneren Stadium ist dieses Bedürfnis oftmals besonders ausgeprägt und zeigt sich in innerer Unruhe, Umhergehen oder Anklammern. Da im Laufe der Krankheit häufig die Fähigkeit, Freundschaften zu pflegen und Beziehungen aufrecht zu erhalten, abnimmt, bietet die Teilnahme an gemeinschaftlichen Aktivitäten auf dem Bauernhof die Möglichkeit, einbezogen zu sein, sprich soziale Kontakte zu pflegen und sich als Teil einer Gemeinschaft zu fühlen.

Aber auch die Bedürfnisse nach Trost, Bindung und Nähe lassen sich hier ein Stück weit erfüllen. Viele Menschen vermissen im Alter Zuwendung. Professionell Pflegenden fehlen dafür Zeit und Energie. Die Angehörigen haben mit ihrem eigenen Alltag alle Hände voll zu tun. Diesen Mangel können Tiere lindern. Tiere sind authentisch, vorurteilsfrei und akzeptieren Menschen unabhängig von ihrem Alter, ihren Beeinträchtigungen, Defiziten und Verlusten. Das Sehnen nach Berührungen und Nähe können Tiere durch ihre Wärme und Zuneigung stillen.

Gärtnern gegen Vergesslichkeit

Gertrud Schreiber wurde 1939 in einem kleinen Dorf geboren. Sie hat vier Geschwister. Daheim herrschte eine sehr katholisch geprägte Erziehung. Nach der Hauswirtschaftsschule arbeitete sie vier Jahre in einer Großküche, bis sie 1959 den Landwirt Johann Schreiber heiratete. Auf dem Hof kümmerte sie sich um die drei Kinder, den Haushalt, den großen Bauerngarten und half bei der täglichen Stallarbeit mit. Weil die Söhne kein Interesse an der Landwirtschaft hatten, wurde der Hof im Jahr 2000 verpachtet. Danach konnte Frau Schreiber verstärkt ihren Hobbys nachgehen. Sie war leidenschaftliche Gärtnerin und versorgte ihre ganze Familie jahrelang mit Selbstgemachtem aus dem Bauerngarten. Außerdem sang sie mehr als 25 Jahre im Kirchenchor, ging gerne wandern und engagierte sich ehrenamtlich bei den Landfrauen und in der Nachbarschaftshilfe vor Ort. Seit 2005 leidet Frau Schreiber unter Arthrose und an Hüftschmerzen. Obwohl sie 2010 ein neues Hüftgelenk bekam, hat sie weiterhin Hüftprobleme und ist auf einen Rollator angewiesen. Seit 2020 wird sie zunehmend vergesslicher und kann ihre Körperpflege nicht mehr selbstständig durchführen. Deshalb wird sie täglich von der Sozialstation besucht. Die Söhne haben ihr »Essen auf Rädern« organisiert. Außerdem besucht sie dreimal wöchentlich eine Tagespflege.

Persönliches Maßnahmenpaket zur Aktivierung von Frau Schreiber

Biografie	Was sagt uns das?	Womit lässt es sich aufgreifen?	Welche Fähigkeiten werden trainiert?
Landwirtin	vertraut mit Tieren, täglichen Hof- und Stallarbeiten; hohe Motivation	alle Arbeiten im Jahresverlauf rund um den Bauernhof und seine Tiere	Besuch der Tiere (Grobmotorik), Tierfütterung (Motorik), Fellpflege (Feinmotorik), Sprechen über Tierhaltung (Kommunikation), Sprechen über Arbeiten im Jahresverlauf (Kognition)
katholisch geprägte Erziehung	vertraut mit kirchlichen Feiern und Bräuchen	kirchliche Feste wie Maiandacht, Erntedank	Sprechen über den Glauben, über Religion, Gebete, Bibelstellen, Gottesdienste, Andachten (Kommunikation, Kognition)
Hauswirtschaftsschule, Arbeit in der Großküche, versorgte die Familie mit Selbstgemachtem	vertraut mit Herstellung und Verarbeitung von Lebensmitteln	Butter und Frischkäse herstellen, Müsli machen, Suppe kochen, Marmelade einkochen	Butter schütteln, Getreide quetschen, Gemüse und Obst schnippeln (Grobmotorik, Feinmotorik, Hand-Augen-Koordination, Wahrnehmungsschulung)
Kirchenchor	singt gerne	kirchliche und jahreszeitliche Lieder, Volkslieder	Sprechen über Liedtexte (Kognition), Singkreis in der Gruppe (Emotion)
leidenschaftliche Gärtnerin	liebt Gartenarbeit	Beete anlegen, pflegen und ernten	Sprechen über Gartenwissen (Kognition), Beete anlegen und pflegen (Grobmotorik, Feinmotorik)
wandert gerne	liebt Spaziergänge	Trekking mit Esel, Ziegen und Kuh	Tierspaziergang (Grobmotorik, Ausdauer)

Alles zusammen: Durch die vertrauten Tätigkeiten trainiert Frau Schreiber ihre Fähigkeiten und gewinnt Selbstvertrauen sowie Selbstwertgefühl zurück.

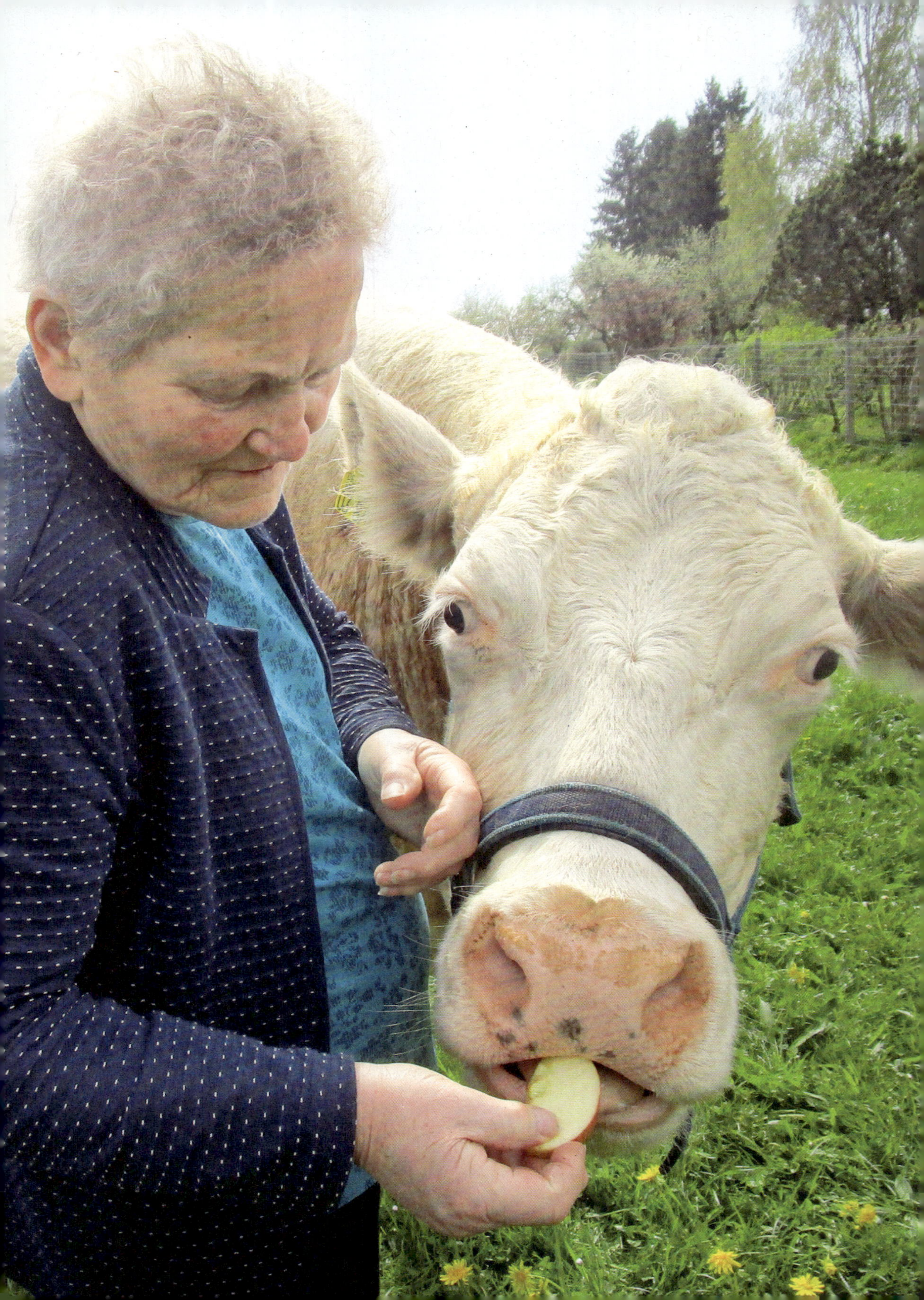

Bauernhoftiere als tierische Mitarbeiter

Tiere sind die besten Freunde.
Sie stellen keine Fragen und kritisieren nicht.

MARK TWAIN

Egal, ob jung oder alt – für die größte Begeisterung bei allen Klienten sorgen unsere Tiere. Jede Tierart hat ihre besonderen sozialen Stärken. Während wir bei Kindern am liebsten mit Schafen und Schweinen arbeiten, stehen bei unseren Seniorinnen und Senioren vor allem Hühner hoch im Kurs. Auf dem zweiten Platz folgen unsere Kühe. Natürlich haben auch Schweine, Schafe und Esel ihre Qualitäten. Auch unsere Vorlieben für eine bestimmte Tierart beeinflussen den Erfolg der Tiergestützten Arbeit.

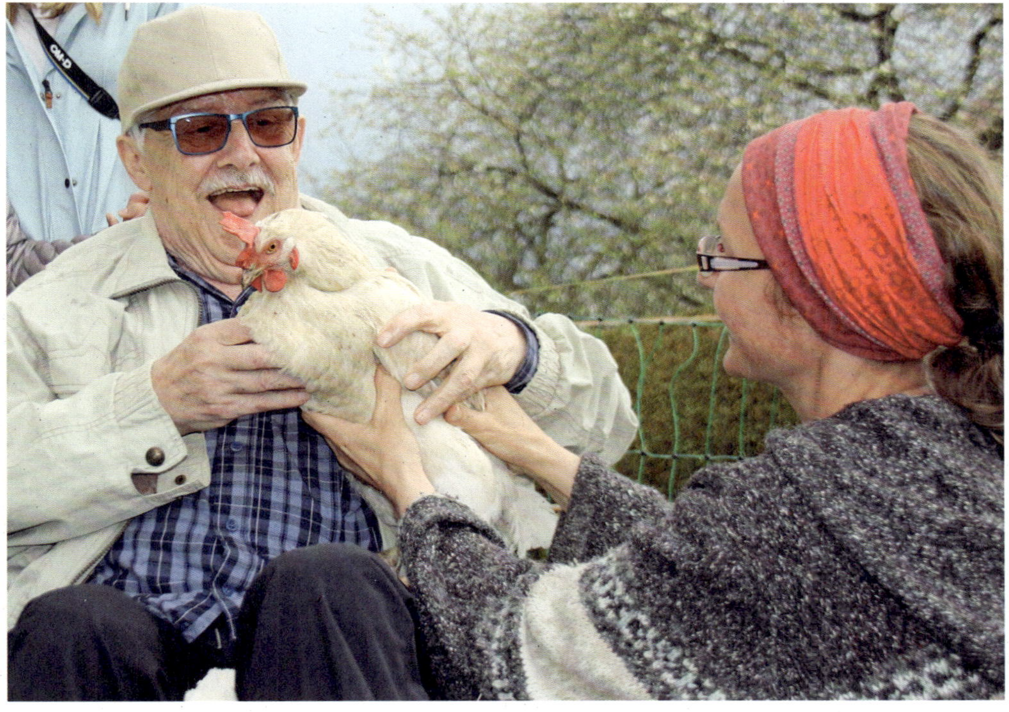

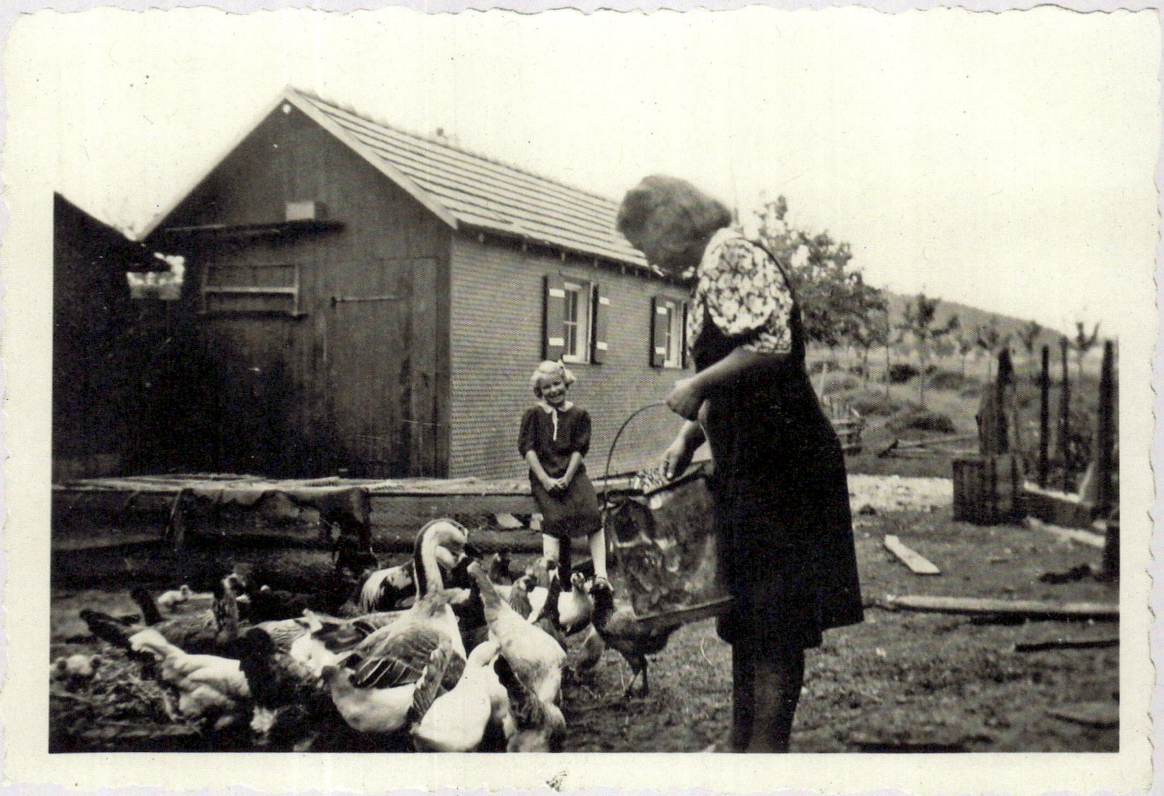

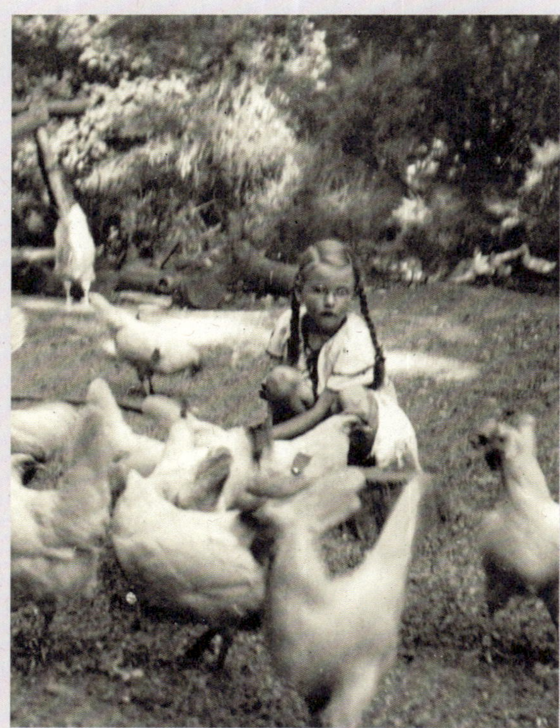

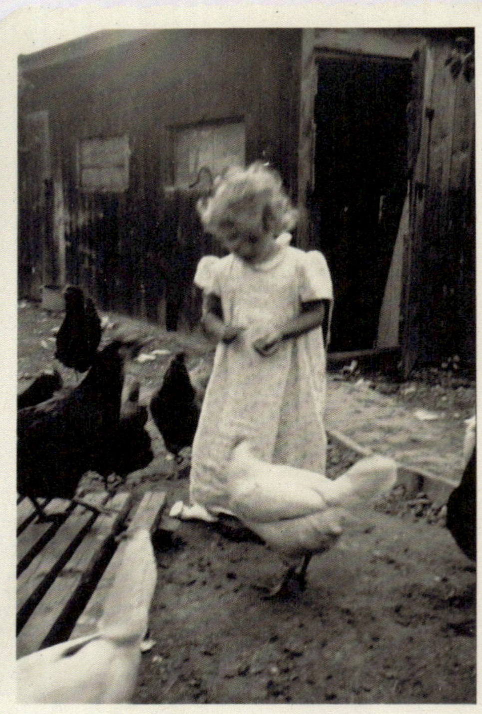

Wie Hühner wirken und helfen

Hühner öffnen Herzen

Hühnerhaltung einst

»An Eiern hat es uns nie gemangelt«

»Ich bin in einem Dorf in Sachsen aufgewachsen. Wir hatten zwar keine eigene Landwirtschaft, aber unser Hauswirt hatte 15 Hühner, ein paar Enten, zwei Ziegen für die Milch und drei Schweine für den Eigenbedarf. Nur der reichste Bauer im Dorf hatte Pferde. Die anderen Bauern haben mit Kühen gepflügt. Alle Tiere waren den ganzen Tag draußen.

Wir selbst hatten Hasen und Hühner in einer Bucht in einem großen Stallgebäude. Im Sommer liefen die Hühner jeden Tag vom Stall in ihr Hühnergehege in unserem Garten. Im Winter waren sie meistens im Stall. Im Frühjahr hatten sie den Weg ins Freie vergessen. Daher mussten wir sie erst einmal raustragen. Vorher prüften wir jedoch, ob bereits ein Ei im Huhn war: Wir haben einfach mit dem Finger hinten reingefasst und gefühlt, ob ein Widerstand zu spüren war. Wie das geht, hat mir meine Mutter gezeigt, als ich acht Jahre alt war. Das fand ich gar nicht ekelig, sondern normal. Auf jeden Fall durfte das Huhn erst raus, wenn es sein Ei im Stall gelegt hatte. Wir bekamen jeden Tag fünf bis sechs Eier.

Wenn die Hühner draußen sind, ist das Eigelb richtig gelb. Bei Stallhühnern bleibt das Eigelb blass. Unsere Hühnerrassen hießen Rhodeländer und Italiener. Damit wir Nachwuchs haben konnten, war immer ein Hahn dabei. Wenn ein Huhn im Frühjahr anfing zu glucken, haben wir ihr fünf, sechs Eier untergeschoben. Dann durfte die Henne brüten. In den kalten Nächten im März und April holten wir die Küken in einer Kiste mit Stroh ins Warme. Das Huhn blieb im Stall und musste für die nächsten Eier sorgen. Als erstes Futter bekamen die Küken zuerst einen Mix aus hart gekochten Eiern und Brennnesseln.

Wenn ein Huhn nicht brüten sollte, haben wir es ein bis zwei Tage in einen Sack gesteckt, zugebunden und samt Sack im Stall aufgehängt. Im Dunkeln hat es das Brüten vergessen. Hühner reagieren auf Licht. Deshalb legen sie im Winter kaum noch Eier. Daher hat meine Mutter im Sommer Eier eingelegt. In den modernen Hühnerställen bekommen die Hühner heute künstliches Licht und legen jeden Tag ein Ei. Das sind keine Hühner mehr, sondern nur noch Eierlegemaschinen. Schade.

Unsere Hühner durften drei bis fünf Jahre leben, dann hat meine Mutter sie geschlachtet. Kopf ab und ausbluten lassen. Tiere zu essen, war damals selbstverständlich. Zum Schmusen gab es Katzen.«

Regina Albert, 83 Jahre

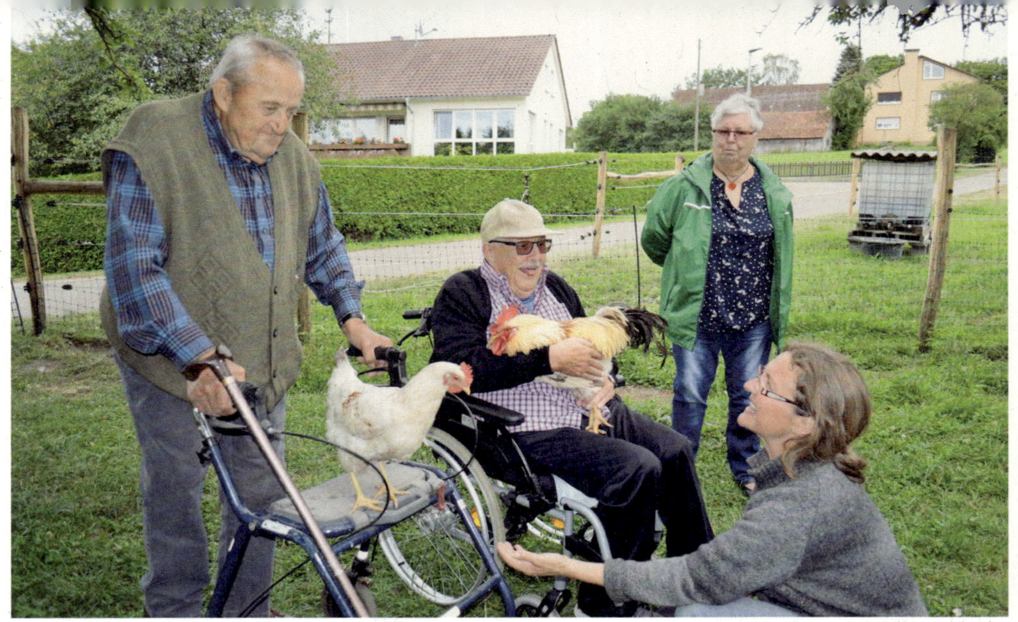

Unsere Hühner mögen Berührungen von Menschen jeden Alters und sind an Rollstühle und Rollatoren gewöhnt.

Hühner besser verstehen

Tagaktives Federvieh mit Adleraugen

Unsere heutigen Hühner stammen vom Bankivahuhn ab, das noch heute in Südostasien frei lebt. Diese wilden Hühner lebten in lichten Wäldern in kleinen Gruppen mit strenger Hackordnung: immer eine Hühnerschar mit einem Hahn. Eier legten sie nur ein oder zweimal im Jahr. Dagegen schaffen die modernen vom Menschen gezüchteten Hochleistungshennen bis zu 300 Eier jährlich. Das halten sie aber nur ein Jahr lang durch.

Hühner leben und lieben einen geregelten Tagesablauf: Nach dem Eierlegen am Vormittag und einer geruhsamen Mittagspause gehen Hühner auf Nahrungssuche. Wie eine Sonnenuhr spazieren sie dabei (sofern sie es können) immer der Sonne nach rund um ihren Schlafplatz. Die Biologin Cornelia Drees beschreibt, warum Hühner früh schlafen gehen: »Pünktlich mit Sonnenuntergang nehmen sie ihren bekannten, sicheren Schlafplatz ein: früher auf einem Ast, heute auf einer Stange. Denn wer im Dunkeln kaum etwas sieht, muss rechtzeitig im Bett sein und darf sich möglichst nicht mehr rühren« (Drees, Cornelia: Zeitschrift tiergestützte, 1-2008), um nicht im Bauch von hungrigen Füchsen und nachtaktiven Mardern zu landen.

Umso besser sehen Hühner tagsüber. Darüber hinaus sind die begehrten Beutetiere sehr wachsam und reagieren selbst auf kleinste Erschütterungen.

▶ Von Natur aus ängstlich

Hühner sind keine Streicheltiere. Wer Hühner als tierische Mitarbeiter einsetzen will, muss diese natürliche Barriere, diese Urangst mit viel Liebe und Geduld überwinden. Dies geschieht am besten durch die Handaufzucht der Küken. Werden die Hühner direkt nach dem Schlüpfen auf den Menschen geprägt, sind sie an diese gewöhnt, sitzen gerne teils stundenlang auf dem Schoß oder der Schulter und zeigen Komfortverhalten. Weder mit Kraft noch mit List und Tücke lässt sich ein Huhn zum Kuscheln verleiten. Nur wer sich einfühlsam und entspannt verhält, hat ein Huhn im Arm, das nicht zetert und flattert, sondern sich locker anschmiegt.

▶ Hühner sind Herdentiere

Hühner leben in einer streng hierarchischen Ordnung. Bis die Rangordnung ausgefochten ist, kann sogar Blut fließen. Ein Großteil der Körpersprache lässt sich bei kleineren und größeren Auseinandersetzungen im Hühneralltag beobachten. Vor allem die Flügel sprechen eine deutliche nonverbale Sprache: Schlägt der Hahn seine Flügeldecken klatschend über dem Rücken zusammen, stellt er damit seinen Revieranspruch und seinen Rang gegenüber den Gefährten klar. Außerdem demonstriert er seine Überlegenheit mit dem sogenannten Kratzfuß. Dabei stolziert er mit etwas gesenktem Kopf und steifen Schritten um die Henne herum. Solche Überlegenheitsgesten lassen sich auch bei Hennen beobachten.

Wenn ein Hahn droht, stellt er sich seitlich zum Kontrahenten (das kann auch der Mensch sein!), hebt die Schulter an und wendet sie samt Schwanz auf die Seite des »Feindes«. Bei diesen Signalen sollten wir uns langsam vom Tier zurückziehen und ihm eine Pause zum Abregen gönnen. Aggressive Hennen richten sich ebenfalls auf, strecken den Hals und spreizen das Schwanz- und Halsgefieder weit von sich. Dann ist Vorsicht geboten.

Ängstliche Hühner rennen davon und suchen Deckung. Im Versteck fallen sie in eine Art Schockstarre. Nur nicht rühren, damit kein Feind sie entdeckt. Wenn Hühner entspannt sind, nehmen sie ein Sandbad, pflegen ihre Federn oder zeigen anderes Komfortverhalten.

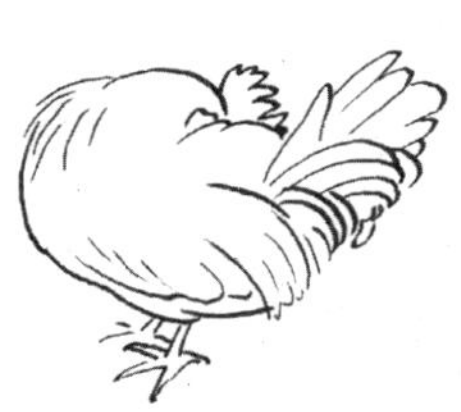

Entspannter Hahn bei der Federpflege

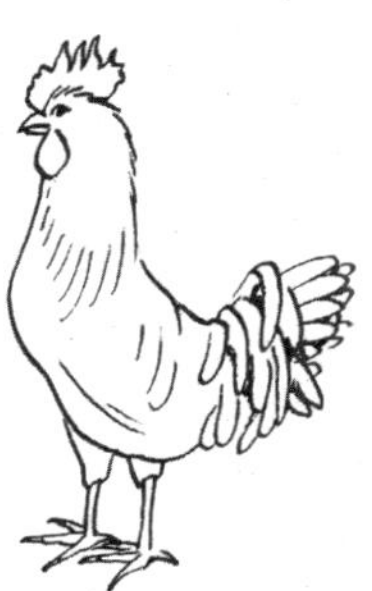

Aufmerksamer, zugewandter Hahn

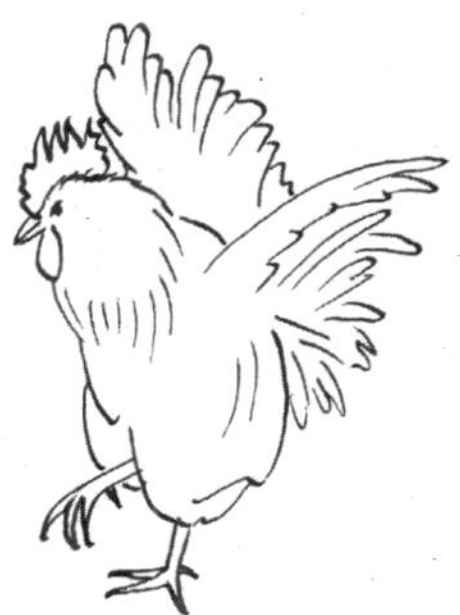

Drohender, aggressiver Hahn

▶ Viel sehen und gut hören

Hühner verfügen über ein erstaunlich vielfältiges Sinnes- und Verhaltensspektrum, das sich aus ihrer Herkunft erklärt. Ursprünglich lebte das Federvieh im Unterholz sowie am Waldrand. In diesem unübersichtlichen Gelände war es überlebenswichtig, gut zu sehen und zu hören: Hühner sind wie andere Vögel Augentiere. Ihre Augen sind im Verhältnis zum Kopf relativ groß. Durch die seitliche Anordnung der Augen haben Hühner fast einen Rundumblick von 360 Grad. So entgeht ihnen kein von oben oder hinten kommender Feind. Dagegen sind Hühner kurzsichtig: Objekte, die mehr als 50 Meter entfernt sind, können sie nicht mehr erkennen. Diese Schwäche versuchen sie jedoch durch häufiges Kopfwenden auszugleichen.

Hühner haben zwar keine sichtbaren Ohren mit Ohrmuschel, hören aber trotzdem hervorragend. Ihre relativ kurzen Gehörgänge sind mit kleinen Federn geschützt. Sichtbar sind nur die kleinen Ohrläppchen, auch Ohrscheiben genannt. Je nach Rasse sind diese verschiedenfarbig. Feine Vibrationsorgane in den Beinen unterstützen ihr gutes Gehör zusätzlich. Sie spüren förmlich jede Annährung.

Riechen können sie besser als lange Zeit gedacht. Laut dem Max-Planck-Institut für Ornithologie sind bei Hühnern 570 Gene für das Riechen verantwortlich, immerhin halb so viel wie bei den für ihre Spürnasen bekannten Hunden. Deutlich dürftiger ist ihr Geschmackssinn. Während Enten rund 200, Menschen etwa 10 000 und Schweine sogar um die 15 000 Geschmacksknospen haben, müssen sich Hühner mit 25 begnügen. Das reicht aber, um das aufgenommene Futter auf Essbarkeit zu kontrollieren und um Süß, Sauer, Salzig und Bitter zu unterscheiden.

Profitipp: In der Tiergestützten Arbeit sollte das Futter schnabelgerecht zubereitet sein. Das ist für diese Allesfresser wichtiger als das, was verfüttert wird. Unsere Hühner schätzen gekochte Kartoffeln, Nudeln, Reis, Beeren und Gräser. Um auf Nummer sicher zu gehen, schlagen sie die Nahrung mit dem Schnabel auf und testen sie.

▶ Krähen, Schreien, Gurren

Hühner verfügen über mehr als dreißig verschiedene Lautäußerungen. Hühnersprache heißt krähen, schreien, gurren. Die akustische Kommunikation spielt bei Hühnern eine große Rolle. Mit ein bisschen Übung lassen sich die unterschiedlichen Laute am Klang unterscheiden. Die wohl bekannteste Lautäußerung ist das Krähen: Der Hahnenschrei am frühen Morgen stellt den Herrschaftsanspruch klar oder ruft verirrte oder auf Abwege geratene Hennen zurück zur Gruppe. Wenn Hühner aufgeregt sind, gackern sie in einer abgehackten Tonfolge. Naht ein Luftfeind, warnen sich die Hühner gegenseitig und gackern immer aufgeregter. Bei ernsthafter Bedrohung stößt der Hahn laute Warnschreie aus. Erst wenn die Gefahr vorbei ist, wird das Gackern wieder rhythmischer und klingt dann ähnlich wie das ruhige Legegackern. Wenn

Hühner Angst haben oder Schmerz empfinden, weil sie beispielsweise grob gepackt und gefangen werden, stoßen sie Wehlaute aus, die sehr abgesetzt und gellend klingen. Dagegen gurren entspannte Hühner sanft wie Tauben.

Ihre hohe kommunikative Kompetenz lässt sich in der Tiergestützten Arbeit gut nutzen. Hühner erkennen schnell die Stimme, das Pfeifen oder die Schritte ihres Betreuers und können diese von anderen Menschen unterscheiden. Mit vertrauter Stimmlage oder Rufen lassen sie sich leicht locken.

Die besondere Stärke der Hühner – bekannt und beliebt

Bei artgerechter Haltung zeigen sich die wahren Stärken der Hühner: Unser Federvieh ist sozial, kommunikativ und genügsam. Gerade unsere älteren Gäste fühlen sich zu Hühnern hingezogen. Zum einen ermöglichen sie sehr viele taktile Erlebnisse, zum anderen reagieren sie sehr schnell auf menschliche Verhaltensmuster. Dieses Spiegeln hilft den Besucherinnen und Besuchern, Geduld oder Empathie wiederzuentdecken und zu schulen. Bei den Seniorinnen und Senioren sind Hühner unsere Toptiere.

Biografiearbeit mit Hühnern

Ein Hoch auf das Haushuhn

Zahlreiche alte Menschen sind noch mit Hühnern aufgewachsen. Die Haltung von Hühnern war unkompliziert und mit wenig Platz möglich. Besonders die Nachkriegsgeneration konnte sich selbst mit wenigen Hühnern hinterm Haus mit frischen Eiern versorgen. Im Krankheitsfalle half eine heiße Hühnerbrühe. Dementsprechend bieten Hühner in der Tiergestützten Biografiearbeit eine Vielzahl von Anknüpfungspunkten für viele verschiedene biologische und gesellschaftliche Themenfelder: von der Hühnerhaltung einst bis zur Massentierhaltung heute, vom eigenen Essverhalten früher und heute, Kochgewohnheiten und vieles mehr.

Zum Huhn fällt unseren Gästen viel ein. Franz Plersch erzählt uns, als wir ihm ein Huhn auf den Arm geben, dass er früher auch Hühner und Enten gehalten habe: »Die machen viel Arbeit. Namen haben meine Vögel allerdings nicht gehabt, und ich konnte sie auch nicht hochnehmen und streicheln.«

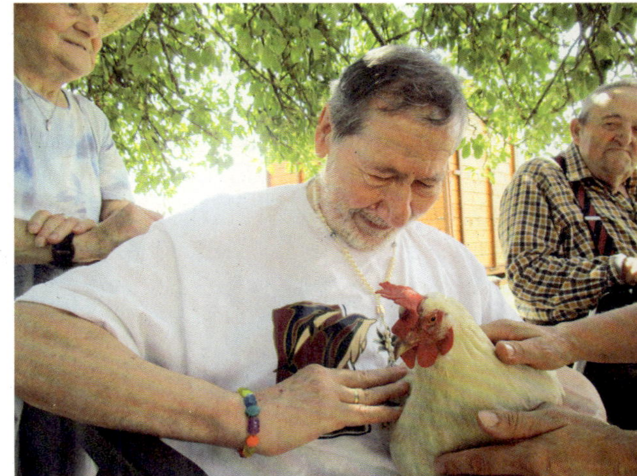

Hühner zu streicheln, war früher unüblich.

Helena Ott ist bei Hühnern hellwach

Beim ersten Besuch auf unseren Hof bleibt Helena Ott zunächst zurückhaltend. Doch kaum besuchen wir unsere Hühner, blüht sie auf. Sie weiß noch genau, dass ihre Familie früher Eierschalen zerkleinerte und mit Brotresten zu Hühnerfutter vermischte. »Das durfte ich dann als Kind den Hühnern vorwerfen und solange sie fraßen, die Eier aus der Legekiste holen.« Darauf ist sie heute noch stolz. Als sie später unseren Hahn Henry auf dem Arm hält, steht ihr die Hühnerliebe ins Gesicht geschrieben. Glückliche Hühner und Menschen.

Der ehemalige Textilkaufmann Eugen Feineigle dagegen wehrt sich bei allen Besuchen, ein Huhn auf den Arm zu nehmen. Dafür kann er unsere Hühnerrasse fachmännisch bestimmen. »Das sind Rhodeländer«. Tierfreundin Agnes Weidinger sorgt sich bei jedem Besuch um unseren Hahn: »Du Armer musst bald in den Kochtopf.« Denn bei ihr landeten die Hähne früher nach einem Jahr auf dem Tisch.

Auch das Eiereinsammeln und Backen mit Eiern begeistert die Seniorinnen und Senioren. Besonders Frauen berichten gerne und stolz von ihren Back- und Kochkünsten. So erzählt uns Gertrud Braun, dass in den Biskuit für ihre Sonntagstorte mindestens acht Eier kamen. Regina Albert berichtet uns, dass sie im Spätsommer Eier für den Winter konserviert haben. Denn in der kalten Jahreszeit gaben ihre Hühner kaum noch Eier. Eier, die sie an Maria Himmelfahrt (am 15. August) eingesammelt haben, seien besonders haltbar gewesen. So lernen auch wir noch dazu.

Solche Erinnerungen lassen sich leicht wecken. Hühner bieten eine wahre Fülle an Sinnesreizen: Sie lassen sich auditiv, haptisch, olfaktorisch und visuell erleben. Ihr Federkleid ermöglicht einzigartige Streichelerlebnisse, die sich deutlich vom kuscheligen Fell anderer Bauernhoftiere abheben. Aber auch den harten Schnabel, die rauen Füße und den Kamm zu fühlen, lohnt sich.

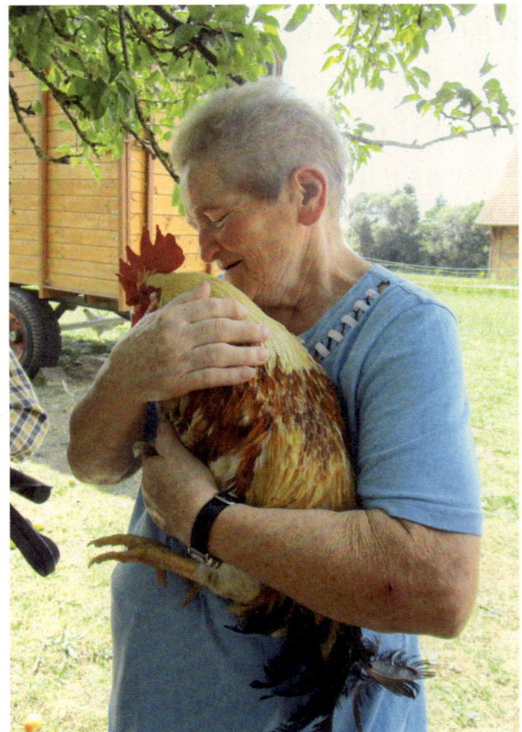

Zwei, die sich mit und ohne Worte verstehen

Hühner machen Karl Glaser stolz

»Ich hatte mal Hennen und habe sonntags zwei Eier gegessen«, freut sich Karl Glaser, als er die Hühner erblickt. Auf dem Hof kommt der 71-Jährige ins Erzählen. Die Eltern hatten einen kleinen Hof mit ein paar Tieren. Doch leben konnten sie davon kaum. Deshalb arbeitete er als Maschinenschlosser und engagierte sich nebenbei im Kleintierzüchterverein. Nach einem schweren Sturz vom Dach ging es körperlich und geistig bergab. Als der versierte Kleintierzüchter seine Kaninchen nicht mehr paaren und im Hühnerstall keine Eier mehr finden konnte, bemerkte seine Frau die Demenz. Bei den Hühnern kommen die Erinnerungen zurück. »Gell, man merkt, dass ich von der Landwirtschaft komme«, fragt er stolz.

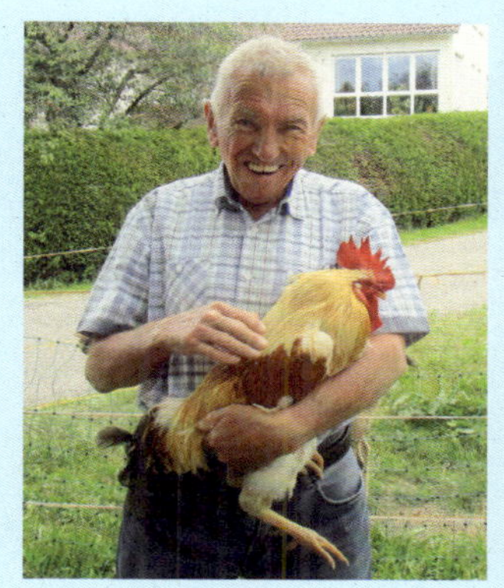

Einfach glücklich mit Hahn auf dem Arm

Hühner fördern jedoch nicht nur die Sinne, sondern auch die Kommunikation. Da sie gut auf Ansprache reagieren und ihrem Gegenüber direkt in die Augen sehen, können sich ältere Menschen und Menschen mit Demenz leicht mit Hühnern verständigen.

Daneben sind Hühner selbst sehr kommunikativ: Sie krähen, glucksen, gackern und gurren. Das fröhliche Gegacker belebt und muntert besonders in sich gekehrte Menschen auf. Allein schon das Beobachten, wenn Hühner eifrig im Boden scharren, ihren normalen Alltag leben, reicht aus, um ältere Menschen zu erfreuen.

▶ Hühner sind von klein auf spannend

Bei der Tiergestützten Biografiearbeit können wir ganz viele Fragen rund ums Huhn stellen. Besonders anregend wirkt unser Projekt »Vom Ei zum Küken«. Werden Eier im Brutapparat ausgebrütet, können die Seniorinnen und Senioren beobachten, wie das Küken völlig selbstständig aus dem Ei schlüpft. Bereits hier kann man die Teilnehmenden dazu anregen, sich an die frühere Hühnerhaltung zu erinnern. Wurden die Hühner damals auch im Brutkasten ausgebrütet? Wie viele Gelege hatte ein Huhn einst? Wie viele Eier brütete ein Huhn aus? Wie viele Tage braucht ein Küken, bis es schlüpft? Fragen binden die Besucherinnen und Besucher ein und animieren sie, sich zu erinnern und ins Gespräch zu kommen. Viele Seniorinnen und Senioren wissen noch, was die Küken in den ersten Lebenstagen zu fressen bekamen. Regina Albert fütterte als erste Mahlzeit einen Mix aus Brennnesseln und gekochtem Ei. Diese Erinnerungen helfen uns bei den nächsten Besuchen, vom Reden ins Tun zu kommen.

Ressourcen stärken und Emotionen wecken

Viel Tun mit Huhn

Ein Kükenmenü aus Ei und Brennnesseln lässt sich mit den Seniorinnen und Senioren leicht nachmachen. Allerdings sollten wir die hart gekochten Eier und Brennnesseln zuvor schon herrichten. Dann brauchen die Teilnehmenden das Ei nur noch zu schälen, mit einer Gabel zu zerdrücken und vorsichtig mit Brennnesseln zu mischen. Diese manuellen Arbeiten fördern die Feinmotorik. Besonders anregend wirkt es, Brennnesseln zu verarbeiten. Es gibt wohl niemanden, der sich nicht schon mal an dieser wehrhaften Pflanze »gebrannt« hat. Das weckt auch negative Gefühle. Dagegen liefern Küken rundherum positive Emotionen.

Ein Küken in der Hand zu halten, wärmt das Herz und erfordert zugleich viel Konzentration. Meistens müssen wir den Seniorinnen und Senioren anfangs helfen. Wenn sie es dann allein schaffen, macht es sie unheimlich stolz. Auch das Füttern der Küken aus der Hand bedeutet nicht nur ein taktiles Erlebnis, sondern Höchstleistung für einige ältere Menschen: Es fordert Geduld, Einfühlungsvermögen und eine ruhige Hand.

Luba Ertle liebt den Hahn im Arm

Luba Ertle kann seit einem schweren Motorradunfall in ihrer Jugendzeit nicht mehr verständlich sprechen und sicher gehen. Dennoch möchte sie die ganze Welt umarmen. Die 60-Jährige liebt Berührungen aller Art. Da ist sie bei den Bauernhoftieren richtig. Die unterschiedlichen Tierarten und Körperteile fühlen sich alle anders an. Als sie Hahn Henry im Arm hält, steht ihr die Lebensfreude ins Gesicht geschrieben. Die Tiere geben ihr ein bisschen Glück zurück.

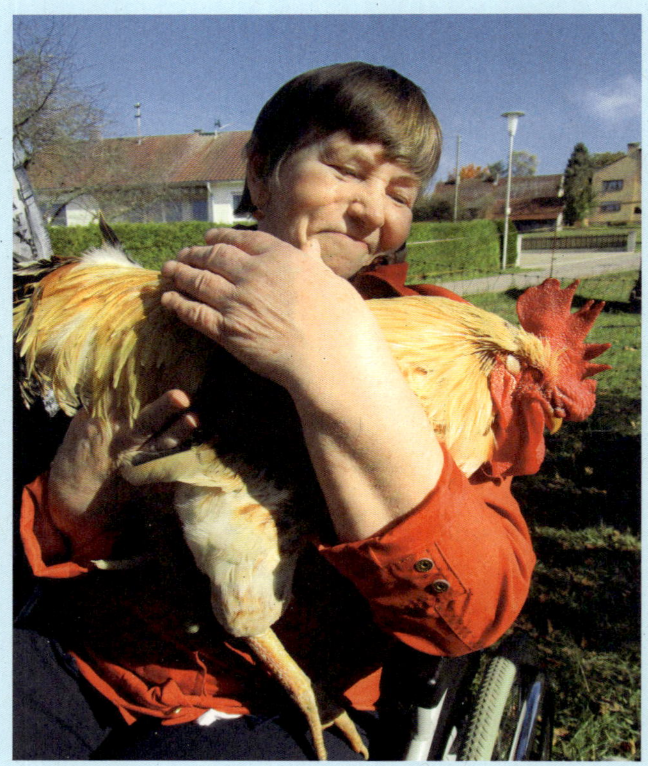

Hahn Henry mag Nähe.

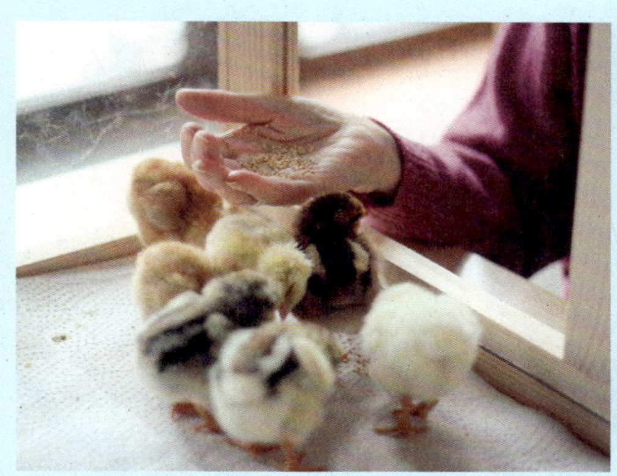

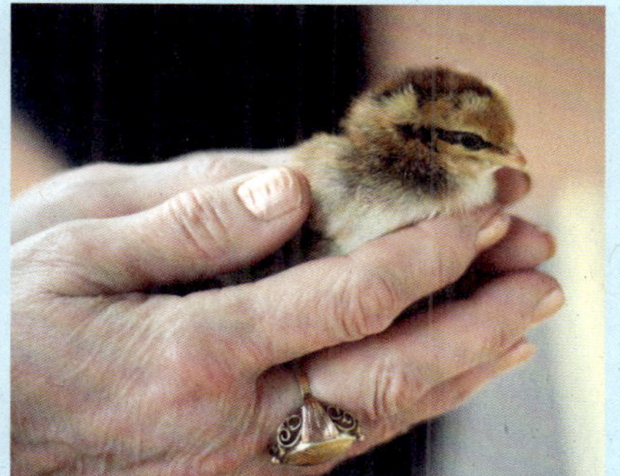

Jedes Küken ist ein kleines Wunder.

Milenka Helleis hört bei Hühnern auf zu zittern

Milenka Helleis stammt von einem kleinen Bauernhof in Kroatien. Ziegen und Hühner gehörten zu ihrem Alltag, bis sie mit 15 Jahren den Hof verließ, um als Näherin zu arbeiten. Oft erzählt sie von früher. Seit der Geburt ihres zweiten Sohnes quälen sie immer wieder Depressionen. Hinzu kommen körperliche Beschwerden. Häufig zittert sie. Doch als sie ein frisch geschlüpftes Küken in der Hand hält, wird sie ganz ruhig. Zu groß ist die Angst, das zarte Tier zu verletzen.

▶ Übungen rund ums Huhn

Um an den Speiseplan der Hühner zu erinnern, können wir den Teilnehmenden Pflanzen oder Körner zeigen und gemeinsam bestimmen. Wer fit genug ist, kann bei einer Feldrundfahrt verschiedene Getreidesorten selbst sammeln.

Weniger mobilen Seniorinnen und Senioren reichen wir frische oder getrocknete Pflanzen. Gemeinsam schauen wir die Körner unterschiedlicher Getreideähren an und machen aus Weizen, Hafer, Gerste, Dinkel und Mais anschließend ein Hühnermüsli (siehe Seite 156). Das zu verfüttern, ist ein Höhepunkt des Besuchs: vor allem für die Seniorinnen und Senioren, die sich trauen, die Hühner direkt aus ihrer Hand picken zu lassen.

Egal, ob Küken oder Huhn – aus unserer Erfahrung fühlen sich ältere Menschen dem Federvieh sehr verbunden und schließen gerne Freundschaften. Denn intensive Nahkontakte mit Streicheleinheiten sind auch für Seniorinnen und Senioren ohne Weiteres möglich.

Mit körperlich fitten Seniorinnen und Senioren machen wir zusätzlich kleine Stallarbeiten: zum Beispiel frisches Stroh in die Legenester füllen, den Stall frisch einstreuen oder das Sandbad mit frischem Sand befüllen. Außerdem können sie das Hühnergehege mit verschiedenen Ästen, Baumstämmen, Steinen gestalten. Genau wie wir lieben Hühner Abwechslung.

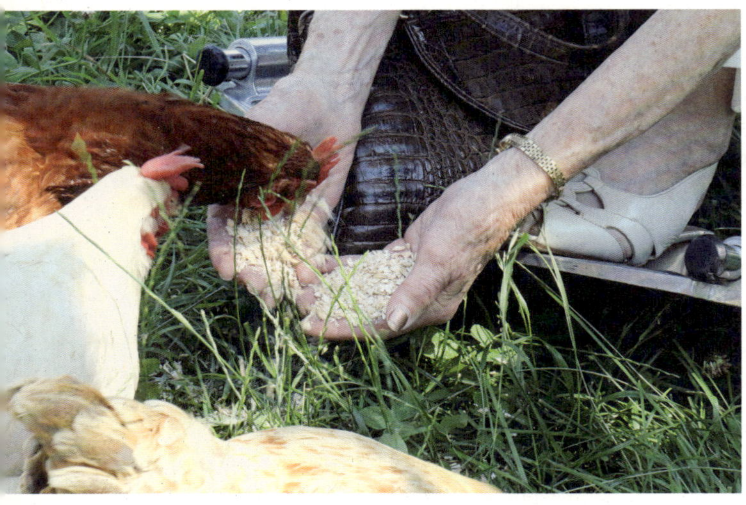

Haferflocken aus der Hand zu füttern, ist ein Abenteuer ohne Risiko: Unsere Hühner picken die Körner ganz sanft aus der Hand.

▶ Aktiv mit Eiern

Auch aus Eiern lässt sich viel machen: Nach dem Sammeln bereiten wir mit unseren Besucherinnen und Besuchern gerne einfache Eierspeisen wie Pfannkuchen oder Eierrührkuchen zu. Die Teilnehmenden können die Eier aufschlagen und den Teig rühren. So haben sie Erfolgserlebnisse oder – pädagogisch ausgedrückt – erfahren Selbstwirksamkeit. Das gemeinsame Essen bildet dann einen schönen Abschluss und stimuliert gezielt den Geschmackssinn. Noch nachhaltiger wird der Besuch, wenn die Gäste Eier mitnehmen dürfen und diese zu Hause mit ihren Angehörigen oder Betreuerinnen gemeinsam verarbeiten. Viele Teilnehmende berichten dann von ihren Erlebnissen auf dem Bauernhof. Endlich haben auch sie mal wieder etwas Neues zu erzählen.

Hühner richtig halten

Hühner wollen klettern und scharren

Wer Hühner bei der sozialen Arbeit einsetzen will, muss über erforderliche Sachkunde verfügen (siehe Seite 129). Die Haltung von Hühnern ist der zuständigen Behörde, dem Veterinäramt, und der zuständigen Tierseuchenkasse zu melden. Und natürlich unterliegen wir den behördlichen Vorschriften. Beispielsweise müssen beim Auftreten der Vogelgrippe auch unsere Hühner in den Stall. Da Hühner häufig koten, sollten wir die Seniorinnen und Senioren und uns schützen, zum Beispiel den Körper mit einem Handtuch abdecken oder ein altes Hemd überziehen und es danach waschen. Selbstverständlich waschen wir uns nach jedem Besuch die Hände (siehe Seite 126).

▶ Sieben Hühner und ein Hahn

Als Herdentiere lassen sich Hühner nicht einzeln halten. Optimal ist es, wenn auf sechs bis acht Hühner ein Hahn kommt. Ein Huhn reicht einem Hahn auf keinen Fall aus. Dann lieber nur Hennen halten. Die leben dann etwas gefährlicher, weil sie ohne männlichen Wächter und Beschützer auskommen müssen.

Um ihren Bewegungsdrang ausleben zu können, benötigen Hühner einen Auslauf. Darin sollten sowohl Büsche als Schattenspender als auch andere Gestaltungselemente wie Baumstämme, Kletterstangen oder Steine vorhanden sein. Da Hühner im Boden scharren, sollte der Auslauf entsprechend groß sein oder die Hühner sollten öfter umziehen (mobile Hühnerhaltung). Sonst wird die Wiese schnell zum Acker. Zur Gefiederpflege brauchen sie einen überdachten, trockenen Platz mit einem Sandbad.

Die Tierärztliche Vereinigung für Tierschutz e. V. (TVT) empfiehlt, pro Quadratmeter Stallfläche höchstens zwei Hühner oder vier Zwerghühner zu halten. Zusätzlich braucht jedes Tier einen Auslauf von 20 m^2 (fünf Hühner auf 100 m^2) sowie 25 cm Platz auf der Sitzstange. Bei zu geringer Grundfläche, zum Beispiel wenn das Federvieh bei Vogelgrippe nicht raus darf, lässt sich das Platzangebot im Stall mit verschiedenen Ebenen erweitern.

Achtung: Die in allen Tierkapiteln angegeben Zahlwerte zum Platzbedarf sind als Richtschnur und nicht als absolut einzuhaltende Maße zu verstehen. Immer spielen die allgemeinen Umstände eine Rolle. Wie viel sonstigen positiven Ausgleich bekommt ein Tier, wenn diese Flächen kleiner ausfallen? Wurde eine kleinere Tierrasse gewählt? Tierwohl ist ganzheitlich zu denken (siehe ab Seite 105).

Profitipp: Hühner mit geeignetem Auslauf halten sich nur zur Eiablage und zur Nachtruhe im Stallgebäude auf. Selbst bei Hitze, Regen oder im Wind sind sie gerne draußen. Sie benötigen jedoch einen überdachten Bereich mit Windbarriere. Dafür reichen Büsche, Hecken, Bäume als Unterschlupf und Schutz aus.

▶ Ein hoher Zaun muss sein

Hühner fliegen nur in Notfällen. Trotzdem brauchen sie je nach Rasse einen 180 bis 250 cm hohen Zaun, der etwa 20 cm tief im Boden eingegraben sein sollte.

Hühner sind zwar Allesfresser, aber Verschimmeltes oder Verdorbenes sind grundsätzlich tabu. Im Auslauf finden die Hühner pflanzliche Nahrung aller Art und tierisches Eiweiß in Form von Würmern, Larven und anderen Insekten. Am einfachsten ist es, Alleinfutter aus dem Handel zu füttern. Viele Hersteller bieten entsprechend den Bedürfnissen und dem Alter der Hühner eigene Mischungen für Küken, Junghennen oder Legehennen an. Beim sogenannten Ergänzungsfutter muss man in der Regel das Getreide selbst zumischen. Eine durchschnittliche Legehenne benötigt etwa 120 Gramm Trockenfutter am Tag. Energiereiches Futter wie Brot sollten die Tiere nur in Maßen bekommen, damit sie nicht verfetten oder erkranken. Lediglich während der Mauser, ihres Federwechsels, haben Hühner einen erhöhten Nährstoffbedarf.

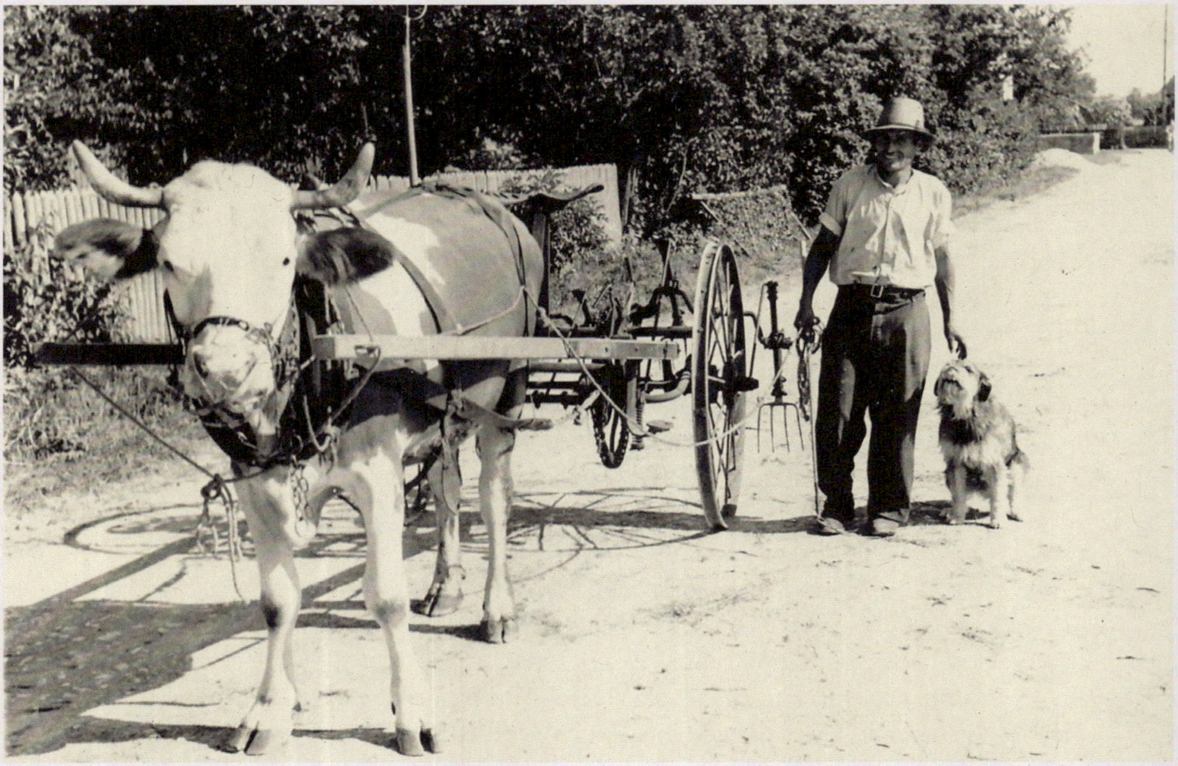

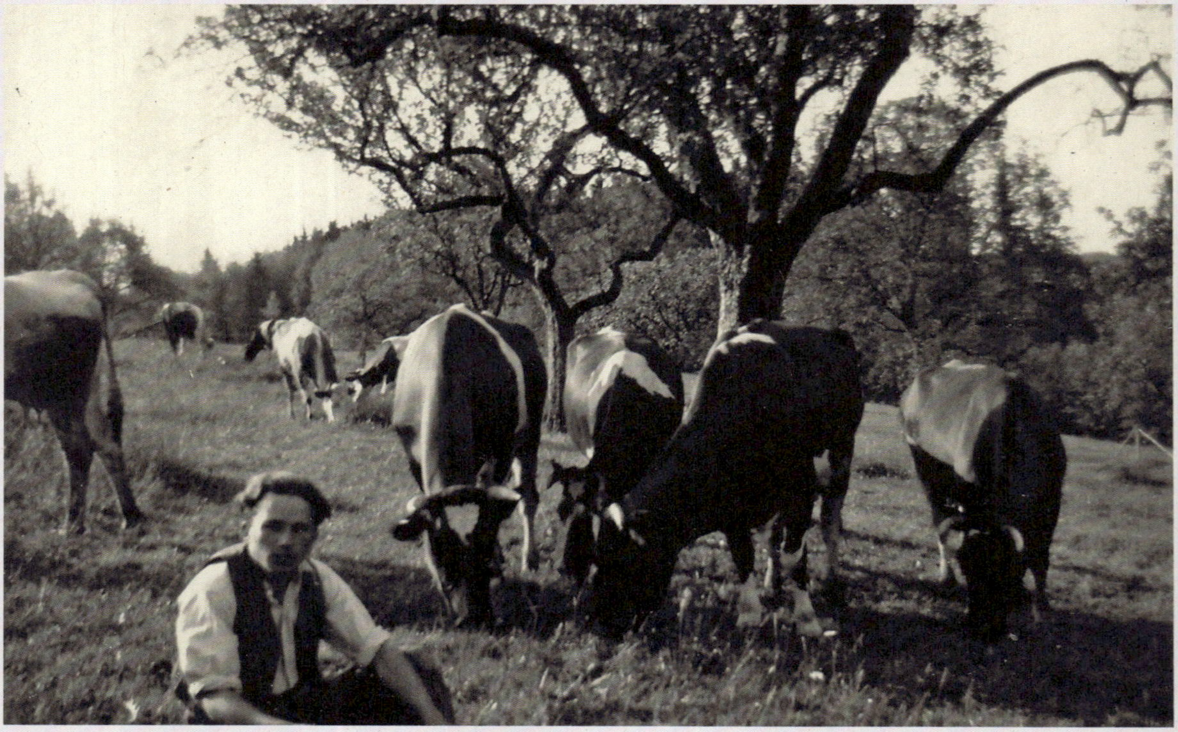

Wie Kühe wirken und helfen

Kühe stärken und beruhigen

Kuhhaltung einst

»Das Hüten der Kühe hat mir gefallen«

»Unsere Kühe waren ganztags im Stall angebunden, kamen aber täglich raus, da sie Gespanne ziehen mussten. Im Frühjahr hätten sie auf der Weide zu viel Schaden angerichtet und das ganze Futter niedergetrampelt. Wir haben sie aber mit frischem Gras gefüttert.

Nur im Herbst durften sie auf die Weide. Dort machten sie oft Luftsprünge. So froh waren sie, dass sie frei waren von der Kette. Das Hüten der Kühe auf der Weide hat mir gefallen. Da aber einige unserer Wiesen nicht direkt am Hof waren, mussten wir die Tiere manchmal durchs Dorf und über die Straßen treiben. Der Verkehr war früher kein Problem, aber wir mussten aufpassen, dass sich unsere Kühe nicht mit anderen vermischten. Wenn wir stattdessen auf Bäume kletterten oder spielten, kamen die Herden zusammen und kämpften. Am Abend hatten sie dann Schrammen und wir wurden ausgeschimpft. Einmal bin ich mit einem Freund auf einen Baum geklettert. Wir haben gar nicht gemerkt, dass ein paar Kühe abgehauen sind. Die liefen dann nach Hause und wir bekamen richtig Ärger.

Zweimal am Tag haben wir unsere Kühe gemolken und die Milch mit einem Molkewägelchen in unsere kleine Dorfmolkerei gebracht. Dort leerten wir die Milchkannen in einen großen Behälter. Das war ganz schön schwer. Die abgelieferte Milchmenge wurde dann auf Monatskarten gutgeschrieben. Jeder Bauer hatte seine eigene Nummer. Auf der Ablieferungskarte stand dann auch, was wir an Milchprodukten mitnahmen (kauften). So viel Auswahl gab es nicht. Meist zwei Sorten Käse. In der Molkerei trafen wir auch andere Bauern und konnten ratschen (uns unterhalten). Dabei ging es um das Wetter, Politik und Neuigkeiten vom Dorf. Das war die schönste Zeit des Tages.«

Thomas Hund, 81 Jahre

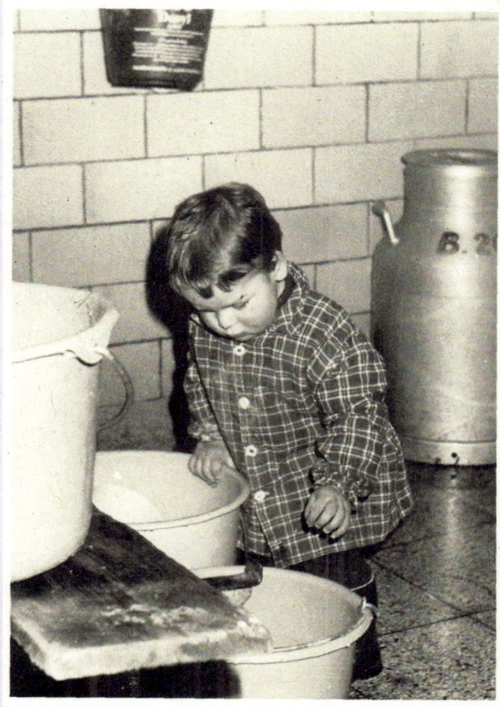

Kühe besser verstehen

In der Ruhe liegt die Kraft

Der Urahn unserer Rinder ist der eurasische Auerochse. Schon früh nutzten unsere Vorfahren die Fähigkeit der Kühe, Gras in Milch und Fleisch umzuwandeln. Kühe sind ausgeprägte Herdentiere und suchen den ständigen Kontakt zu ihren Artgenossen. Innerhalb der Herde gibt es eine feste soziale Struktur und Rangordnung. Diese wird erkämpft. Die Körpergröße und Kraft der Tiere sind jedoch nur zweitrangig. Maßgebliche Führungsqualitäten sind Erfahrung und Sozialkompetenz. Meist leitet eine ältere, erfahrene und intelligente Leitkuh mit hoher Führungskompetenz die Herde. Innerhalb der Herde gibt es innige Sozialbeziehungen. Dies lässt sich gut erkennen, wenn die Kühe nachmittags liegen und wiederkäuen. Nähe oder Distanz sowie die Zu- oder Abgewandtheit der Kühe untereinander gibt Auskunft über die Beziehungen untereinander, aber auch welche Kuh welche Rolle innerhalb der Herde hat. Besonders weibliche Tiere pflegen Freundschaften untereinander. Kühe haben zu ihren Kälbern oftmals eine lebenslange Bindung. Auf der Weide sind Kühe etwa zehn Stunden pro Tag mit Grasen beschäftigt. Dabei legen sie im langsamen Vorwärtsgang täglich mehrere Kilometer zurück. Die höchste Fress- und Bewegungsaktivität haben Kühe früh morgens und in der Abenddämmerung. Das Wiederkäuen dauert täglich fünf bis neun Stunden.

▶ Kühe sehen die Welt mit anderen Augen

Wir Menschen denken oft, dass Tiere die Umwelt genauso wahrnehmen wie wir. Dies stimmt weder bei Wildtieren noch bei unseren Bauernhoftieren. Besonders das Sehvermögen unterscheidet sich stark von unserem: Wie viele andere Fluchttiere haben Kühe eine querovale Pupillenform. Die Linse von Kühen kann sich schlecht an Entfernungen anpassen. Deshalb verfügen sie über eine schwächere Fernsicht und Tiefenschärfe. Nur in einem kleinen Feld von 30 Grad sehen die Tiere wirklich scharf und dreidimensional. »Dafür ermöglicht ihre Augenstellung ein Sehfeld von etwa 330 Grad und damit praktisch fast eine Rundumsicht«, so Johann Häusler (Tipps für den richtigen Umgang mit Weiderindern, 2012) und das Institut für Nutztierforschung des Lehr- und Forschungszentrums für Landwirtschaft Raumberg-Gumpenstein. Mit diesem Panoramablick kann sich die Kuh sehr schnell einen Überblick verschaffen und Feinde fast immer bemerken. Nur hinter dem Schwanz befindet sich ein kleiner blinder Fleck. Bewegungen nimmt eine Kuh nicht wie wir als »Film mit fließenden Bewegungen« wahr, sondern als Abfolge von Bildern. Deshalb erschrecken Kühe auch, wenn man sich ihnen zu schnell nähert. Besonders wenn sie mit erhobenem Kopf durch die Welt laufen oder geführt werden, fürchten sie sich manchmal auch vor unbekannten Objekten oder Schatten am Boden.

Profitipp: Wer therapeutisch oder pädagogisch mit Kühen arbeiten will, muss seinen Besuchern vermitteln, sich langsam zu bewegen. Dann geraten die Wiederkäuer weder in Angst noch in Stress.

▶ Praktische Auswirkungen der Kuhsicht

Immer von der Seite nähern: Genau wie beim Pferd sollten wir uns Kühen nicht von hinten nähern: Sie könnten sonst erschrecken und plötzlich ausschlagen. Wer eine Kuh an einen bestimmten Ort dirigieren will, sollte sie immer von der Seite aus treiben. Dabei reicht ein leichtes Antippen mit den Fingern. Kühe nehmen Berührungen sehr gut wahr. Sie spüren bereits eine kleine Fliege auf ihrem Rücken. Deshalb brauchen wir beim Kuhkontakt in der Tiergestützten Arbeit keinen unnötigen »Druck« auszuüben.

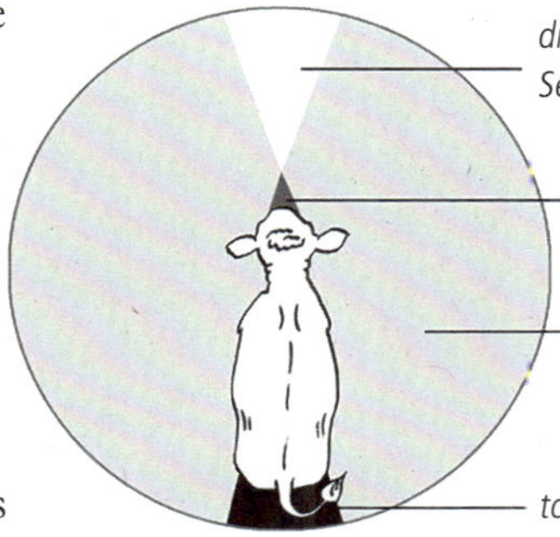

dreidimensionales Sehen
schlechte Sicht
zweidimensionales Sehen
toter Winkel

Blau und Grüntöne bevorzugen: Kühe können kurzwelliges Licht wie Grün und Blau besser sehen als langwelliges Licht wie Gelb und Orange. Rot können Kühe schlecht sehen, weil ihnen dazu die Rezeptoren fehlen. Daher ist es sinnvoll, wenn die Fachkraft immer ähnliche Kleidung in Blau- oder Grüntönen trägt und Bänder oder Absperrungen in den »richtigen« Farben wählt. Plötzlicher Farbwechsel, wehende, flatternde oder spiegelnde Gegenstände könnten Kühe erschrecken.

Geduldig sein: Gut zu wissen ist auch, dass bei einer Kuh die Umstellung von Hell auf Dunkel fünfmal länger dauert als bei einem Menschen. Daher sollten wir der Kuh mehr Zeit geben, wenn wir sie zum Beispiel aus einem dunklen Stall raus auf die Weide führen oder geduldig bleiben, wenn die Tiere sich weigern, in einen dunklen Stall zu gehen.

▶ Kühe riechen und hören besser als wir

Der Geruchssinn von Rindern ist wesentlich ausgeprägter als beim Menschen. In der Herde kommunizieren Kühe viel über den Geruch. Zum Beispiel erkennt die Mutterkuh ihr Kalb am Geruch. Das gilt auch für ihre Betreuungspersonen. Ausscheidungen (auch menschliche!) können bei Kühen sowohl zu Ablehnungs- als auch zu Fluchtreaktionen führen. Manche Kühe reagieren auf unbekannte Gerüche sensibel. Deshalb lieber kein Parfüm verwenden. Die Ohren einer Kuh sind ständig in Bewegung, um Geräusche zu lokalisieren. Im Vergleich zu uns hören Kühe sowohl im tief- als auch im hochfrequenten Bereich besser. Während Kühe auf hohe Töne eher gestresst reagieren, beruhigen sie tiefe Töne. Also Kühe am besten mit tiefer Stimme ansprechen und auf laute, schrille Geräusche wie Rufen, Schreien oder Pfeifen verzichten.

▶ Kuhsprache verstehen – warum Kühe den Schwanz einklemmen

Die Gemütslage der Kühe lässt sich an der Kopf- und Schwanzhaltung sowie ihrer Mimik und den Lautäußerungen erkennen.

Rinder sind längst nicht so kommunikativ wie Schweine, aber dennoch lassen sich verschiedene Lauttypen unterscheiden: zum Beispiel bei Trennung des Kalbes von seiner Mutter, bei Hunger oder auch bei Schmerz. Meistens leiden Kühe jedoch stumm. Würde eine verletzte Kuh ihren Schmerz hinausbrüllen, wäre sie in der Wildbahn für ihre Feinde eine leicht aufzufindende Beute. In der Tiergestützten Arbeit müssen wir genau hinhören und hinschauen: Je stärker eine Kuh ihr Kinn an die Brust zieht, desto aggressiver ist sie. Weitere Drohgebärden sind das Scharren mit den Füßen sowie das Schütteln des Kopfes oder stoßende Kopfbewegungen.

Klemmt die Kuh ihren Schwanz zwischen die Hinterbeine, ist sie entweder krank oder ängstlich. Hebt sie den Schwanz etwas an, ist sie aufgeregt oder droht. Wenn eine Kuh galoppiert und sich freut, hebt sie den Schwanz in die Luft.

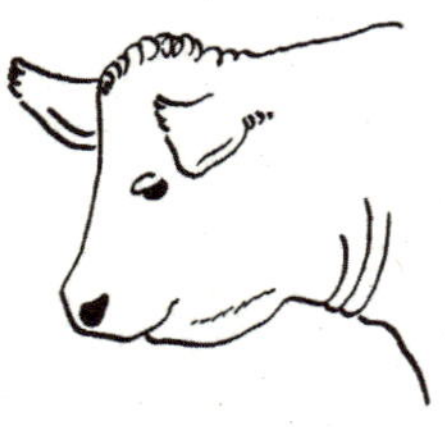

Normale Kopfhaltung

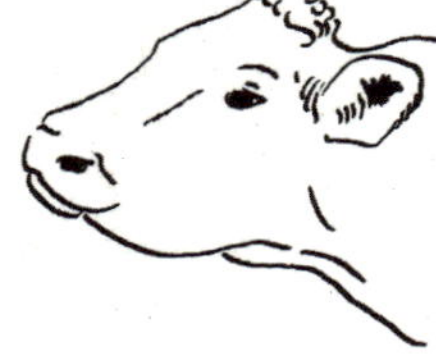

Annähernde Kopfhaltung

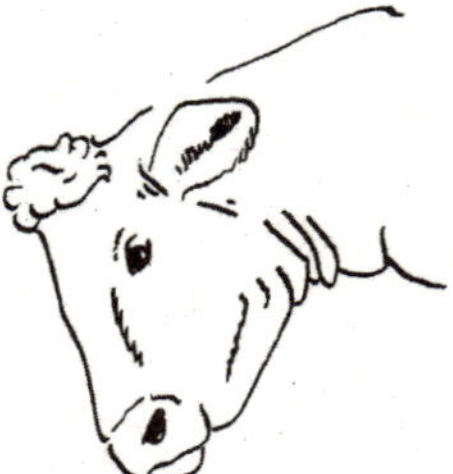

Drohende, feindliche Kopfhaltung

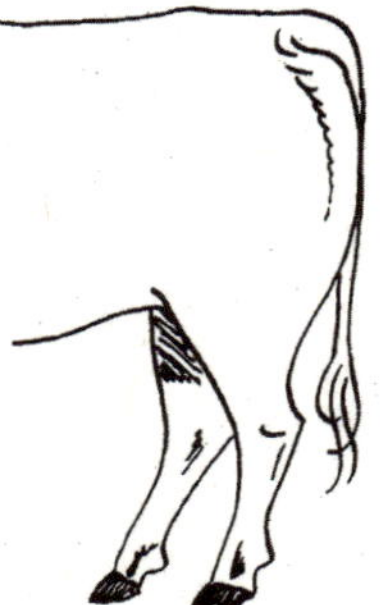

Neutrale Schwanzhaltung

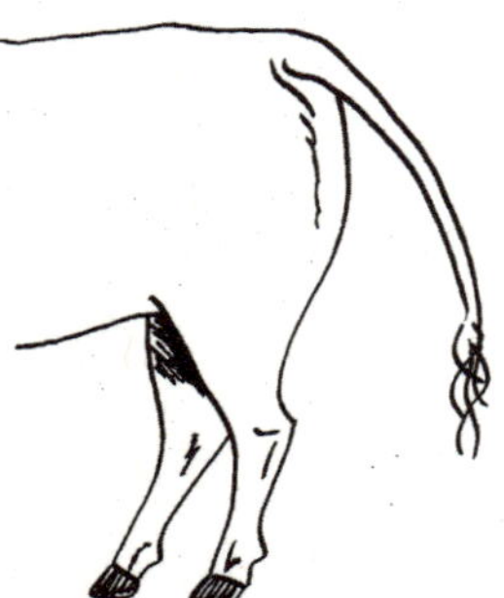

Drohende oder aufgeregte Schwanzhaltung

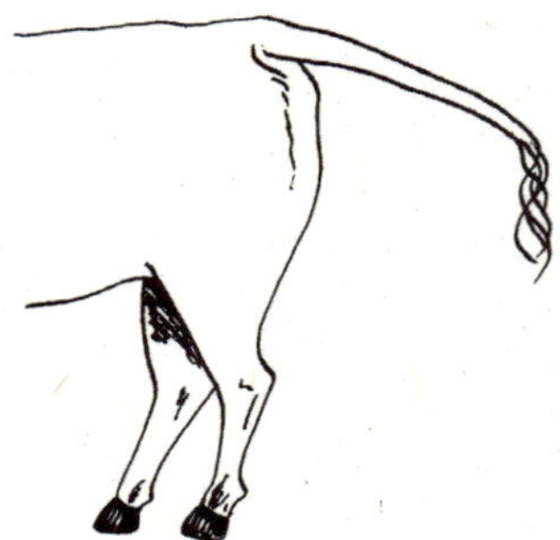

Ausschlagende oder spielende Schwanzhaltung

Biografiearbeit mit Kühen
Zuverlässige Zugtiere und Milchlieferanten

Ein guter Einstieg in das Thema Rinderhaltung bieten alte Arbeitsgeräte. Einige unserer Gäste erinnern sich noch an Kummet, Zaumzeug, Peitschen oder Scheuklappen. Gemeinsam mit den Senioren besprechen wir dann deren früheren Einsatz. Dabei sollten die Materialien möglichst aus den vergangenen Jahrzehnten stammen, damit sie der Vergangenheit unserer Klienten entsprechen.

Viele Seniorinnen und Senioren erinnern sich noch genau an die mühselige Arbeit mit Kühen: »Am frühen Morgen ging es mit den Kühen schon raus aufs Feld. Wir hatten immer viel zu tun. Die Feldarbeit wurde aber jeden Tag durch eine Pause unterbrochen – das Vesper auf dem Feld war das Schönste am Tag. Ob die Ernte gut eingefahren werden konnte oder nicht, hing von Gottes Fügung ab«, erzählt uns Rupert Kleiner.

Kühe lehren uns, einfühlsam und geduldig zu sein. Ganz viele ältere Menschen kennen das noch aus ihren früheren Arbeitstagen mit den Tieren. Mit Druck, Geschrei und Gewalt läuft bei den großen Wiederkäuern gar nichts. Dann streiken Kühe einfach. Das war auch früher schon so, weiß Helena Ott: »Unsere zwei Kühe zogen den Leiterwagen, um die Getreidegarben vom Feld zu holen. Wir mussten ihnen gut zureden. Dann hörten sie auf unsere Kommandos. Wenn sie im Sommer von Bremsen (große blutsaugende Fliegen) geplagt wurden, gingen sie durch. Statt sie zu schlagen, ging ein Kind mit einem Ast neben dem Gespann her und verscheuchte die Bremsen.«

Gerätschaften wie Sense, Sichel oder ein dazugehörender Wetzstein wecken Erinnerungen an das Heumachen. Bei Olga Maier halfen alle mit. »Entweder musste man bei glühender Hitze auf der Wiese rechen oder auf dem Heustock das Heu verteilen. Hier kam zu der Hitze noch Staub dazu. Von wegen, gute alte Zeit. Keine Sekunde mehr möchte ich zurück.« Nicht alle Erinnerungen sind positiv, sorgen aber immer für Gesprächsstoff.

Typische Materialien zum Buttern wie Eimer, Zentrifuge oder ein Butterglas schlagen ebenfalls eine Brücke zu früher. So fällt Klara Müller beim Anfassen des Butterfasses ein, dass sie einst für die Milchverarbeitung zuständig war. »Nach dem Melken der Kühe haben wir die Milch sofort durchgesiebt und in die Zentrifuge gegeben. Die Milch musste noch warm sein. In einen Steintopf floss der Rahm, in ein anderes Gefäß kam die entrahmte Milch für die Schweine.« Beim Genuss der Butter ergänzt sie: »Wenn wir im Herbst den Kühen Rüben verfüttert haben, dann schmeckte die Butter danach.«

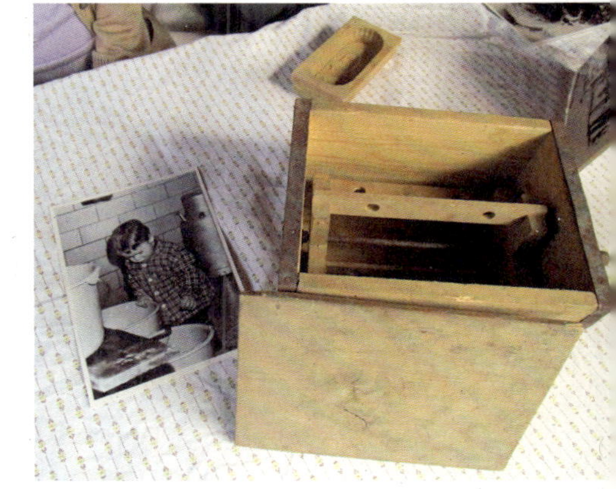
Butterschleuder und Butterform

Egon Strobel kann mit Ochsen umgehen

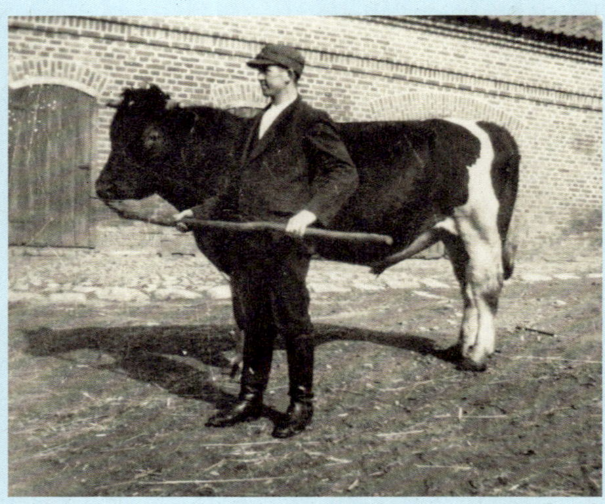

Der Anblick eines alten Kummets (Fahrgeschirr für Zugtiere) reicht, um Egon Strobel in alte Zeiten zu versetzen. Der ehemalige Landwirt war schon als Kind mit Kühen und Pferden unterwegs. Pferde waren ihm lieber. Dennoch musste er oft mit einem Ochsengespann arbeiten. »Wir haben immer eine Kuh und einen Ochs zusammengespannt. Der kräftige Ochs musste mehr ziehen.« Auf die Frage, warum sie dann nicht zwei Ochsen genommen hätten, weiß er sofort Antwort: »Das ging nicht, denn Ochs und Ochs haben sich oft nicht vertragen.« Jetzt wissen wir, woher der Begriff »Ochserei« stammt.

Die besondere Stärke der Kühe – Kühe kennen alle

Die Besonderheit der Kühe liegt in ihrer ruhigen, friedlichen und gutmütigen Art. Daher sind Kühe in der Intervention mit Seniorinnen und Senioren sehr vielseitig einsetzbar. Sie eignen sich hervorragend sowohl für die Tiergestützte Biografiearbeit als auch für die Ressourcenarbeit.

Ressourcen stärken und Emotionen wecken

Mit der Kuh auf Du und Du

Die vielen Geschichten über Rinder motivieren unsere Gäste, vom Erzählen ins Tun zu kommen. Oft starten wir damit, das Sozialverhalten der Kühe zu beobachten. Dazu müssen wir uns auf den Weg zur Weide machen. Da die meisten Seniorinnen und Senioren mit Rollstühlen, Rollator und Krücken unterwegs sind, ist allein das schon eine riesige motorische Herausforderung und gute Übung. Keine will zurückbleiben, jeder gibt sein Bestes. Als Belohnung winkt der Anblick unserer Kuh Paula und eines ihrer Kälber. Hier lässt sich in entspannter Atmosphäre die Mutter-Kind-Beziehung erleben. Das gefällt besonders den älteren Damen und lässt sie ins Gespräch kommen.

Kühe bringen Hans Göhring zum Schwärmen

»Wir hatten sechs Kühe und vier Rinder. Ich kannte alle ihre Namen und habe gerne im Stall mitgeholfen. Schon ganz früh durfte ich dabei sein, wenn ein Kälbchen auf die Welt kam. Mit manchen Kälbchen sind wir auch am Strick durch die Straßen spaziert.« Wenn es um Kühe geht, kommt Hans Göhring ins Reden. In den 1950er-Jahren war der 79-Jährige oft mit den Tieren unterwegs. »Manche Kuh zog den Heuwagen besser als jeder Gaul. Andere Kühe sind wegen nichts durchgegangen. Besonders im Sommer, wenn das Ungeziefer unterwegs war.« Auch unsere Paula gefällt ihm. Er fragt gleich nach ihrem Alter. »Unsere Kühe wurden fünfzehn bis zwanzig Jahre alt. Sie wurden erst geschlachtet, wenn sie nicht mehr trächtig wurden. Das vielseitige Futter aus Kräutern hielt die Tiere gesund.«

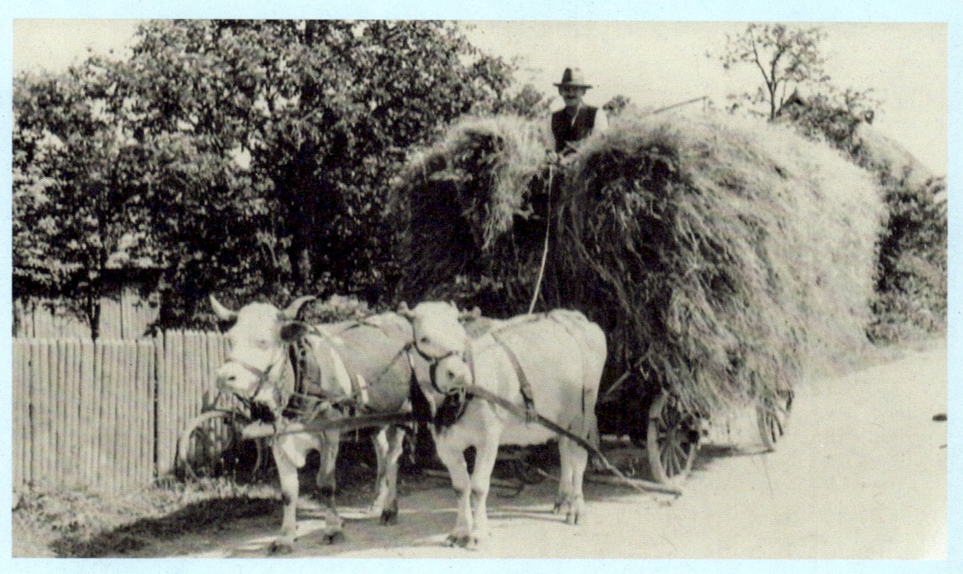

▶ Übungen rund um die Kuh

Bewegliche Seniorinnen und Senioren helfen uns, die Kühe zu versorgen: zu füttern, misten und pflegen. Früher bekamen die Kühe vor allem Rüben und Kartoffeln. Unsere Kuh Paula liebt dagegen Äpfel über alles. Damit wir aus der Hand füttern können, schneiden wir die Futtermittel gemeinsam in mundgerechte Stücke. Im Herbst lässt sich diese Aktion noch mit einer Feldrundfahrt auf den Kartoffel- oder Rübenacker oder einem Spaziergang auf der Streuobstwiese verbinden. Allein die Ernte von Äpfeln, Kartoffeln oder Rüben mobilisiert und berührt ältere Menschen.

▶ Raus auf die Weide

Auch bei der Weidepflege und Gestaltung können ältere Menschen mitmachen. Kühe freuen sich beispielsweise über einen frischen Fressplatz oder Gehölze zum Scheuern. Natürlich sind bei unseren sanftmütigen Tieren freie Begegnungen im Stall und auf der Weide sowie fellnahe Kontakte möglich. Das funktioniert am besten in der Mittagszeit, wenn die Tiere wiederkäuen und besonders ausgeglichen sind.

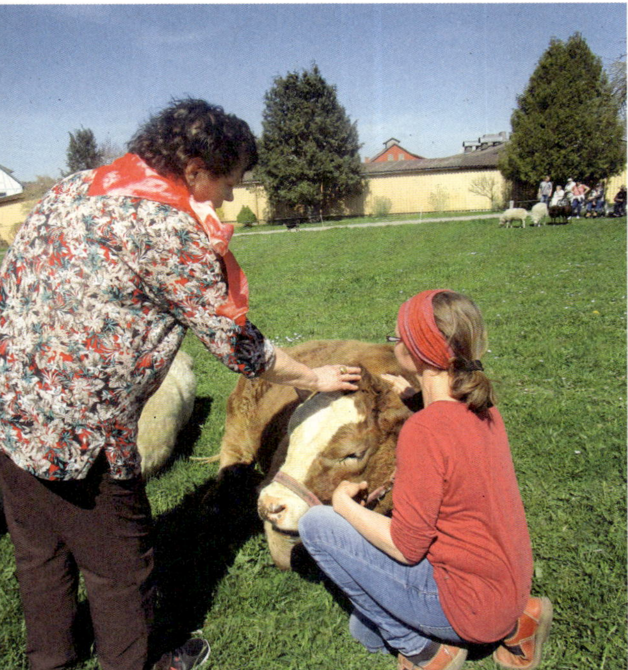

Wenn Kühe wiederkäuen, lassen sie sich in aller Ruhe streicheln.

Zwangloses Meeting auf der Weide

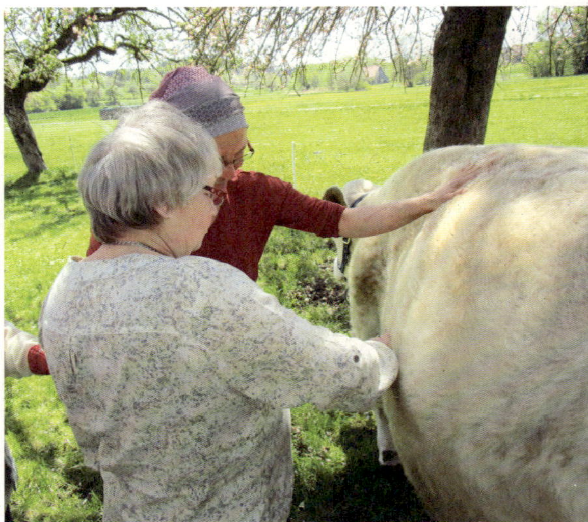

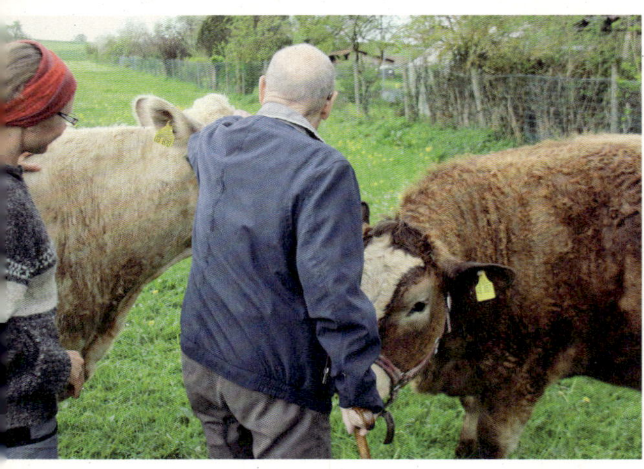

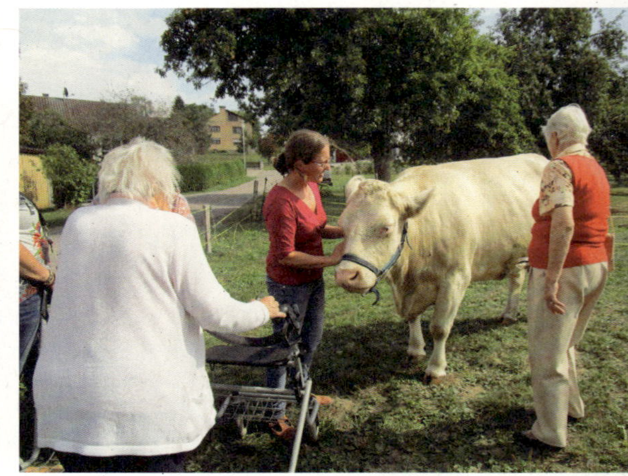

Grundsätzlich müssen wir bei der Arbeit mit Kühen jedoch sehr achtsam sein. Ihr stattliches Erscheinungsbild flößt manchen älteren Menschen erst einmal Angst ein. Und die Verletzungsgefahr ist natürlich höher als beim Schaf. Zum Beispiel, wenn die Kuh jemand auf den Fuß tritt. Auf der anderen Seite sind die Seniorinnen und Senioren besonders stolz, wenn es ihnen gelingt, ein so großes Tier zu handeln.

Ein Gewinn für Mensch und Tier ist ein gemeinsamer Spaziergang. Da Kühe nur halb so schnell wie Menschen gehen, können etliche Seniorinnen und Senioren mit ihnen noch Schritt halten. Gerade ihre gemächlichen Bewegungen machen sie zum idealen Fitnesstrainer für Ältere.

Profitipp: Bei ihrer sozialen Arbeit müssen Kühe satt sein! Denn Hunger gehört neben Angst und dem Geschlechts- und Herdentrieb zum wichtigsten Beweggrund für unkontrollierbares Verhalten bei Tieren.

Darüber hinaus verschaffen Kühe uns unvergleichliche Erfahrungen. Beispielsweise bieten das Melken, Trinken kuhwarmer Milch und die Milchverarbeitung sinnliche Erlebnisse und reichhaltige motorische Anreize und Betätigungsfelder.

Hildegard Weidinger begegnet Tieren auf Augenhöhe

Hildegard Weidinger ist eine leidenschaftliche Tierfreundin. Egal, ob Kuh, Schwein oder Schaf – für ein paar Streicheleinheiten scheut die ehemalige Krankenschwester keine Mühen. Begeistert füttert und pflegt sie die Tiere und bleibt dabei immer auf Augenhöhe. Sie bückt sich für die Hühner und beugt sich zu den Schafen herunter. Nur beim Füttern von Kuh Paula bleibt sie aufrecht. Ihre beginnende Demenz lässt sich auf dem Bauernhof leicht vergessen.

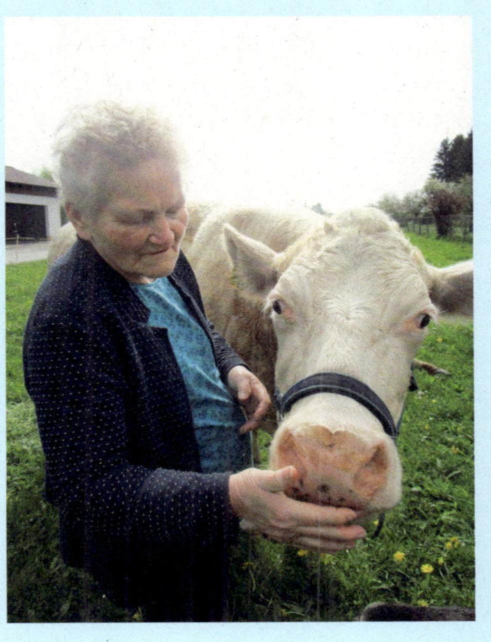

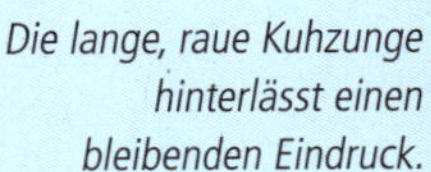

Die lange, raue Kuhzunge hinterlässt einen bleibenden Eindruck.

Kuh Paula zieht Franz Plersch magisch an

Franz Plersch war zeitlebens gerne in der Natur. Doch leider kann der 70-Jährige nur noch wenige Meter laufen und muss mit dem Rollstuhl unterwegs sein. Normalerweise! Denn auf der Weide ziehen ihn die Kühe magisch an. Um ihnen näher zu kommen, steht er plötzlich auf und läuft dreißig Meter auf die Tiere zu. Als er dann noch erfährt, dass eine Kuh Klara heißt, ist der manisch-depressive Mann vollends begeistert. »Klara heißt doch die Frau vom heiligen Franziskus«, klärt er uns auf und lacht.

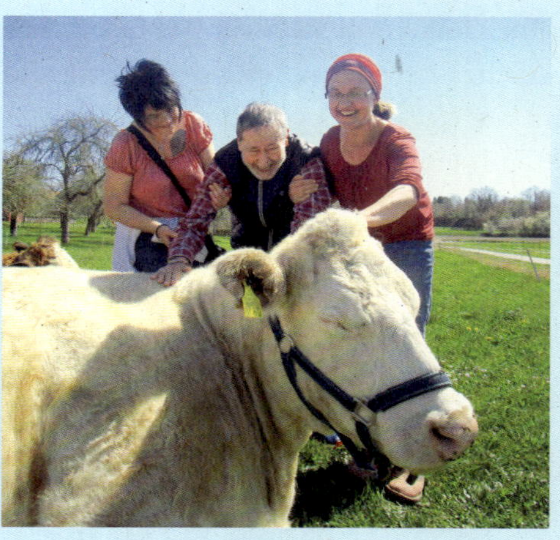

Bei Paula bleibt der Rollstuhl stehen.

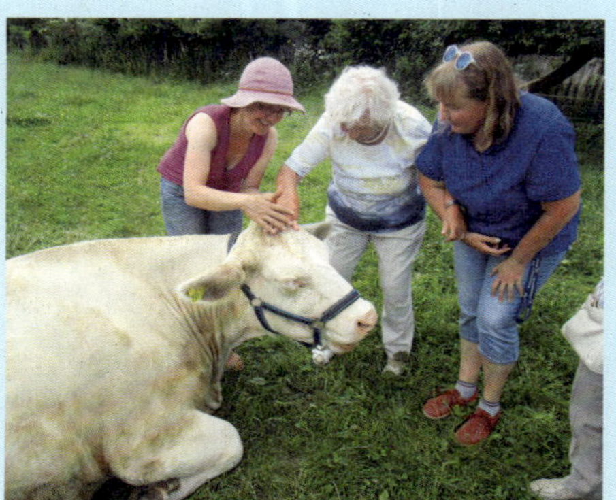

Ruht die Kuh, kann frau ganz nah ran.

Angela Ockenfuß entdeckt Kuhkuscheln

Angela Ockenfuß kommt stets perfekt gestylt auf den Hof. Allerdings hat die ehemalige Sekretärin keine Angst, ihre weiße Hose dreckig zu machen. Trotz Tinnitus und Sehbehinderung rumpelt sie mit ihrem Rollator mühsam über die Weide. Als sie endlich Paula streicheln kann, seufzt sie glücklich: »Jetzt bin ich so alt geworden und habe noch nie eine Kuh angefasst.« Auch für 90-Jährige gibt es bei uns noch Neues zu entdecken.

Kühe richtig halten

Viel Gras und Gesellschaft

Das muss sein: Jede Kuhhaltung unterliegt nach der EU-Verordnung der Kennzeichnungs- und Registrierungspflicht. Im Klartext: Jeder Kuhbesitzer muss seine Tiere nach der Geburt innerhalb von acht Tagen mit zwei Ohrmarken kennzeichnen und sie beim örtlichen Veterinäramt und der Tierseuchenkasse (TSK) anmelden. Zusätzlich müssen wir jede Kuh bei der Kuh-Datenbank, der HIT-Liste (Herkunftssicherungs- und Informationssystem für Tiere), melden und alle Ab- und Zugänge in einem einzeltierbezogenen Bestandsregister dokumentieren.

Allein über die Fütterung von Kühen ließe sich ein ganzes Buch schreiben. Wir beschränken uns auf das Wesentliche und verweisen auf die entsprechende Fachliteratur.

Kühe sind Wiederkäuer und vertilgen pro Tag rund 20 Kilogramm Trockenmasse (TM). Trockenmasse, auch Trockensubstanz (TS) genannt, meint das reine Futtermittel ohne Wasser. Grundsätzlich gilt: Je mehr Wasser, also wenig Trockensubstanz das Futter enthält, desto mehr braucht die Kuh. Heu enthält etwa 12 Prozent Wasser. Bekommt die Kuh zum Beispiel nur Heu, benötigt sie davon täglich 22,7 Kilogramm (20 kg TM / 0,88 [entspricht einem TS-Gehalt von 88 Prozent]), um satt zu werden. Frisst die Kuh im Sommer ausschließlich frisches Gras, das etwa 85 Prozent Wasser enthält, benötigt die Kuh mehr als 130 Kilogramm täglich. Denn frisches Gras hat einen Trockensubstanzgehalt von nur 15 Prozent!

Vergleichbar verhält es sich mit dem Wasser. Kühe benötigen täglich 80 bis 120 Liter Flüssigkeit. Wird die Kuh ausschließlich mit trockenem Heu gefüttert, braucht sie natürlich mehr Wasser, als wenn sie frisches Gras mit einem hohen Wassergehalt bekommt. Gras, Heu, Öhmd (Öhmd ist der nicht mehr so proteinreiche zweite und dritte Grasschnitt) sowie Gras-Silage stellen für Kühe das Grundfutter dar. Zur Abwechslung bekommen unsere Kühe kleine Mengen Futtermais, Rüben und ihre Lieblingsspeise Äpfel. Achtung: Anders als in der Milchviehhaltung oder Rindermast brauchen unsere wiederkäuenden Hilfstherapeuten keine energiereiche Kost wie Getreideschrot oder Pellets. Solches Kraftfutter beeinträchtigt die Verdauung.

▶ Wir lassen die Kuh raus

Die natürliche Haltungsform für Rinder ist die Weidehaltung. Eine reine Stallhaltung entspricht weder den Bewegungsbedürfnissen der Tiere noch den Forderungen des Tierschutzgesetzes. Eine Einzelhaltung für die Herdentiere ist nicht möglich. Kühe lassen sich behutsam mit anderen Weidetieren vergesellschaften. Allerdings haben sie einen viel höheren Futterbedarf als Ziegen, Schafe oder Esel.

Um lästige Parasiten loszuwerden, scheuern und kratzen sich Kühe gerne. Dazu sollten auf der Weide Bäume, Hecken oder festverankerte Mauern und Pfosten stehen. Werden Kühe ganzjährig draußen gehalten, benötigen sie einen Unterstand, der sie vor zu viel Sonne, Wind oder anhaltender Nässe schützt. Günstig sind auch kombinierte Haltungen in Außenställen mit Ausläufen. Die Richtlinien von Bioland schreiben für Kühe eine Stallfläche von 6 m^2 und eine Außenfläche (ohne Weidefläche) von zusätzlich 4,5 m^2 pro Tier vor. Diese Mindestanforderungen reichen bei den Tiergestützten Interventionen jedoch nicht aus. Die TVT hat noch keine verbindlichen Richtlinien für Kühe im sozialen Einsatz. Dr. Michael Drees aus dem »Arbeitskreis Tiere im sozialen Einsatz« der TVT empfiehlt jedoch als Richtwert 20 m^2 Stallfläche für zwei Kühe. Für jede weitere Kuh kommen 8 m^2 hinzu. Immer dabei sein sollte ein Auslauf von mindestens derselben Größe. Der allein macht aber noch keine Kuh glücklich: »Der Weidegang ist ein MUSS, eine reine Auslaufhaltung ist abzulehnen«, so Tierarzt Drees.

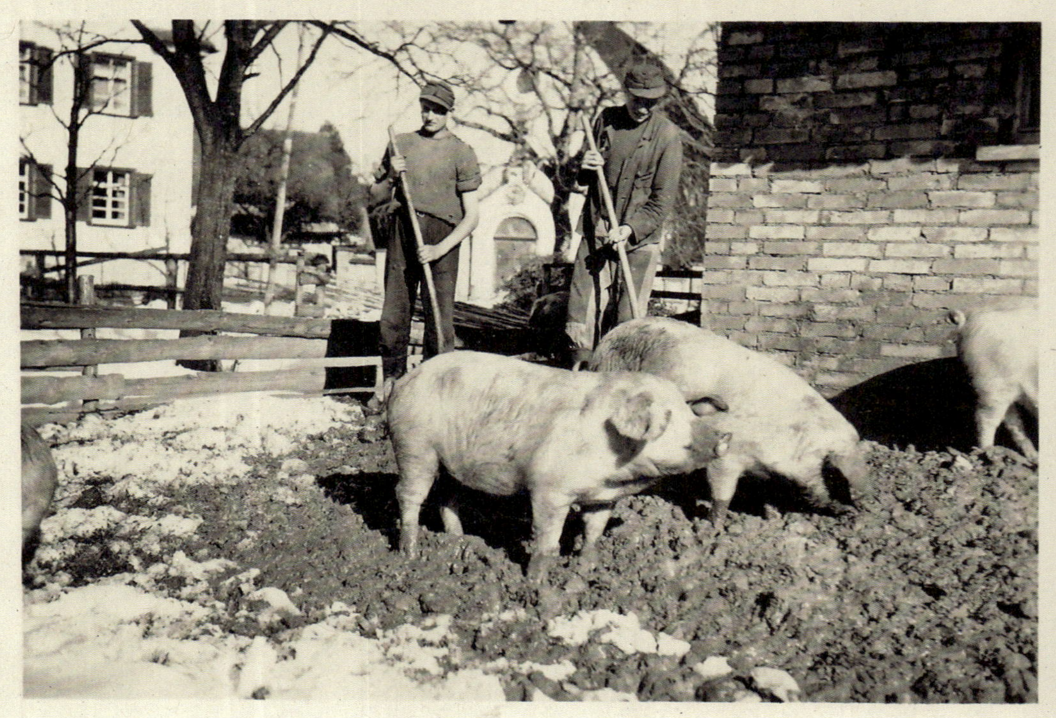

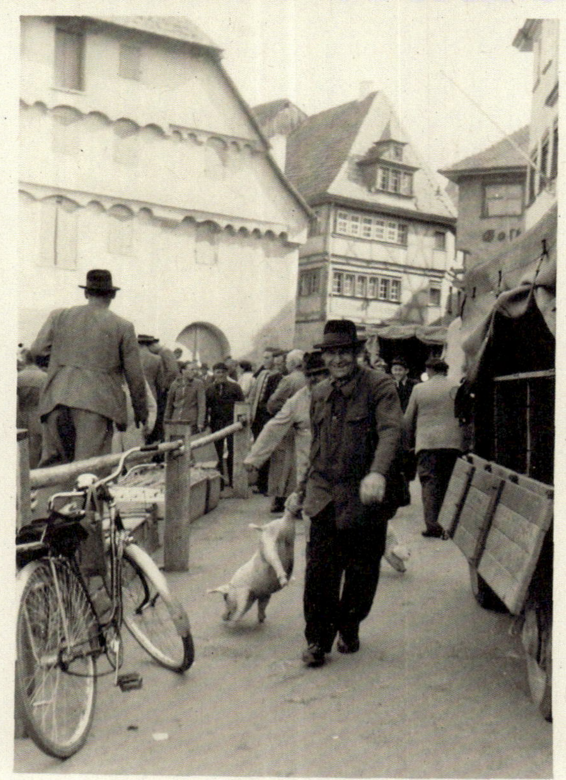

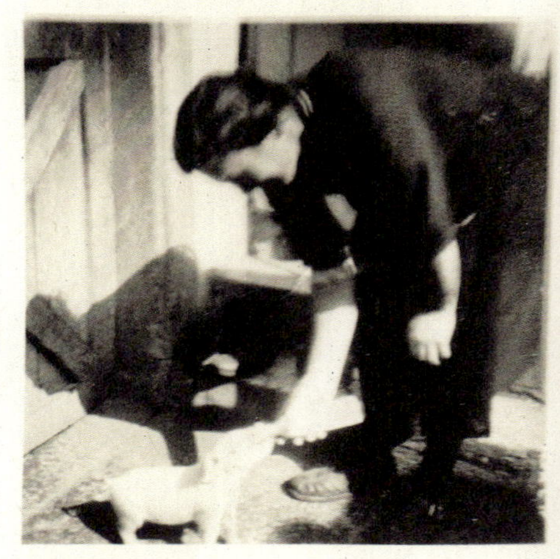

Wie Schweine wirken und helfen

Schweine muntern auf

Schweinehaltung einst

»Im Winter kamen die Ferkel in die Stube«

»*Früher hatten wir durchschnittlich fünf bis sechs Sauen. Das war zu der damaligen Zeit viel. Mit Schweinen konnten wir damals mehr verdienen als mit Kühen. Die meisten waren ältere Sauen. Ihr Nachwuchs wurde gemästet. Wir selbst hielten keinen Eber. Wenn unsere Schweine gedeckt werden mussten, trieben wir sie zu einem Bauern mit Eber. Das ging mit mehreren Schweinen einfacher als mit einem. Einmal hatten wir sogar ein Schwein, das an der Leine lief. Das Decken dauerte eine viertel Stunde. Zuhause haben wir das Deckdatum in einen Kalender eingetragen. Nach drei Monaten, drei Wochen und drei Tagen hat die Sau dann geworfen. Es konnte aber auch mal einen Tag länger oder kürzer sein. Bevor Ferkel kamen, haben wir den Stall mit kurz geschnittenem Roggenstroh eingestreut.*

Es kam vor, dass eine Sau ihre Ferkel gebissen, getreten oder beim Liegen erdrückt hat. Damit kein Ferkel verloren ging, blieben wir bei der Geburt immer bei der Sau. Auch nachts. Ich habe mich neben sie gelegt und ihr Bein gehalten, damit ich sofort aufgewacht bin, wenn die Sau aufstand. Im Winter haben wir die Ferkel mit in die Stube genommen und in der Herdschublade aufgewärmt. Die Ferkel konnten keine Kälte vertragen. Im Sommer war es besser. Da konnte man von Tag zu Tag sehen, dass sie wuchsen.

Manche unserer Sauen hatten zehn bis zwölf Ferkel. Sie wurden dann ein- oder zweimal mehr gefüttert als die übrigen Schweine und bekamen zusätzlich Magermilch. Je mehr Milch die Sau gab, desto besser entwickelten sich ihre Ferkel. Nach drei Wochen haben wir die Ferkel zugefüttert. Dafür ließen wir die Muttersau raus und stellten den Ferkeln eine flache Schale mit warmer Kuhmilch rein. Beim ersten Mal mussten wir den Ferkeln helfen und tunkten ihr Köpfchen in den Behälter, bis sie tranken. Beim zweiten Mal wussten sie schon, was zu tun war. Nach wenigen Tagen bekamen sie einen Brei aus Getreide und Milch. Wir kochten Weizen-, Gersten- und Maisschrot zu einem dicken Brei und gaben Milch hinzu. Erst Vollmilch, dann Magermilch. Hauptsache, der Brei war warm.

Mit sechs bis sieben Wochen wogen die Ferkel etwa dreißig Pfund und waren reif für den Markt zum Verkauf. Dazu haben wir die Ferkel gewaschen, gebürstet und in eine Kiste getan. Da passten sechs Stück rein. Damit sind wir auf den Markt gefahren. Für die Zucht haben wir immer ein oder zwei Sauen behalten und ein weibliches und männliches Tier für den Eigenbedarf. Das weibliche Tier haben wir im Frühjahr geschlachtet. Das männliche schon im Herbst, weil männliche Tiere schneller zunehmen. Das Schlachten wurde zu Hause gemacht. Das war immer ein großes Fest, bei dem die ganze Nachbarschaft eingeladen war. Es gab Kesselspeck und Kraut, das wir im Herbst eingestampft hatten.«

Gertrud Schreiber, 83 Jahre

Schweine besser verstehen

Stets aktiv und kommunikativ

Die Vorfahren unserer Hausschweine – die Wildschweine – leben noch heute in unseren Wäldern und zum Leidwesen vieler Bauern auch auf den Feldern.

Forschende der Queen Mary Universität in London haben Gene unserer modernen Hausschweine analysiert und herausgefunden, dass sie auf die ersten domestizierten Schweine aus dem Nahen Osten zurückgehen, die vor rund 8500 Jahren in Europa ankamen. Im Laufe der Zeit aber vermischten sich die in Europa eingeführten Hausschweine immer stärker mit lokalen Wildschweinpopulationen.

Wildschweine leben meist gesellig in Gruppen (Rotten). Besonders viel Wildschwein steckt im Minischwein. Wissenschaftler der Universität Göttingen haben das Minischwein ursprünglich als handliches Versuchstier gezüchtet. Wir und viele andere Schweinefans halten die klugen Minischweine als Haustiere.

Genau wie ihre wilden Verwandten sind Haus- oder Minischweine viel in Bewegung und haben ein stark ausgeprägtes Erkundungsverhalten. Allein neun Stunden täglich suchen sie nach Nahrung: Minischweine schnüffeln und wühlen tagsüber eigentlich immer und überall, um etwas Essbares zu finden.

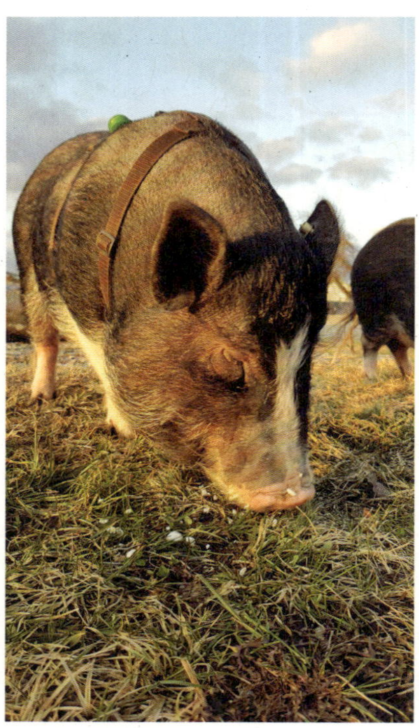

Lilly und Fee suchen Popcornkrümel auf der Wiese.

Ihre hohe Aktivität macht Schweine zu eifrigen Trainingspartnern: Alles, was man ihnen vor den Rüssel hält, wird sofort erkundet. Da der Magen eines Schweines daran gewöhnt ist, ständig kleine Mengen Futter aufzunehmen, lassen sich die Tiere beim Training leicht mit Futterhäppchen aktivieren und belohnen. Mittels positiver Verstärkung als Trainingsmethode lernten unsere Schweine, über pendelnde Wippen zu laufen, Teppiche aufzurollen, mit einem Ball zu spielen, durch einen Tunnel zu kriechen und vieles mehr. So motivieren die aktiven Tiere ältere Menschen, selbst tätig zu werden. Daneben sind Schweine sehr kommunikativ: Sie grunzen, quieken und schmatzen ständig. Das macht allen Menschen Freude. Die Schweinesprache berührt auch Menschen mit Demenz. Dank ihres authentischen Wesens sind Schweine wertvolle tierische Mitarbeiter. Mit ärgerlichem oder ängstlichem Quieken oder zufriedenem Grunzen signalisieren die Tiere unmissverständlich und sofort, wie sie sich fühlen.

▶ Schnüffelnd die Welt entdecken

Schweine sind kurzsichtig und können Farben und Konturen nur schlecht erkennen. Aufgrund ihres extrem kurzen und dadurch relativ unbeweglichen Halses haben Schweine einen engen Blickwinkel, der sich überwiegend auf den Boden richtet. Damit es nicht zu Bissverletzungen kommt, sollten ältere Menschen im Zweifel lieber die Finger davonlassen, sie direkt aus der Hand zu füttern. Denn ältere Menschen reagieren oftmals langsam und können ihre Hand nicht schnell genug zurückziehen.

Dagegen ist der Tastsinn der Borstentiere besonders gut ausgeprägt. Die Rüsselscheibe von Schweinen ist ein hochsensibles Tastorgan mit einer Vielzahl von taktilen Rezeptoren. Mit ihr und mit den Zähnen untersuchen die Schweine alles, was ihnen vor den Rüssel kommt. Es könnte ja etwas zum Fressen sein.

Auch Geschmacksinn und Hörsinn von Schweinen sind sehr ausgeprägt. Schweine können eine Vielzahl von unterschiedlichen Geschmacksrichtungen differenzieren.

Profitipp: Schweine lieben Bitteres, zum Beispiel Eicheln. Süßes, Salziges und Saures verschmähen sie eher. Dies sollten wir beachten, um die geeigneten Futterhäppchen für das Training auszuwählen.

Ihre guten Ohren warnen sie vor Gefahren. Damit Schweine also nicht ängstlich davonrennen, sollte man sich bei der Arbeit mit ihnen ruhig verhalten.

Sinn Nummer 1 ist jedoch der Geruchssinn. Er spielt bei der Nahrungssuche, der räumlichen Orientierung, der Kommunikation sowie der Markierung des Reviers eine wichtige Rolle. Schweine können sogar besser riechen als Hunde: Mit ihrem Riechorgan können sie Trüffeln bis 60 Zentimeter tief in der Erde aufspüren. In der Tiergestützten Arbeit lässt sich der Geruchssinn zum Beispiel beim Verstecken und Finden von Leckerlis oder beim Aufrollen eines Teppichs wunderbar nutzen.

▶ Warum Schweine schäumen oder schmatzen

Wie beim Menschen unterscheidet man auch bei Tieren den lautlichen (verbalen) Ausdruck vom nonverbalen Ausdruck. Die Mimik lässt sich beim Schwein kaum deuten. Deshalb ist es wichtig, die wenigen nonverbalen Ausdrucksformen zu verstehen. Wenn sich Minischweine freuen, bewegt sich die Rüsselscheibe stetig auf und ab, der Kopf ist erhoben, die Ohren sind aufgerichtet und das Schwänzchen wackelt freudig hin und her. Bei Desinteresse wenden sich Schweine ab oder gehen weg. Sind sie überfordert, senkt sich der Kopf und die Rüsselscheibe wird starr und unbeweglich. Haben Schweine Angst oder fühlen sich bedrängt, können sie sogar angreifen und dabei den Menschen ernsthaft verletzen. Zuvor stellen sie jedoch ihre Nackenborsten hoch, legen die Ohren an und richten den Schwanz auf. Am Maul wird schaumiger Speichel sichtbar. Bei diesen Stresssignalen ist es höchste Zeit, eine Pause einzulegen.

Die akustische Kommunikation spielt beim Schwein die wesentlich größere Rolle. Forschende fanden heraus, dass Schweine mehr als zwanzig verschiedene Grunzlaute und Quieker verwenden, je nachdem in welcher Situation sie sich gerade befinden. Aggression zum Beispiel kündigt sich durch lautes Schmatzen, dunkles Grollen oder (vor allem bei Ebern stärker ausgeprägt) Knirschen der Zähne an. Sind die Schweine entspannt, grunzen sie zufrieden gleichmäßig in einer tiefen Tonlage. Wenn sie sich freuen, grunzen sie unrhythmischer; das wirkt eher abgehackt. Bei überforderten Schweinen verlängern sich die Grunzlaute und gehen bei Aggression in ein lautes, schrilles Quieken über.

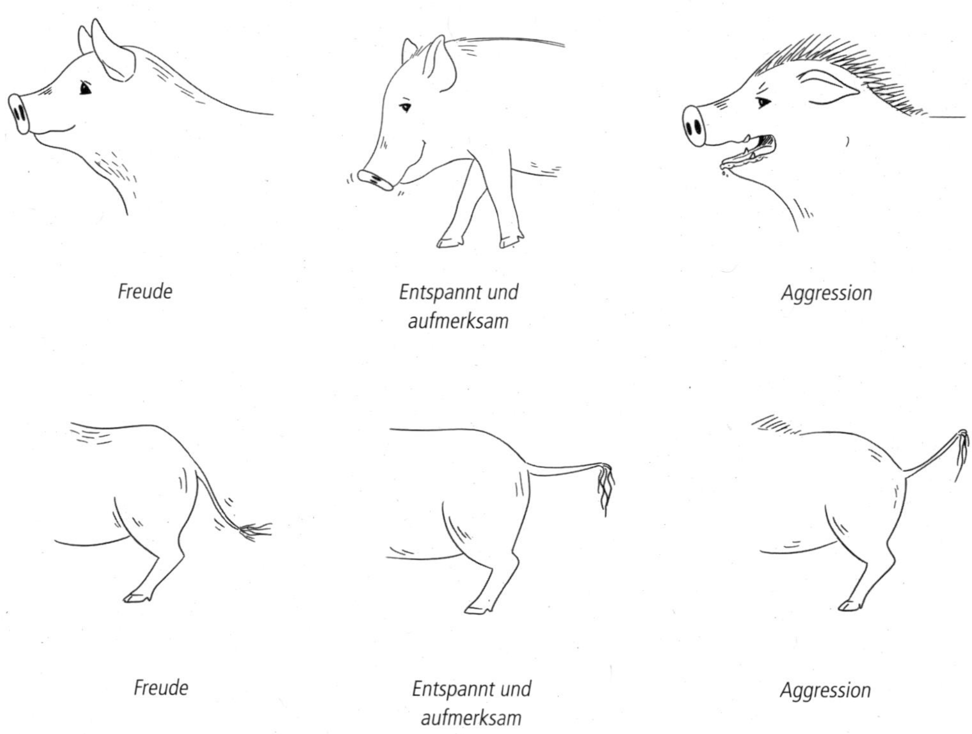

Biografiearbeit mit Schweinen
Schweineliebe ging durch den Magen

Um langsam ins Gespräch zu kommen, beobachten wir die Borstentiere zunächst in ihrem Gehege. Schweine mit genügend Abstand zu erleben, gibt unseren Gästen Sicherheit und ermöglicht ihnen, eigene persönliche Erfahrungen zu verbalisieren und zu reflektieren.

Schweine eignen sich perfekt für die Tiergestützte Biografiearbeit. Ein Großteil unserer älteren Besucher erinnert sich noch an die Nachkriegszeit. Da war es üblich, zwei oder drei Schweine auf dem eigenen Hof zu halten oder gar im Haus zu verstecken. So berichtete uns ein Besucher, dass sie früher zwei Schweine im Keller versteckt hielten, weil immer wieder ein Viehzähler kam. »Da Schweinehalter weniger Lebensmittelkarten, also Essensrationen, bekamen, haben wir die Tiere verheimlicht. Das war immer richtig aufregend. Wir Kinder mussten aufpassen, dass wir uns nicht verplapperten.«

Auch wenn es für uns Tierfreunde nicht immer einfach ist, erinnern sich die meisten Seniorinnen und Senioren am liebsten an die Hausschlachtung, die meist verbunden war mit einem großen Fest in der Nachbarschaft. Besonders Frauen können sich oft noch detailliert an die Schlachtung der eigenen Tiere und an das Wursten erinnern. Solche Erinnerungen lassen sich beim Verköstigen mit heutigen Wurstsorten (wie Schweinemett, Schinken, Salami, Blutwurst, Leberwurst) wachrufen. So berichtete Helena Ott: »Unsere Schweine waren damals richtig schön fett. Ihr Fett lieferte die Energie für die ganze Familie. Denn jeder, von klein bis groß, musste in der Landwirtschaft fest anpacken. Das Schlachten war immer ein großes Fest. Auch die Leute, die uns übers Jahr halfen, zum Beispiel beim Kartoffelhacken, bekamen dann etwas vom Schwein ab. Ich brachte ihnen in einer Kanne Metzelsuppe und ein Stück Speck.«

Die besondere Stärke der Schweine – lebendig und lustig

Anders als die junge Generation kennen viele ältere Menschen Schweine noch aus ihrer Jugend. Manche hatten eigene Schweine, andere sind ihnen im Dorf oder auf der Weide begegnet. Auf jeden Fall waren Schweine viel präsenter als heute, wo die meisten hinter verschlossenen Stalltüren ihr Dasein fristen. Das lebendige Wesen der Schweine verbreitet eine gute Stimmung. Aus unserer praktischen Erfahrung macht es auch älteren Menschen Spaß, Leckerlis für Schweine zu verstecken oder sie zu trainieren. Und auch wenn es sich für manche Seniorinnen und Senioren zunächst komisch anhört, »mit Schweinen spazieren« zu gehen, finden sie es dann lustig und bereichernd.

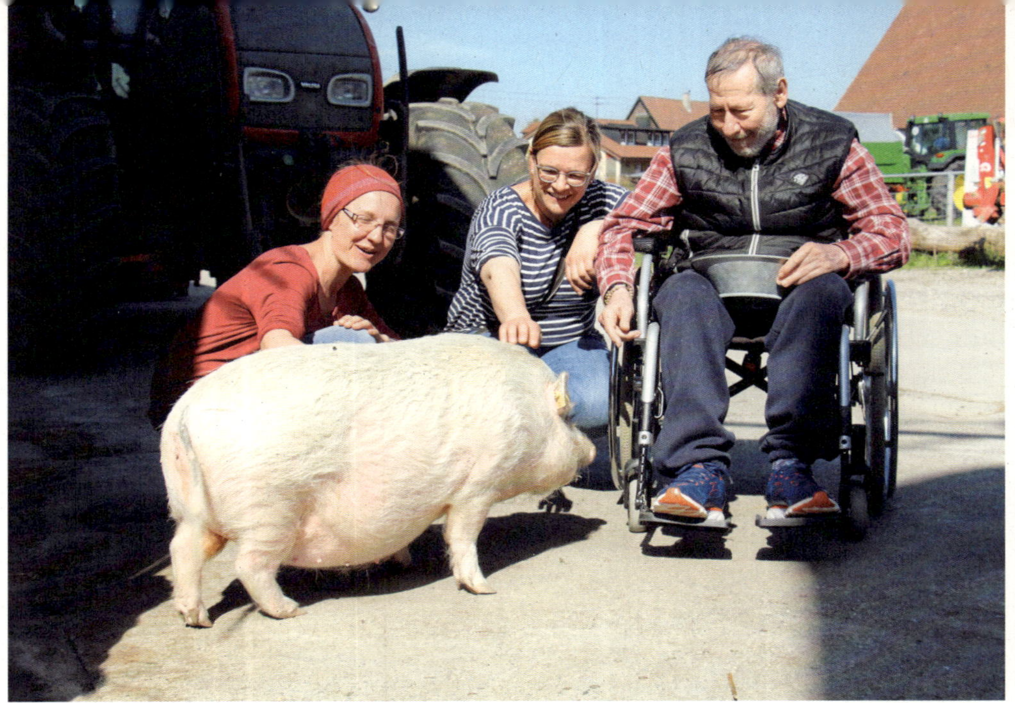

Minischwein Micki ist viel kleiner als die Schweine von früher, lässt sich aber genauso gern füttern.

Im Gegensatz zur heutigen Zeit verstanden es die Menschen damals noch, das ganze Tier zu verwerten: Rupert Kleiner schildert uns, dass sie nicht nur das Fleisch nutzten, sondern aus der Haut Lederwaren herstellten, aus den Borsten Bürsten machten und aus Klauen und Knochen Gelatine erzeugten.

Glücklicherweise bieten Schweine auch über das Essen hinaus Gesprächsstoff: von der Schweinehaltung einst bis zur Massentierhaltung auf Spalten heute, von der Schweinefütterung damals mit Speiseabfällen bis zur ausgeklügelten Fütterung von heute, vom Sonntagsbraten zur vegetarischen oder veganen Ernährung. Und wer die engen Mutter-Kind- oder Geschwister-Beziehungen bei Schweinen erlebt, redet auch gerne über die eigene Familie. Denn eines ist sicher: Schweine sind nie langweilig.

Ressourcen stärken und Emotionen wecken

Schweine machen sauglücklich

Erinnerungen regen die Kommunikation an und geben das Gefühl, dazuzugehören. Diese Erinnerungen helfen uns, die Seniorinnen und Senioren zu aktivieren. Schließlich wollen wir die körperlichen Kräfte der Senioren stärken und ihnen das Gefühl geben, wichtig zu sein und gebraucht zu werden. Je nachdem, wie fit die Senioren noch sind, können sie bei der Versorgung der Schweine (füttern, misten, pflegen), der Weidepflege und der Gestaltung des Geheges mitmachen. Bei den neugierigen Schweinen sind auch freie Begegnungen oder Nahkontakte im Stall und auf der Weide möglich und abwechslungsreich.

Gertrud Braun kommt bei Schweinen ins Reden

Beim Füttern unserer Minischweine erinnert sich Gertrud Braun wieder an ihre landwirtschaftlich geprägte Kindheit. Etliche Geschichten fallen ihr wieder ein. Ihre Familie baute Kartoffeln und Getreide an. Beim Hacken halfen die tüchtigen Nachbarsfrauen. »Alles war Handarbeit und mühevoll. Auch wir Kinder wurden eingespannt. Kartoffeln ernten und zu Hause sortieren«, seufzt die Seniorin. Den Einzug der Technik hat sie dagegen in guter Erinnerung. Eine kleine Sortiermaschine erleichterte ihnen die Arbeit. »Die weniger guten Kartoffeln haben wir wegsortiert und im Laufe des Winters in einem großen Waschkessel für die Schweine abgekocht.« So viel wie bei den Schweinen hatte die ehemalige Bäuerin Braun vorher nie erzählt.

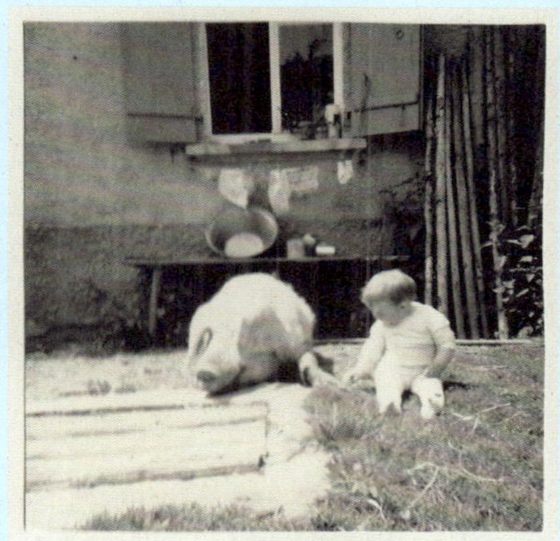

Profitipp: Schweine sind keine Schmusetiere. Zwar lassen sich auch Schweine gerne streicheln und bürsten und sich dann auf die Seite fallen, damit wir den Bauch noch besser kraulen können. Aber auf Hochnehmen, Einengen und Umarmen reagieren die Tiere ungehalten oder panisch. Das heißt, intensive Nahkontakte wie bei den anderen Bauernhoftieren können wir bei den liebeswerten Borstentieren nicht ermöglichen.

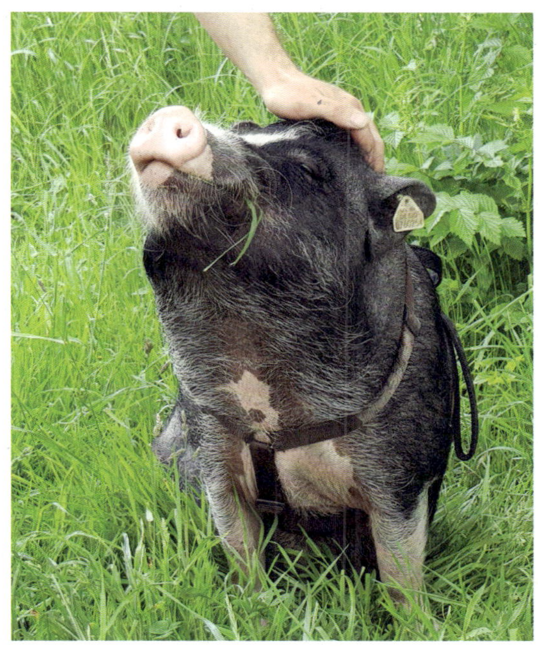

Lilly liebt Streicheleinheiten.

Der Spaß kommt bei Schweinen ebenfalls nicht zu kurz: Häufig sind die älteren Menschen positiv überrascht, wenn sie erleben, dass wir mit unseren Schweinen spazieren gehen und ihnen kleine Kunststücke beibringen können. Das motiviert die Älteren, auch aktiv zu werden, und schafft Erfolgserlebnisse.

Inge Schneider findet Schlachten schlimm

Während die meisten unserer Gäste von Schlachtfesten und frischer Wurst schwärmen, hat Inge Schneider das Schweineschlachten in schlechter Erinnerung. Mitte der 1930er-Jahre lebte sie in einer Kleinstadt in Niedersachsen. Als Selbstversorger hielt die Familie im Stall hinterm Haus zwei Schweine. Schon als Kind wusste sie, dass zwei Schweine besser fressen und schneller fett werden als eines allein. Als der Hausschlachter kam, wollte die damals 5-Jährige unbedingt dabei sein. »Aber das schreckliche Quieken der Tiere und das viele Blut zu sehen, ist mir gar nicht bekommen.« Der Anblick ist ihr so auf den Magen geschlagen, dass sie tagelang schlimm krank war. Seitdem hat die heute 91-Jährige einen großen Bogen um das Schlachten gemacht.

▶ Übungen rund ums Schwein

Schweine sind Allesfresser und fressen so ziemlich alles, was man ihnen vor den Rüssel legt. Dementsprechend eignet sich ein kleiner Spaziergang rund um den Hof, um gemeinsam grüne Pflanzen wie Löwenzahn, Klee oder Eicheln zu sammeln und danach an die Schweine zu verfüttern. Für gehandicapte und immobile Seniorinnen und Senioren sammeln wir die Pflanzen vorher. Allein das Füttern macht sauglücklich.

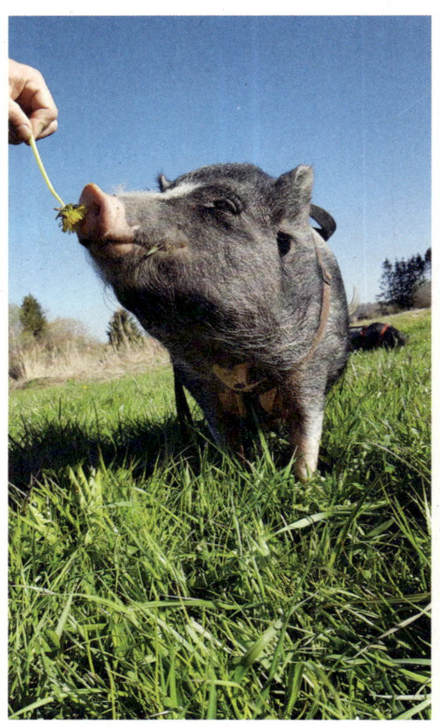

Vorsichtig füttern

Für eine gesunde und ausgewogene Ernährung benötigen Schweine einen sogenannten Schweineschrot. Der besteht aus verschiedenen Getreidearten und Eiweißpflanzen. Diese können wir mit den Seniorinnen und Senioren bei einer Feldrundfahrt (siehe Seite 174) sammeln. Weniger mobilen Gästen werden die verschiedenen Getreidekörner und Samen in Sichtgläsern und Fühlsäckchen gereicht, um sie zu betrachten, zu befühlen und zu benennen. Anschließend wird daraus ein Schweinemüsli hergestellt und den Schweinen verfüttert. Besonders das Auspuhlen der Getreidekörner aus der Ähre oder der Maiskörner aus dem Maiskolben fordert Konzentration und viel Geduld.

Am meisten Spaß haben unsere Gäste, wenn sie ihre selbst hergestellten Leckerlis, beispielsweise Popcorn, den Schweinen im Stroh oder auf der Wiese verstecken dürfen. Welches Schweinchen findet die Leckerlis von welcher Person als Erstes? Darauf lässt sich sogar wetten. Auf jeden Fall sind Mensch und Tier mit Feuereifer dabei!

Kartoffeln und Futterrüben standen früher ständig auf dem Speiseplan von Schweinen. Daher bietet sich beim »Schweinetag« auch eine Feldrundfahrt auf den Kartoffel- oder den Rübenacker mit Ernte von Kartoffeln und Rüben an. Besonders das Bestimmen von Kartoffelkäfer und -larven weckt viele Erinnerungen.

Die gemeinsam geernteten Kartoffeln und Rüben zu schälen und zu schneiden, fördert die Wahrnehmung und die Motorik. Das Verfüttern ist sinnstiftend, macht Spaß und stolz zugleich. Als weitere aktivierende Beschäftigungsmöglichkeiten dienen die Borstenpflege oder ein kleiner Spaziergang mit den Schweinen. Auf geht's.

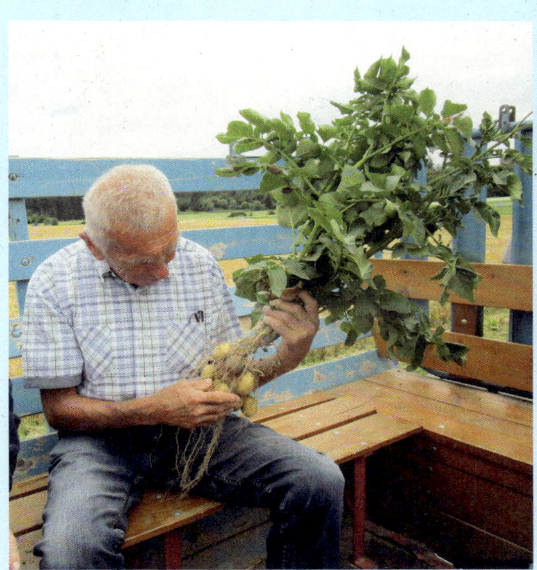

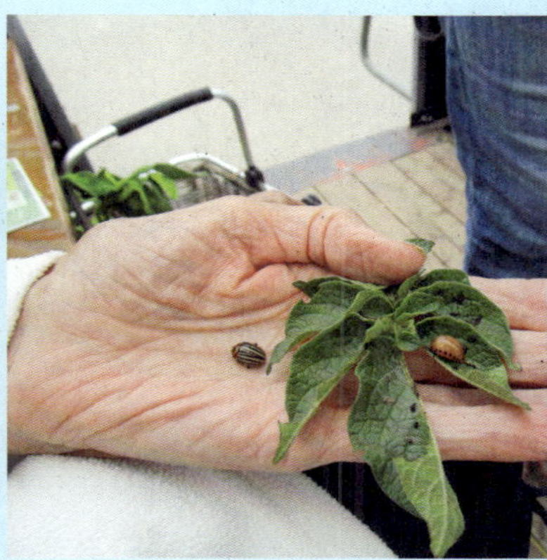

Gefürchtet: der Kartoffelkäfer

Karl Glaser kennt Kartoffelkäfer

Karl Glaser stammt vom Hof und hat erst dort und später in einem großen Bauerngarten Kartoffeln, Gemüse und Getreide angebaut. Bei der Feldrundfahrt blüht der Hobbybauer richtig auf. Trotz Demenz im fünften Jahr erkennt er Kartoffelkäfer und sogar ihre Larven! Kein Wunder. Denn früher gab es extra Schulferien zum gemeinsamen Absammeln der Kartoffelkäfer. Ohne Kartoffeln wurden die Menschen nicht satt. »Die Käfer dienten im Zweiten Weltkrieg als Waffe der Amerikaner«, erzählt er. Eine wahre Geschichte?

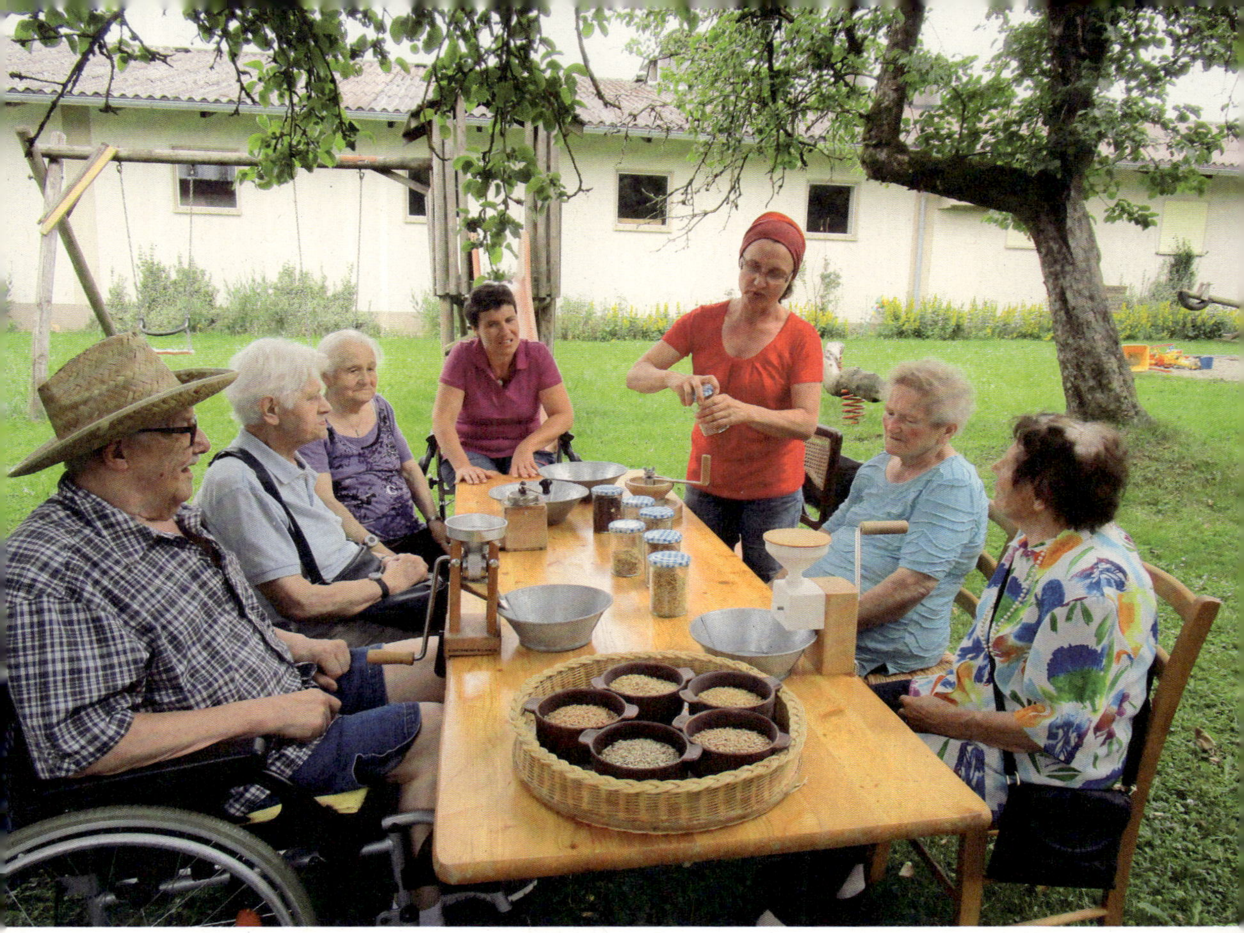

Gemeinsam Getreide mahlen unter schattigen Obstbäumen

Rupert Kleinert fühlt sich auf dem Hof zuhause

Wenn der 86-jährige Rupert Kleinert auf den Hof kommt, werden Erinnerungen wach. Er ist in der Landwirtschaft aufgewachsen und war Landwirt, solange er nur konnte. »In meiner Kindheit hatten wir fünf bis sechs Kühe, 15 Hühner, eine Geis und 13 Schweine«, weiß er noch genau. Schon in seiner Jugend musste er Futter für die Tiere holen, melken und misten. Bis heute hilft er gerne. Bei den Schweinen läuft er zu Hochtouren auf. Er schneidet Rüben und Äpfel für die Schweine, schält ihnen sogar die Kartoffeln und puhlt voller Geduld und Hingabe Mais aus dem Maiskolben.

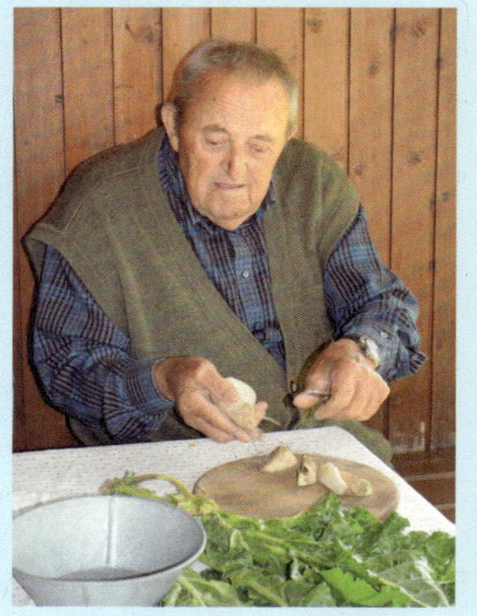

Schweinefutter schneiden schult die Feinmotorik.

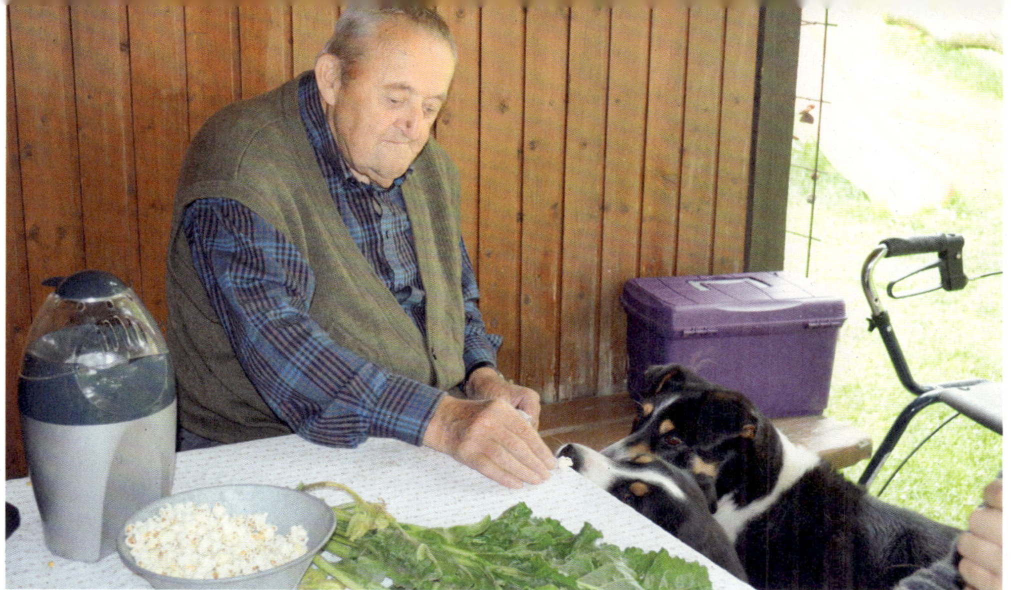

Auch unsere Hunde freuen sich, wenn sie ein Popcorn probieren dürfen.

Schweine richtig halten
Kein Schwein will allein sein

Das muss sein: Egal, ob Mini- oder Maxischwein – jede Schweinehaltung unterliegt der Tierschutz- und Nutztierhaltungsverordnung sowie der Schweinehaltungs-Hygieneverordnung.

Demnach ist jeder Schweinehalter verpflichtet, sich bei der zuständigen Behörde (örtliches Veterinäramt) zu melden, seine Schweine mit einer ihm zugeteilten Ohrnummer zu kennzeichnen und ein Bestandsregister zu führen. Besonders bei Betrieben mit wenigen Tieren überprüft das Veterinäramt, ob die Schweine auch richtig gehalten werden.

Außerdem müssen die Borstentiere bei der jeweilig zuständigen Tierseuchenkasse angemeldet werden. Um keine Erreger der Schweinepest zu verbreiten, dürfen Schweine keine Speiseabfälle fressen. Damit die Haustiere keinen Kontakt zu Wildschweinen bekommen können, muss ihr Gehege doppelt eingezäunt sein.

Spaziergänge dürfen nur unter Aufsicht und in der Nähe des Hofgeländes stattfinden. Wer Schweine pädagogisch oder therapeutisch einsetzen möchte, braucht zusätzlich einen Sachkundenachweis nach § 11 des Tierschutzgesetzes »Tiere zur Schau stellen«.

Dieser kann beim zuständigen Veterinäramt beantragt werden. Der Sachkundenachweis erfordert fundierte theoretische Kenntnisse rund ums Schwein, aber auch praktische Fähigkeiten im Umgang mit Schweinen. Die darüber hinaus geforderte persönliche Zuverlässigkeit lässt sich mit einem polizeilichen Führungszeugnis nachweisen. Am besten ist es, rechtzeitig beim örtlichen Veterinäramt nachzufragen. Weitere Infos unter: www.schweinefreunde.de.

▶ Schweine sind Familientiere

Schweine leben in familiären Sozialverbänden. Deshalb ist die Einzelhaltung verboten und nur eine Gruppenhaltung artgemäß. Innerhalb der Rotten herrscht eine strenge Rangordnung, die von Körpergröße und Kraft abhängt. Bei der Haltung von Minischweinen eignen sich am besten gleichgeschlechtliche Gruppen, aber auch »Familien«, zum Beispiel die Mutter mit ihrem weiblichen Nachwuchs oder Geschwistertiere. Eber müssen kastriert sein!

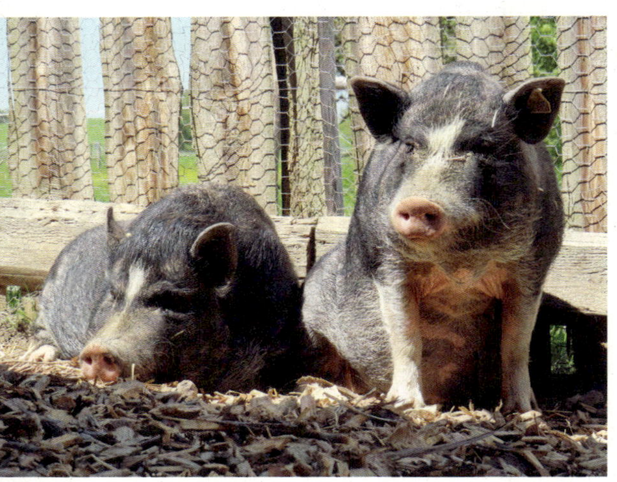

Schweine lassen sich mit anderen Weidetieren vergesellschaften. Allerdings müssen sich die Tiere erst aneinander gewöhnen. Dagegen spricht, dass Schweine auf der Suche nach Essbarem den Boden durchwühlen. So können sie in kürzester Zeit eine Weide umgraben, was gar nicht nach dem Geschmack von Grasfressern wie Schaf oder Esel ist.

Der Flächenbedarf für ein ausgewachsenes Minischwein ist vergleichbar mit dem eines Mastschweines mit einem Gewicht von 50 Kilogramm. Die Tierärztliche Vereinigung für Tierschutz e. V. (TVT) rät, einem ausgewachsenen Minischwein 6 m^2 Stallfläche einzuräumen. Jedes weitere Tier benötigt 3 m^2. Dazu kommt ein Auslauf von mindestens 250 m^2 für maximal fünf Tiere. Im Idealfall besteht der Auslauf aus Naturboden, damit die Schweine wühlen können, und einem kleineren befestigten Bereich, damit sich die Klauen abnützen können. Für unseren Bedarf muss die Fläche mindestens so groß wie die Empfehlungen der TVT sein, besser noch größer. Zum einen benötigen unsere Co-Therapeuten mehr Raum zum Entspannen: Bei stressigen Situationen müssen sie sich zurückziehen können. Zum anderen brauchen wir im Stall und Auslauf mehr Platz, um mit Kleingruppen und Rollstühlen arbeiten zu können.

▶ Suhle, Schatten und Scheuerplatz müssen sein

Da Schweine nicht schwitzen können, suhlen sie im Schlamm, um sich abzukühlen. Wenn der Schlamm getrocknet ist, scheuern sie ihn samt lästigen Parasiten wieder ab. Deshalb brauchen die Borstentiere sowohl eine Suhle als auch Scheuermöglichkeiten. Daneben sollte der Auslauf für ausreichend Beschäftigung sorgen. Dafür eignen sich Baumstämme, Reisighaufen, Steine, aber auch Bepflanzungen wie Sträucher und Hecken. Die Haut vieler Schweinerassen enthält keine Pigmente. Daher bekommen sie schnell einen Sonnenbrand und brauchen einen Schattenplatz oder einen Unterstand.

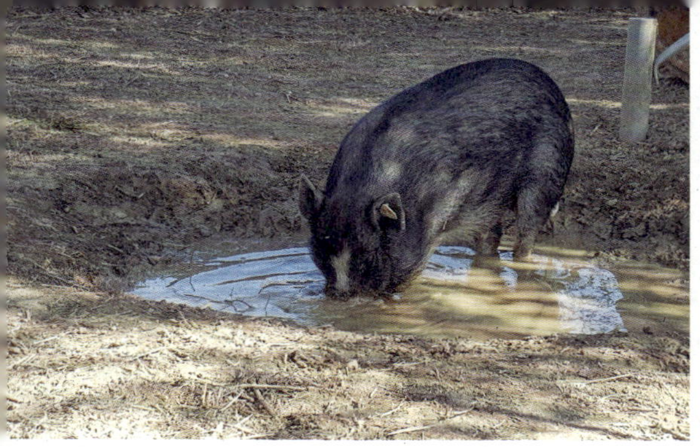
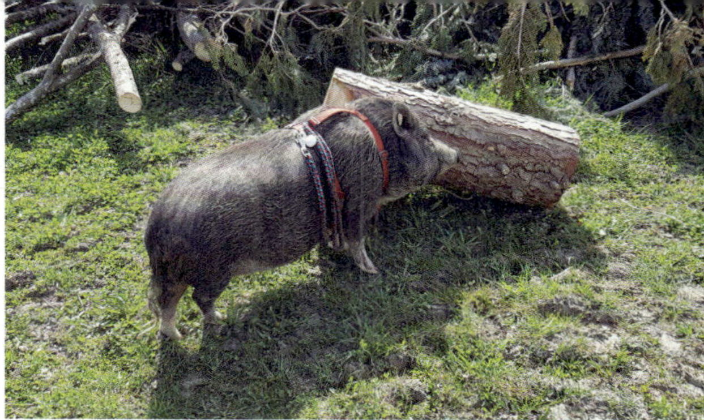

Wühlen, Suhlen, Scheuern braucht das (Mini-)Schwein.

Der Stall von Schweinen sollte hell, gut belüftet und zugfrei sein. Entgegen ihrem Ruf sind Schweine sehr reinlich. Daher sollten die Futter-, Liege- und Kotbereiche gut voneinander abgegrenzt sein.

▶ Vielfältig, aber nicht zu viel füttern

Schweine sind Allesfresser. Sie futtern vor allem Pflanzliches wie frisches Gras und Klee. Aber auch Kleintiere wie Mäuse, Schnecken, Würmer, Käfer oder Larven stehen auf ihrem Speiseplan. Selbst Aas mögen sie. Trotzdem ist es nicht einfach, Schweine richtig zu füttern. Denn das klassische Schweinefutter ist auf die Mast oder Zucht der Tiere ausgelegt und damit viel zu kalorienreich. Zum Glück bieten einige Firmen mittlerweile Futtermittel für die Hobbyschweinehaltung an.

Das Futter lässt sich jedoch auch selbst mischen. Schweine mögen eigentlich alles, was wir Menschen auch mögen. Um etwas Abwechslung in den Trog zu bringen, sollte man hin und wieder passend zur Jahreszeit die Futtersorten wechseln.

Die Futtermenge lässt sich errechnen: Minis brauchen täglich ein bis maximal zwei Prozent ihres Körpergewichtes, verteilt auf mehrere Mahlzeiten. Wiegt das Schwein also 50 Kilo, sollte es 500 Gramm bis ein Kilogramm Futterschrot bekommen. Dazu gehört Getreide wie Weizen, Gerste und Hafer. Je weniger Getreide die Ration enthält, desto mehr Hackfrüchte, Obst und Gemüse darf man dazugeben. Wer selbst Futter mischt, muss darauf achten, dass die Tiere alle essentiellen Aminosäuren und Mineralien bekommen. Ansonsten muss ein Mineralfutter beigemischt werden. Heu und Gras darf das Schwein so viel fressen, wie es will.

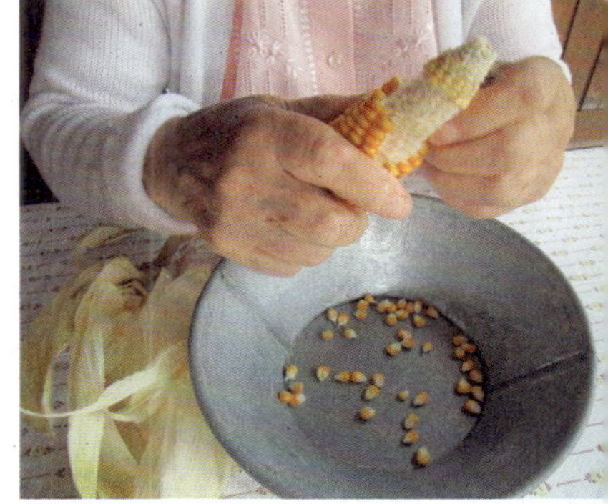

Achtung: Die Klienten sollten die Schweine auf keinen Fall unkontrolliert füttern. Das ist doppelt schlecht. Zum einen können die Tiere dadurch fett und krank werden. Zum anderen verlangen sie dann ständig nach Futter und könnten schnappen oder beißen, wenn sie nichts bekommen.

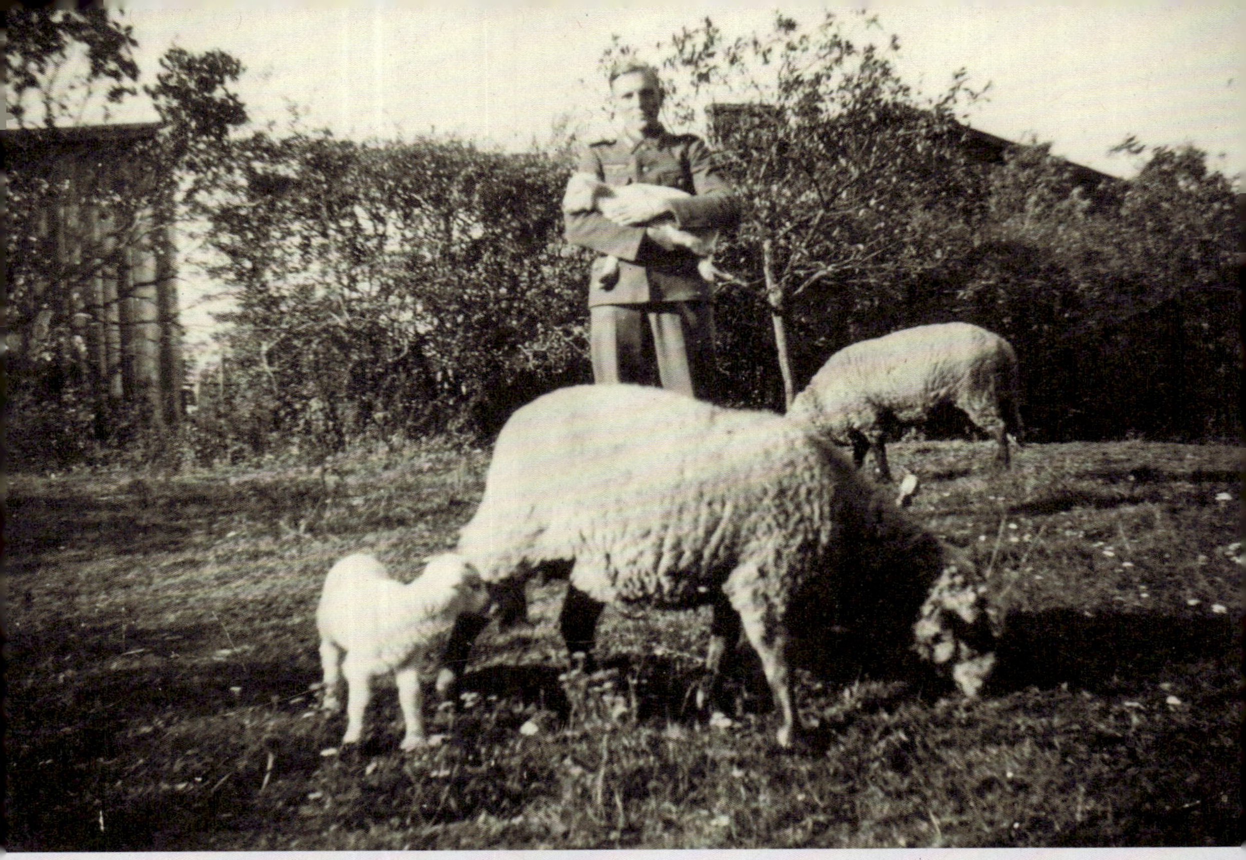

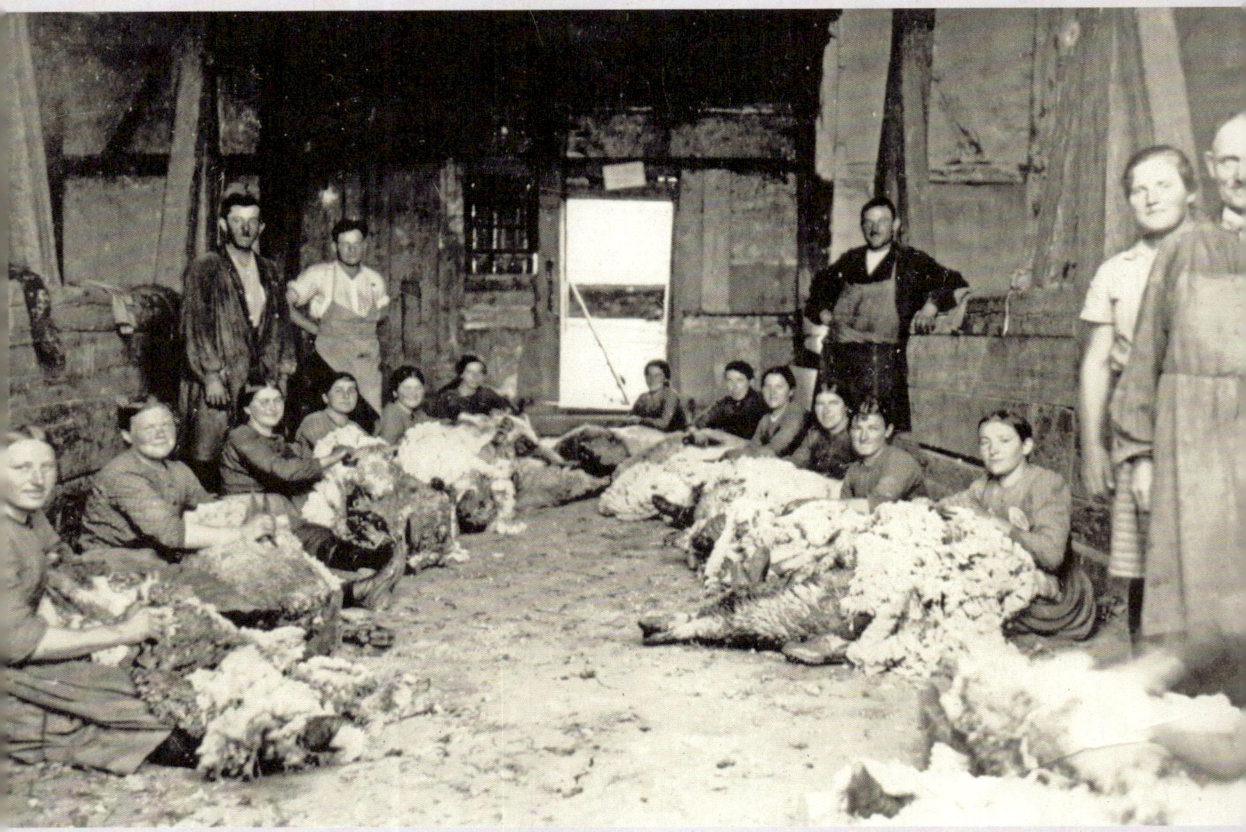

Wie Schafe wirken und helfen

Schafe kommunizieren auf Augenhöhe

Schafhaltung einst

»Wir waren auf Schafe angewiesen«

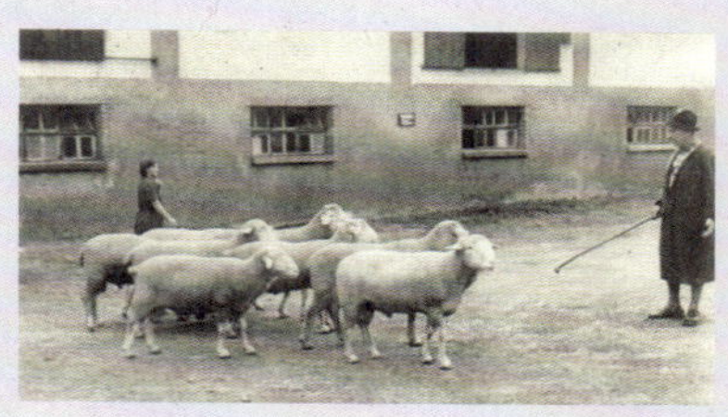

»Wir hatten selbst keinen Bauernhof, aber einige hängige Grundstücke und Baumgärten, die wir mit keiner Maschine befahren konnten. Deshalb haben wir ein hochtragendes Mutterschaf gekauft. Wir nannten es Zottel. Es bekam Zwillinge, und so hat meine Schafhaltung angefangen. In den ersten Jahren habe ich die weiblichen Tiere behalten. So vergrößerte sich meine Herde schnell auf fünf, sechs Muttertiere plus Nachzucht. Später habe ich die Tiere als Jährlinge gut verkaufen können. Natürlich haben wir auch jedes Jahr ein paar Schafe geschlachtet. Da ich Metzger gelernt habe, habe ich das selbst gemacht. Dazu haben wir im Keller einen Schlachtraum eingerichtet. So mussten die Tiere nicht transportiert werden.

Die Schafe waren nur im Winter im Stall. Da bekamen sie Heu und manchmal Rüben, die wir extra für sie angebaut haben. Zu Frühlingsbeginn habe ich sie mit dem Anhänger auf unser Grundstück gefahren. Dort haben meine Schwiegereltern nach dem Wasser geschaut und ihnen aus dem Küchenfenster Reste wie Kartoffel- und Apfelschalen rausgeschmissen. Die Schafe haben sehr schnell verstanden: Wenn das Fenster aufgeht, gibt es was zu fressen. Die Tiere waren echt schlau. Wenn es auf dem Nachbargrundstück besseres Gras oder Brennnesseln gab, haben sie mit ihrem Hinterteil so lange gegen die Zaunstangen gedrückt, bis diese nachgaben und sie rüber konnten. Dann mussten wir unsere Schafe wieder einsammeln.

Gut erinnern kann ich mich an ein anderes Erlebnis. Da bat mich ein Mann um Schafläuse. Wir haben dann zusammen die Läuse am Hals der Schafe in ein Gläschen gesammelt. Der Mann hat die Läuse direkt gegessen. Ein Professor gab ihm den Tipp, dass Schafläuse gegen Leberkrebs helfen würden. Nach dem Krieg hatten viele Männer Gelbsucht und wurden durch Schafläuse geheilt. Ich weiß jedoch nicht, ob Läuse da wirklich wirken. Außer beim Scheren haben die Tiere kaum Arbeit gemacht. Da sie unsere schlecht befahrbaren Wiesen abgeweidet haben, nahmen sie uns eher Arbeit ab.

Wir haben unsere Tiere sehr gerne gehabt. Das war noch ein ganz anderes Zusammenleben als heute. Es waren keine Streicheltiere und trotzdem hatten wir eine Bindung. Wenn ein Tier krank war, haben wir es mit in die Stube genommen und neben den Ofen gelegt. Wenn ein Muttertier zu wenig Milch gab, haben wir das Junge mit Milupa-Schoppenmilch im Haus aufgezogen.

Später gab es ein schlimmes Jahr: Da starben die meisten Lämmer während oder kurz nach der Geburt. Die Muttertiere hatten hohes Fieber. Das war so schrecklich, dass wir mit der Schafhaltung aufhörten. Die Wiesen mussten wir dann wieder selbst mähen.«

Richard Dengler, 82 Jahre

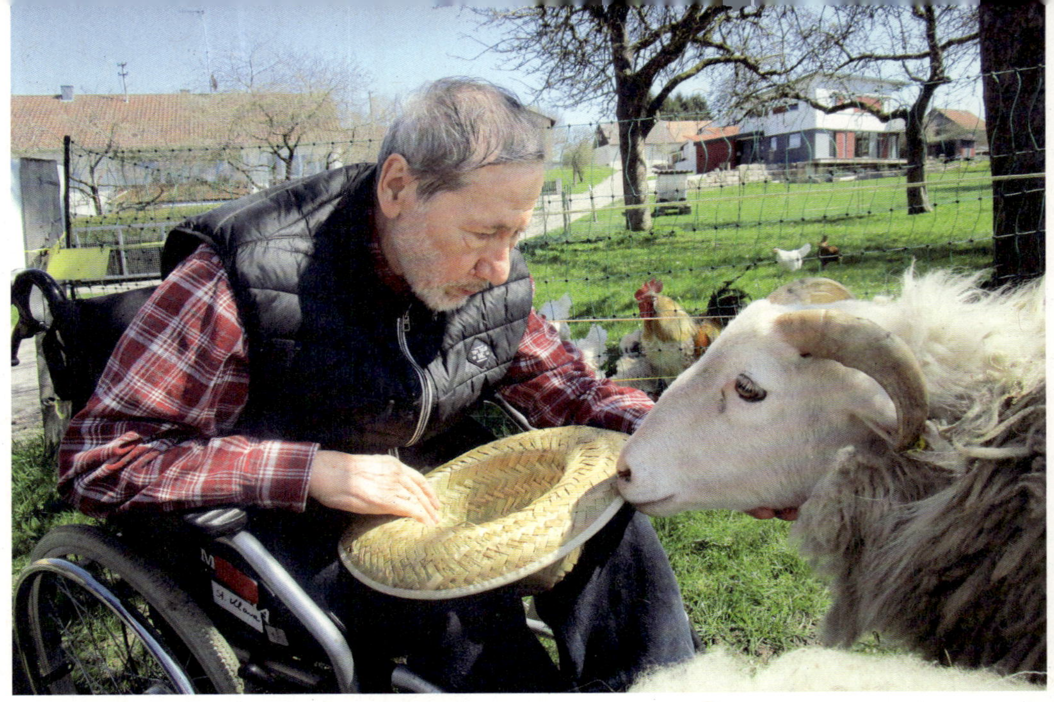

Die liebevollen Stupser von Fritz berühren den manisch-depressiven Herrn Plersch.

Schafe besser verstehen
Schlaue Schafe flüchten

Schafe zählen zu unseren ältesten Haustieren. Unser heutiges Hausschaf stammt von Wildschafen ab, die weit über die nördliche Erdhalbkugel verbreitet waren.

Einst wie jetzt leben die Wolltiere in Herden und einer strengen Rangordnung. In jeder Schafgruppe gibt es ein Leitschaf, meist ein älteres, erfahrenes Tier. Im Vergleich zu anderen Bauernhoftieren ist es schwierig, mit Schafen, die in einer Herde aufgewachsen sind, zu arbeiten, denn sie haben einen stark ausgeprägten Fluchtinstinkt: Auf jede unbekannte Bewegung reagieren sie schreckhaft. Die soziale Lebensweise in der Herde erleichtert ihnen die Futtersuche, das Erkennen von Gefahren und die Flucht. Wenn sich ein Schaf innerhalb der Herde fürchtet, merken die anderen es sofort. So lässt sich blitzschnell eine Flucht organisieren.

Für die Tiergestützte Arbeit hat dieses soziale Miteinander zwei wichtige Konsequenzen. Erstens können wir niemals mit nur einem Schaf arbeiten. Zweitens müssen wir das Fluchttier Schaf so früh wie möglich lehren, uns zu vertrauen. Das geht nur in der frühen Schafkindheit: Haben Lämmer schon in den ersten Lebenstagen Kontakt zu uns, verringert dies ihre angeborene Angst vor dem Menschen entscheidend, ohne dass darunter die Beziehung zwischen Muttertier und Lamm leidet. Mehr noch, so Cornelia Drees (in: tiergestützte Nr. 2, 2066): »Die soziale Aufmerksamkeit, die innerhalb der Herde für effektives Handeln nötig ist, bringen an Menschen gewöhnte Schafe dann auch ihren zweibeinigen Mitwesen entgegen.«

Im Umgang mit Älteren und Menschen mit Demenz freuen wir uns jedes Mal über das sensible Gespür der Schafe. Oft erkennen sie die Stimmungen der Seniorinnen und Senioren schneller als wir und reagieren dementsprechend. Zum Beispiel locken Schafe Menschen mit emotionalen Störungen aus der Reserve, indem sie unvoreingenommen auf diese zugehen und vorsichtig anstupsen, als ob sie fragen wollten: Was ist denn los mit dir? Kann ich helfen?

▶ Geruch und Gedächtnis sind bestens vernetzt

Wie Kühe haben auch Schafe waagerecht liegende, schlitzförmige Pupillen. Diese sorgen mit der seitlichen Lage der Augen für eine Rundumsicht von etwa 290 Grad und ermöglichen es den Tieren beim Grasen, eine Gefahr früh zu erkennen.

Schafe haben sehr gute Ohren, die sie unabhängig voneinander wie Radarschirme drehen können. Somit können sie ein Geräusch genau lokalisieren. Schafe hören hohe und laute Töne besonders gut. Deshalb gilt bei ihnen: ruhig bleiben und ruhig bewegen. Bitte nicht schreien oder laut pfeifen.

Schafe haben einen vielfältigen Geruchssinn. Damit erkennen sie Artgenossen und den eigenen Nachwuchs. Besonders interessante Gerüche wie Exkremente oder sexuelle Duftstoffe bringen Schafe zum Flehmen: Beim Einatmen werden Geruchsstoffe am Gaumen entlang ins Jacobson-Organ geleitet, wo sie gleichzeitig gerochen und geschmeckt werden können. Das gelingt, wenn die Oberlippe die Nase verschließt. Mit ihrer sensiblen Nase merken sich Schafe stressige Situationen. War der letzte Besuch vom Tierarzt schmerzhaft, erinnert sich das Schaf an den Geruch seines »Peinigers« und verhält sich dementsprechend. Unsere Schafe werden schon unruhig, wenn sie die Schritte des Tierarztes nur hören. Auch in der Tiergestützten Intervention gilt: Unangenehme Situationen vermeiden, denn Schafe merken sich, wer ihnen wehgetan hat, und wenden sich dann bei der nächsten Begegnung ab.

Schafe können süße, saure, salzige und bittere Geschmacksrichtungen erfassen. Welche Leckerlis sie am liebsten mögen, ist individuell unterschiedlich. Unsere Schafe zum Beispiel lieben trockene Brotstückchen, aber auch Apfel- oder Rübenschnitzel.

▶ Schafe sind stille Dulder

Gefühle von Schafen lassen sich kaum deuten. Selbst ihren Schmerz schreien Schafe niemals heraus. Das verpflichtet uns, mit Schafen besonders achtsam umzugehen und genau hinzuschauen und hinzuhören. Wenn sich Schafe freuen, springen und rennen sie und können dabei sogar Bocksprünge machen. Das »Mäh« klingt dann laut und hell. Entspannte Schafe legen sich gerne mit unterschlagenen Beinen in die Brustlage. Oft sind dann die Augenlider halb geschlossen, sodass ihr Blick wie entrückt wirkt. Desinteressierte Schafe wenden sich ab und gehen weg. Wenn Schafe ängstlich sind, stampfen sie mit den Vorderläufen und richten den Vorderkörper auf. Aus dem hellen

»Mäh« wird dann ein langgezogenes Blöken. Verstärkt sich die Angst, wird das Blöken schriller und die Schafe ergreifen panisch die Flucht. Sie fliehen dann dichtgedrängt zum Herdenzentrum. Aggression zeigt sich, indem das Schaf seine Ohren flach nach hinten anlegt, Anlauf nimmt und gezielt mit dem Kopf zustößt. Ein solches Aggressionsverhalten tritt zum Beispiel auf, wenn ein fremdes Tier, zum Beispiel eine Ziege, neu in die Herde kommt. Hormonell gesteuert, fangen halbwüchsige Schafböcke bereits ab etwa vier Monaten an zu stoßen. Ab diesem Zeitpunkt setzen wir keine Schafjungen mehr ein oder lassen sie kastrieren. Bei Kontakten mit Seniorinnen und Senioren haben wir dieses Verhalten zum Glück noch nie beobachtet.

Außerdem sind Schafe ihrem Naturell entsprechend friedliche und ruhige Tiere. Dies zeigt sich sowohl in ihren Bewegungen als auch in ihren Verhaltensweisen.

Bei der Kontaktaufnahme sind sie weder fordernd noch bedrängend. Die sanften Tiere nähern sich den älteren Menschen ganz vorsichtig und beriechen erst einmal »das Fremde«. Erst dann folgen zarte Maulberührungen. Deshalb sind Schafe auch ideal für ängstliche und unsichere Seniorinnen und Senioren.

Da ein Schaf selbst bei Stress nicht beißt oder austritt, ist es das perfekte Tier für alle Menschen mit stärkeren körperlichen Handicaps. Hinzu kommt, dass Schafe eine optimale Größe haben, um Menschen im Rollstuhl auf Augenhöhe zu begegnen. So gelingen auch hier innige Kontakte.

Die besondere Stärke der Schafe – sanft und sensibel

Schafe eignen sich hervorragend für unsere betagten Gäste. Mit ihrer dichten Wolle ermöglichen sie gerade älteren Menschen mit einem nicht mehr so gut ausgeprägten taktilen Sinn, diesen zu schärfen. Denn ihr dicker Wollmantel schützt sie, anders als beispielsweise Ziegen, vor ungelenken Händen. Daher tolerieren die Wolltiere auch ein gröberes Anfassen.

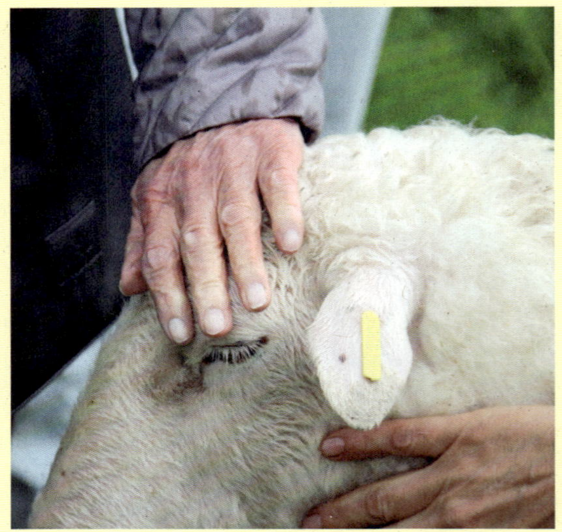

Ganz nah am Schaf

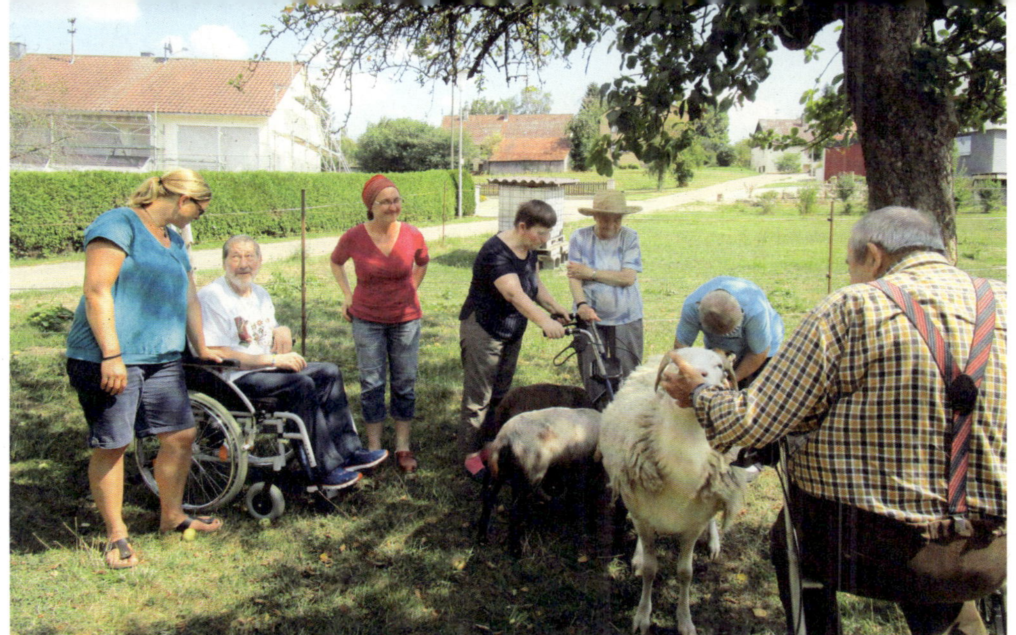

Erstaunlich, wie geduldig Schafe mitarbeiten und selbst große Menschengruppen managen.

▶ Beim Wiederkäuen auf Fellfühlung gehen

Insgesamt sind Schafe zwar viele Stunden täglich mit Fressen beschäftigt, haben dann aber auch die therapeutisch sehr gut nutzbare Zeit des Wiederkäuens, in der sie Ruhe, Zufriedenheit und Schmusebereitschaft vermitteln. Diese Phase lässt sich für Nahkontakte mit Seniorinnen und Senioren nutzen. Überhaupt sind Schafe sehr soziale Wesen. Das einzelne Tier passt sich perfekt an die Gruppe an und liebt und lebt die Gemeinschaft, nicht nur innerhalb der Herde, sondern auch innerhalb von Menschengruppen.

Biografiearbeit mit Schafen

Wolltiere waren wichtig

In den Notjahren des Krieges und danach nahm die Schafhaltung stark zu. Dank der anspruchslosen Haltung sicherten ein paar Schafe das Überleben. Wollschafe lieferten Wolle, Fleischschafe sorgten fürs Fleisch, Milchschafe für Milch und Käse. Dementsprechend können wir in der Tiergestützten Biografiearbeit zunächst die Haltungsgründe der früheren Schafbesitzer erfragen.

Aber auch, wie und wo die Schafe gehalten, wie sie gefüttert und versorgt wurden, bietet viel Gesprächsstoff. Selbst wer keine Schafe besaß, hatte mit ihnen zu tun: Fast alle älteren Frauen haben früher noch gesponnen, gestrickt oder gehäkelt, manche sogar gefilzt und können aus ihren Erinnerungen schöpfen: Emma Schnopp hat ihre Wolle früher immer selbst eingefärbt. Gertrud Braun erzählt uns, dass sie nicht nur Socken, sondern auch ganze Pullover und Jacken gestrickt habe.

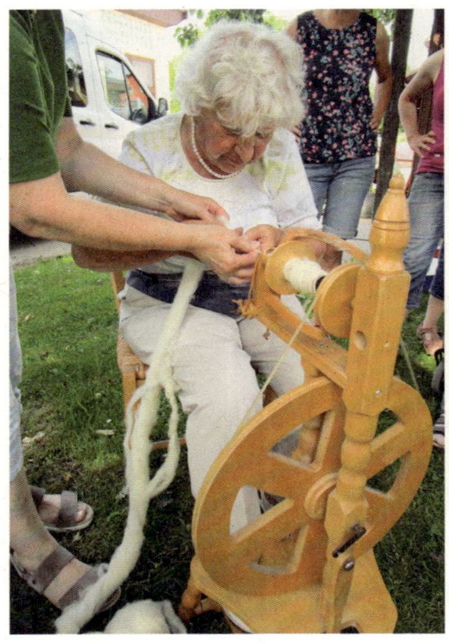

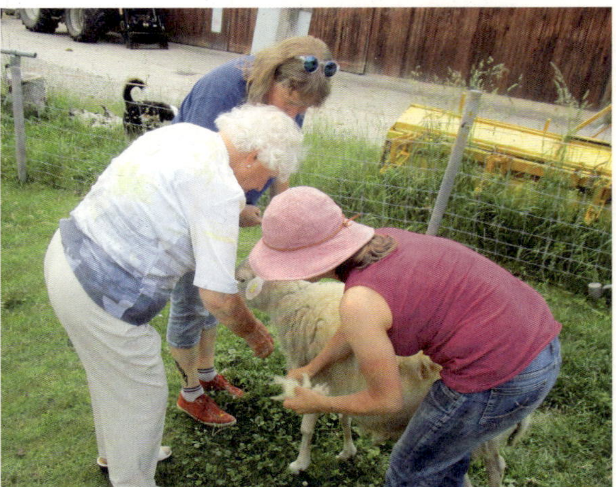

Wollernte am Tier

Mit ein bisschen Hilfestellung gelingt manchen Seniorinnen sogar das schwierige Spinnen.

Ressourcen stärken und Emotionen wecken
Mit Schafen viel schaffen

Die Verarbeitung der Wolle – Waschen, Kämmen, Filzen oder Spinnen – hat nicht nur einen hohen Erinnerungswert, sondern bietet auch unzählige Möglichkeiten, die feinmotorischen Fähigkeiten und die Wahrnehmung zu schulen (siehe Seite 167).

Profitipp: Mit fitteren Seniorinnen und Senioren arbeiten wir die verschiedenen Schritte nacheinander ab. Wenn ihre Fähigkeiten dazu nicht ausreichen, besprechen und demonstrieren wir die einzelnen Schritte anhand von Bildern und den Materialien: Wolle, Waschzuber, Kardiermaschine, Spinnrad.

Allein schon die Wolle bei den Tieren auf der Weide einzusammeln, bedeutet eine motorische Höchstleistung für die Senioren. Besonders im Frühjahr, wenn unsere Schafe ihr Wollkleid verlieren, ist »jede fleißige Hand« willkommen.

▶ Übungen rund ums Schaf

Zu den weiteren tiergerechten Einsatzmöglichkeiten von Schafen gehört es aber auch, ihr Sozialverhalten zu beobachten und zu verbalisieren. Wie unterscheidet sich das gesellige Schafleben von unserer menschlichen Gesellschaft? Würden die Seniorinnen und Senioren lieber in der Gruppe leben? Hier lassen sich auch sensible Themen wie Einsamkeit ansprechen.

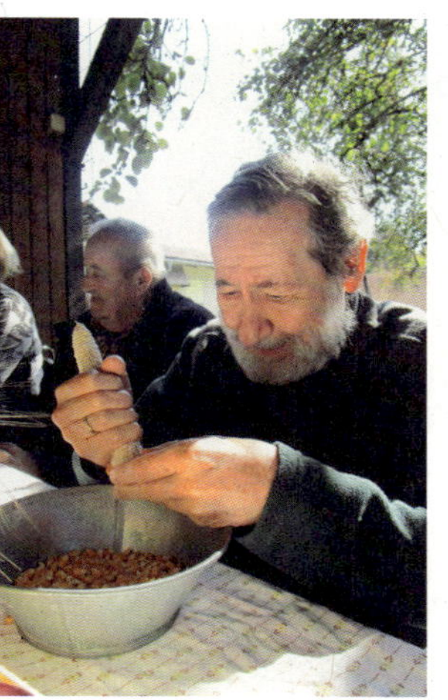
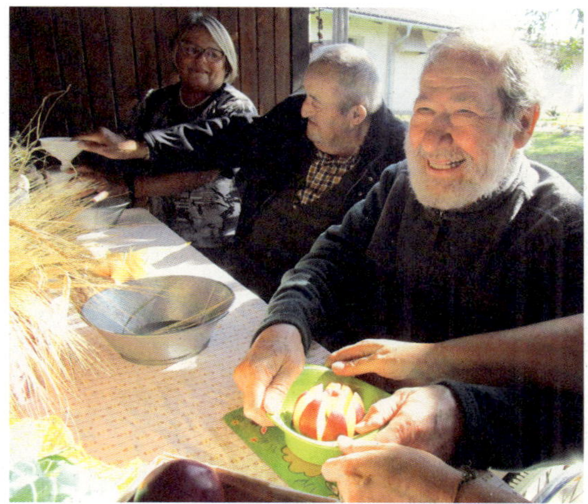
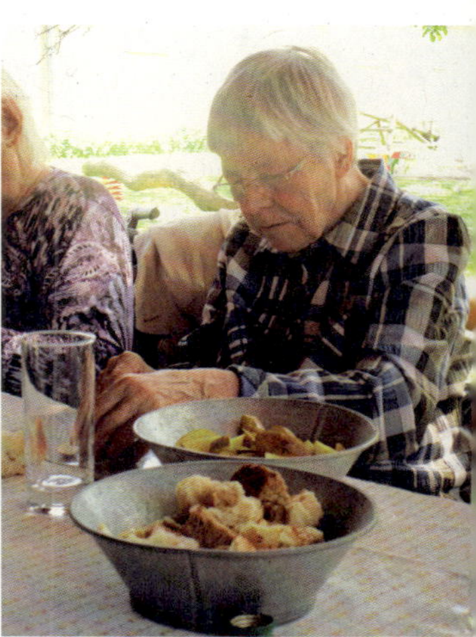

Praktischer wird es, wenn wir die Schafe gemeinsam versorgen: füttern, misten und pflegen. Auch Schafe sind Feinschmecker und lieben klein geschnittene Äpfel- oder Rübenschnitzel, gebrochenes Brot oder Getreideleckerlis. Um die Seniorinnen und Senioren zu aktivieren, bereiten wir mit ihnen die Futtermittel vor oder stellen Müsli her. Erst danach geht es ans Füttern im Stall oder auf der Weide.

Profitipp: Schafe dürfen nur wenig Brot bekommen. Unkontrolliertes Füttern ist unbedingt zu vermeiden.

Körperpflege steht bei Schafen hoch im Kurs. Sie lieben es, gestriegelt und gebürstet zu werden, schließen dabei die Augen und genießen dies voller Hingabe. Das merken unsere Gäste und machen ebenso mit. Zugleich fördern sie damit ihre Hand-Augen-Koordination, ihren Gleichgewichtssinn sowie ihre Grob- und Feinmotorik. Das gibt ihnen auch das Gefühl, gebraucht zu werden und dazuzugehören.

Um die Sinneswahrnehmung der Seniorinnen und Senioren zu fördern, lässt sich das Thema »Wurst, Käse und Milch« aufgreifen. Sie können verschiedene Wurst-, Milch- und Käsesorten probieren. Viele verstehen es noch sehr gut, verschiedene Milch- und Käsearten den einzelnen Tierarten zuzuordnen. Denn Schafsmilch und -käse haben wie auch Ziegenmilch und -käse einen intensiven Eigengeschmack. Natürlich ließe sich aus Schafmilch auch Butter, Joghurt oder Weichkäse selbst herstellen. Dies empfehlen wir jedoch nicht, da deren Herstellung mehr Zeit kostet als die Verarbeitung von Kuhmilch. Das kann ermüden und eventuell den zeitlichen Rahmen eines Nachmittags sprengen.

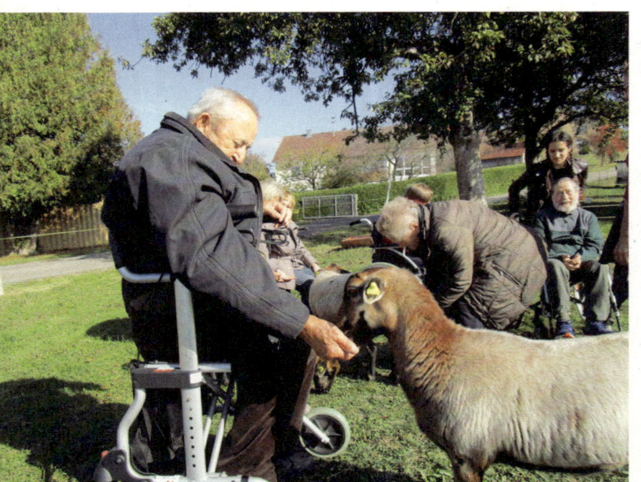

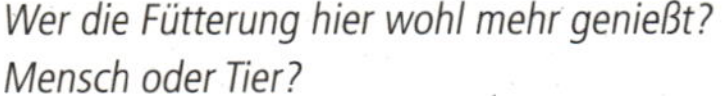

Wer die Fütterung hier wohl mehr genießt? Mensch oder Tier?

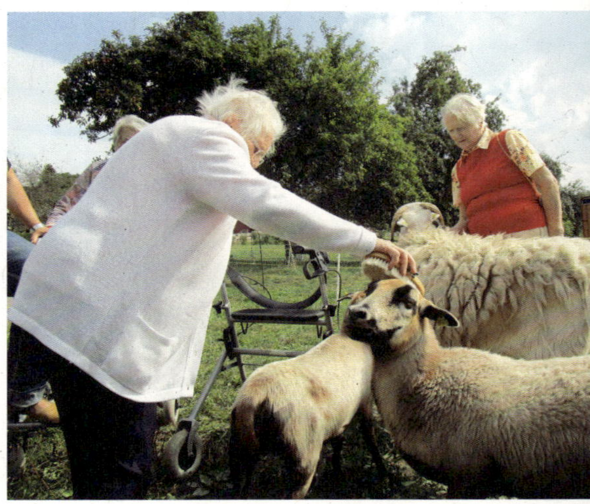

Keinerlei Berührungsängste auf beiden Seiten

Profitipp: Verkostung muss immer freiwillig sein. Bei der Verkostung lieber nur kleine Mengen reichen, denn einige mögen keine Schafmilchprodukte. Manche möchten gar nichts probieren.

Bei der Weidepflege und Gestaltung des Geheges können mobile Seniorinnen und Senioren kräftig zupacken. Natürlich sind mit den sanftmütigen Tieren freie Begegnungen und intensive Kontakte sowohl im Stall als auch auf der Weide leicht möglich. Solche Nahkontakte schätzen ältere Menschen noch mehr als junge, da sie im Alltag Nähe und Zuwendung vermissen.

Schafe aktivieren Zita Bossenmaier

Zita Bossenmaier hat lange bei der Bank gearbeitet. Das muss ihrer Meinung nach fürs Leben reichen. Mit dem Spruch »Ich bin so faul wie ein Ackergaul« hält sie sich von aller Arbeit fern. Leider auch von allen Aktivitäten in der Tagespflege. Der Bauernhof bringt die antriebslose Witwe wieder auf Trab. Sie betrachtet die Blätter, bückt sich nach Steinen und pflegt die Schafe. Sie spinnt und filzt die Wolle und mag plötzlich doch wieder schaffen.

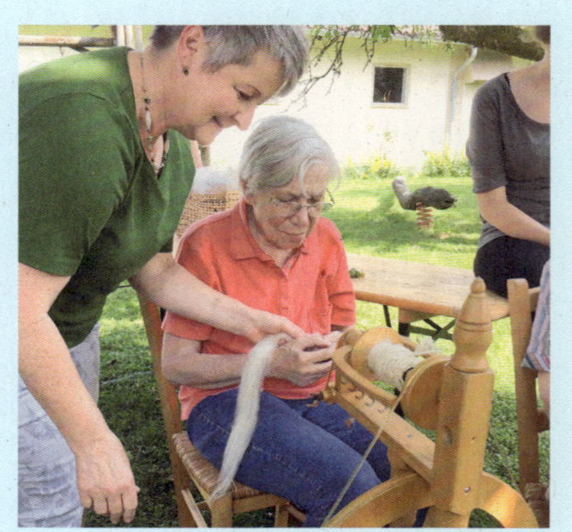

Spinnen ist eine koordinative Meisterleistung.

Gertrud Straub schmust und fühlt mit Schafen

Mit ihrem Kopftuch sieht Gertrud Straub aus wie eine geborene Bäuerin. Tatsächlich ist sie auch auf einem Bauernhof aufgewachsen. Die 92-Jährige kann oder will nicht mehr viel erzählen, aber beobachtet alles ganz genau und lächelt in sich hinein. Am liebsten fasst sie ins Fell der Schafe. Immer vorsichtig und liebevoll. Vermutlich fühlt sie sich mit den sanften Wolltieren wesensverwandt.

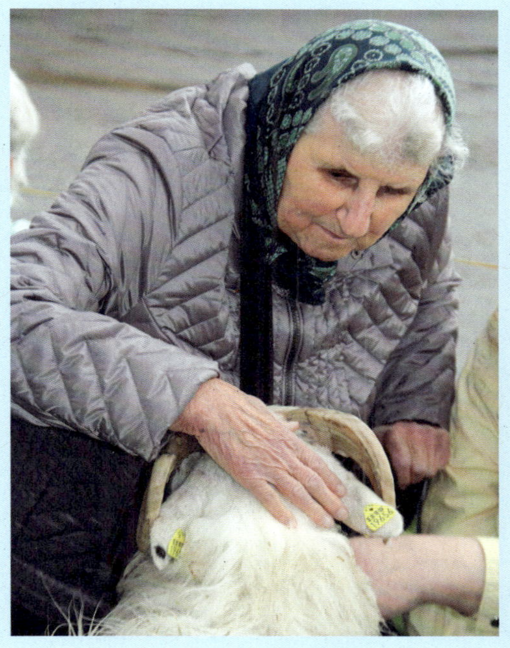

Auf Fellfühlung

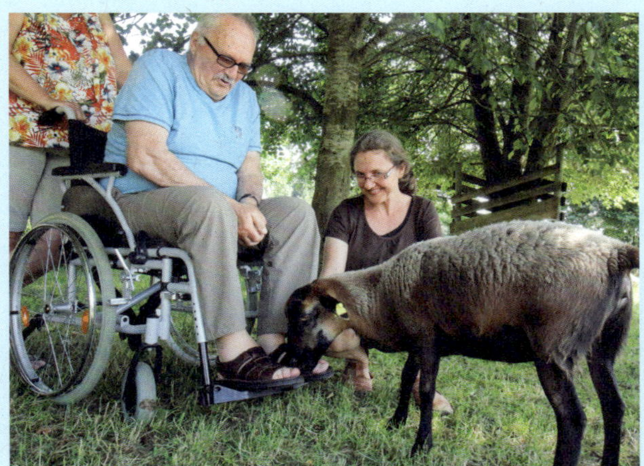

Molly beschnuppert vorsichtig die Zehen von Otto Fiesinger.

Schafe machen Otto Fiesinger glücklich

Otto Fiesinger kann nach einem schweren Schlaganfall nicht mehr reden und kaum noch etwas tun. Doch für die Schafe mobilisiert der ehemals leidenschaftliche Landwirt alle verbliebenen Kräfte, puhlt Weizenkörner aus den Ähren und quetscht sie zu Haferflocken.

Seine Lieblingstiere verstehen ihn auch ohne Worte und nehmen kleine Missgeschicke nicht krumm. Als ihm beim Füttern einige Haferflocken auf die Sandale fallen, schlecken ihm die Schafe die Flocken von den Füßen. Das bringt ihn zum Lachen. Manchmal schaffen wir einfach nur glückliche Momente.

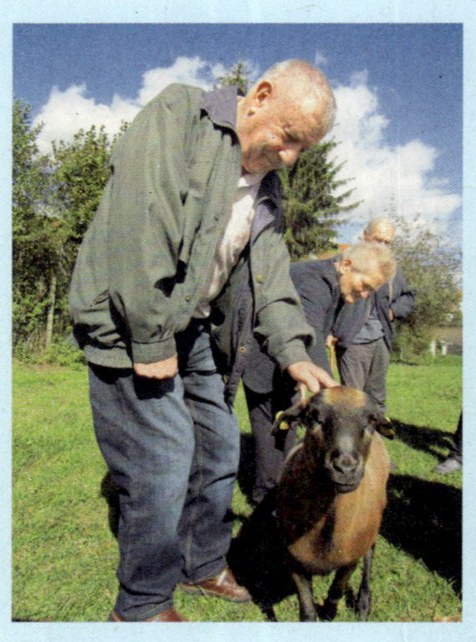

Alfred Kohli spricht am liebsten mit Schafen

Alfred Kohli hat bereits mit 39 Jahren einen ersten Schlaganfall gehabt. Seitdem hängt sein rechter Arm wie ein Fremdkörper herab und das Sprechen holpert nur noch. Dennoch will der ehemalige Hobbyfußballer so aktiv und selbstständig wie möglich bleiben. Auf dem Hof gibt er sein Bestes. So gut er kann, kümmert er sich um unsere Schafe. Die freuen sich genau wie er immer über Abwechslung und setzen ihn beim Sprechen nie unter Druck. Da fällt ihm das Reden leichter als bei den ungeduldigen Menschen.

Schafe richtig halten

Eine magere Weide mit fett Platz

Das muss sein: Die Schafhaltung unterliegt nach der EU-Verordnung der Kennzeichnungs- und Registrierungspflicht. Schafhalterinnen und Schafhalter müssen ihre Tiere mit einer konventionellen Sicht-Ohrmarke oder einer elektronischen Ohrmarke kennzeichnen und den Bestand beim örtlichen Veterinäramt und der Tierseuchenkasse (TSK) anmelden. Daneben muss jedes Schaf bei der Schaf/Ziegen-Datenbank, der HIT-Liste (Herkunftssicherungs- und Informationssystem für Tiere), gemeldet werden. Alle Ab- und Zugänge müssen in einem einzeltierbezogenen Bestandsregister dokumentiert und aufgeführt werden.

▶ Das Herdentier schlechthin

Als sozial lebende Tiere mit einem starken Herdentrieb lassen sich Schafe nur in Gruppen halten. Einzelhaltung ist verboten. Daneben brauchen sie viel Platz. Die Tierärztliche Vereinigung für Tierschutz e. V. (TVT) rechnet mit mindestens 8 m² je Tier, davon sollen 2 m² Stallfläche und 6 m² Laufbereich im Freien sein. Diese Flächenangaben

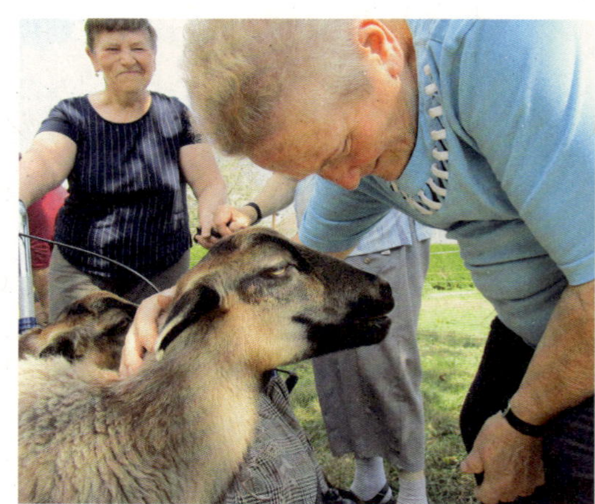

Einfach nur bei den Schafen verweilen, macht zufrieden.

sind allerdings großzügig bemessen. Die Weidefläche sollte mindestens 1500 m² für maximal fünf Tiere betragen. Auf einer großen Weide können die Tiere ihren Bewegungsdrang ausleben. Optimal ist, wenn auf der Weide Bäume oder Sträucher stehen. Schafe scheuern sich gerne. Sie vertragen trockene Kälte gut, reagieren aber empfindlich auf Zugluft oder Feuchtigkeit. Hohe Temperaturen führen bei den Wolltieren schnell zu Hitzestress. Deshalb brauchen sie vor allem im Sommer und im Winter einen wetterfesten, zugfreien und mindestens dreiseitig geschlossenen Unterstand. Schafe können auf einer geräumigen Weide gemeinsam mit Ziegen, Rindern oder Eseln stehen. Die Tiere müssen sich jedoch langsam und unter Aufsicht aneinander gewöhnen. Vor allem Ziegen und Schafen fechten die Rangordnung im Kampf aus. Das kann zu Verletzungen führen. Daneben gilt es, die unterschiedlichen Ansprüche an die Futterbeschaffenheit der verschiedenen Tierarten zu berücksichtigen.

▶ Gras und Kräuter satt

Für Wiederkäuer ist Grünfutter wie Gräser und Kräuter die wichtigste Nahrungsquelle: Ein Schaf futtert im Schnitt rund zehn Kilo Gras pro Tag. Je nach Qualität der Weide lassen sich drei bis fünf Mutterschafe mit ihrem Nachwuchs auf einem Hektar Weide halten. Hat das Futter schlechtere Qualität, zum Beispiel im Herbst oder in einem trockenen Sommer, werden entsprechend weniger Tiere satt.

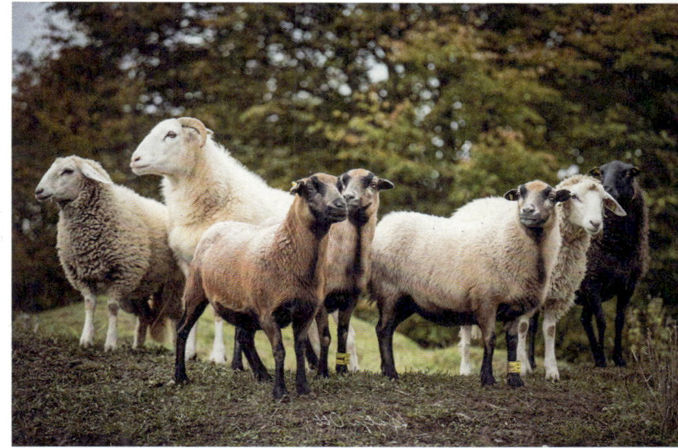

Bei der Kennzeichnung hört die Freiheit der Schafe auf.

Achtung: Junges, frisches Gras, zum Beispiel im Frühjahr oder nach dem Schnitt, ist sehr eiweißreich und rohfaserarm und kann zu Verdauungsproblemen führen. Dagegen ist mageres Futter, wie älteres Gras, viel besser auf den Verdauungstrakt der Schafe zugeschnitten. Auch Kraftfutter sollte nur sparsam und bei besonderer Belastung zugefüttert werden: zum Beispiel gegen Ende der Trächtigkeit oder bei Mutterschafen mit erhöhtem Nährstoffbedarf. Zu viel Kraftfutter kann den Pansen übersäuern und zu schwerwiegenden Krankheiten, im schlimmsten Fall sogar zum Tod führen. Unkontrolliertes Füttern unbedingt vermeiden. Da Schafe während der Trächtigkeit oder der Laktation Mineralstoffe benötigen, sollten sie einen Schaf-Leckstein bekommen. Wie alle Tiere vertragen Schafe kein verschmutztes Wasser.

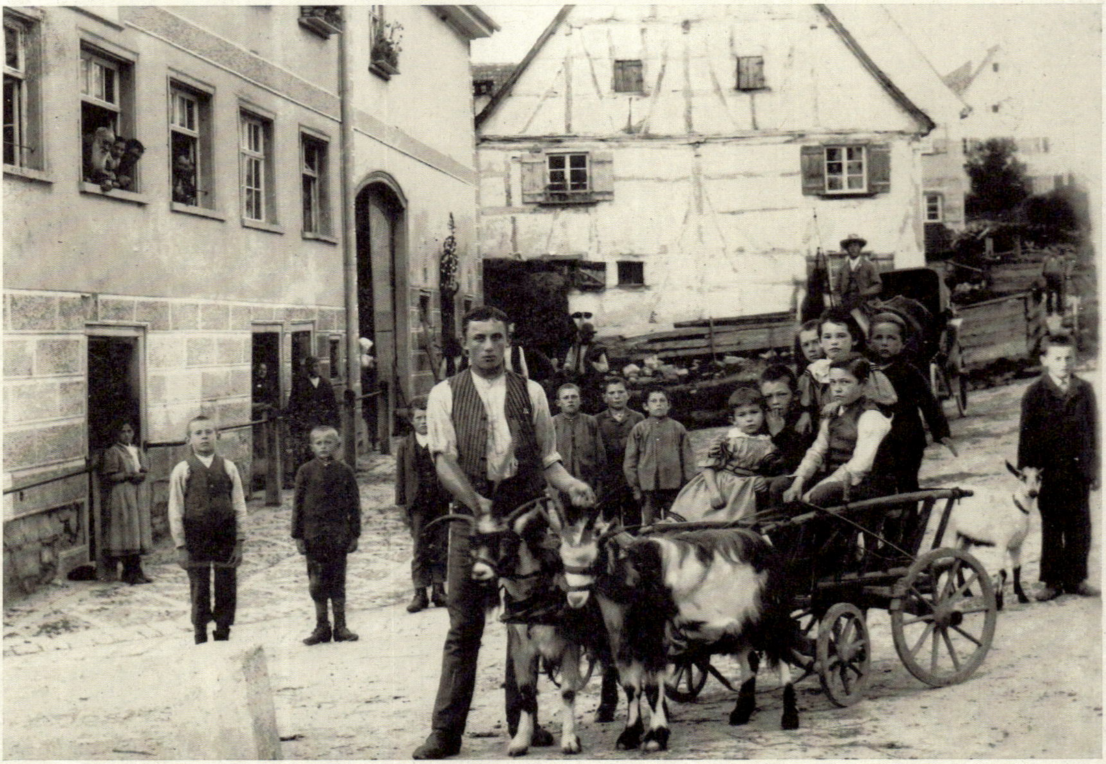

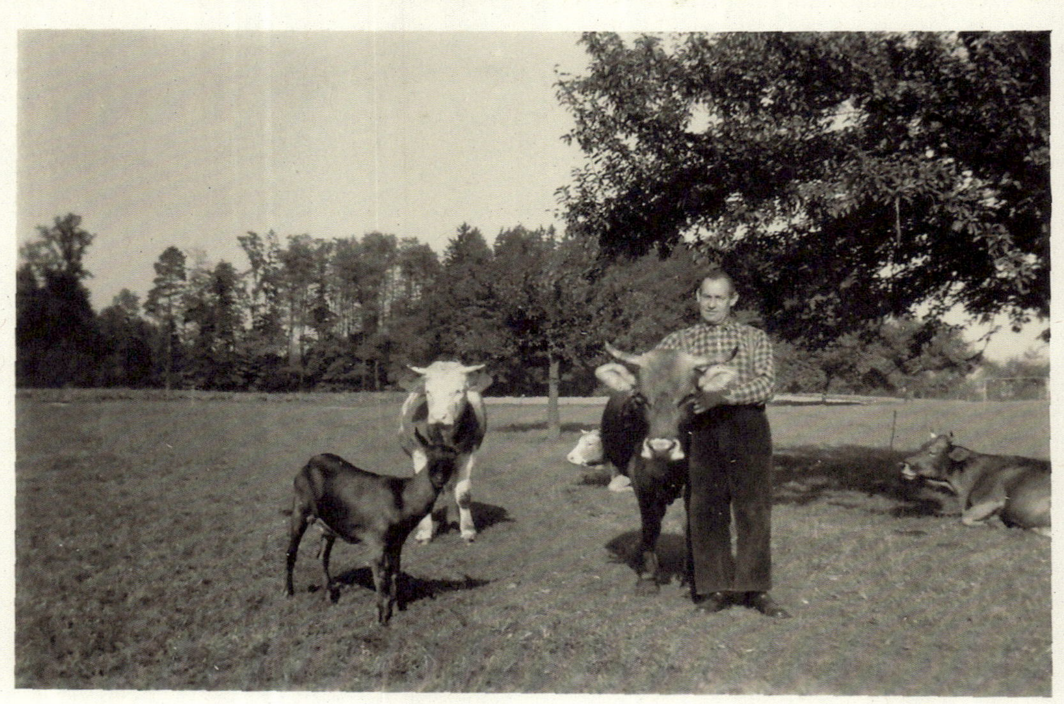

Wie Ziegen wirken und helfen

Ziegen fordern und fördern

Ziegenhaltung einst

»Die Ziege war die Kuh des kleinen Mannes«

»Unser Dorf Eilenburg hatte damals zweihundert bis dreihundert Einwohner. Ganz viele im Ort hatten nach dem Krieg ein oder zwei Ziegen. Jeder, der einen kleinen Schrebergarten hatte, versuchte, eine Ziege zu halten, um Milch zu bekommen. Eine Kuh konnte sich nach dem Krieg niemand leisten. Die Ziege war die Kuh des kleinen Mannes. Denn sie war leicht zu halten und zu füttern.

Meist diente nur ein kleiner Bretterverschlag als Stall. Nach dem Krieg war ja alles zerbombt. Die Ziegen blieben in den Nachkriegsjahren im eigenen Garten und kamen nicht nach draußen auf Weiden. Denn wir hatten Angst, dass die Russen unsere Ziegen vielleicht klauen würden. Eilenburg war damals von den Russen besetzt und die Hungersnot war groß.

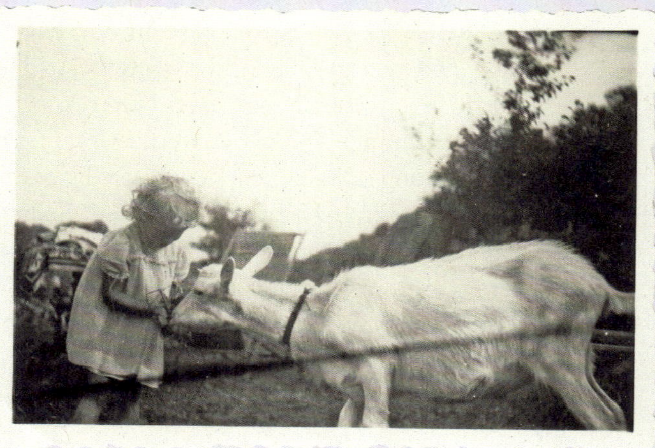

Im Nachbarort Wedelwitz gab es einen einzigen Ziegenbock. Die Leute liefen dann mit ihren Ziegen am Strick zum Bock, um diese zu decken. Wenn die Ziege den Berg hinauf zum Bock lief, roch sie noch ganz normal. Aber kam die Zicke nach dem Decken den Berg heruntergelaufen, stank die ganze Straße nach Ziegenbock. Es hat richtig gebockelt. Selbst die Ziegenmilch roch noch im Kuchen nach Bock. Ich konnte keinen essen. Ich habe mich oft gefragt, ob wir unsere Ziegen nicht sauber genug gehalten haben. Aber ich kann mich erinnern, dass die Ställe täglich gemistet wurden und auch der Stall jedes Jahr geweißelt (gestrichen) wurde. Trotzdem roch die Milch übel. Wenn die Ziege Nachwuchs bekam, nutzten wir ihre Milch zum Kochen. Die hatte sehr viele Nährstoffe.

Immer am 1. Juni haben wir ein großes Fest gefeiert. Ich glaube, es hieß »Tag des Kindes«. Wochen vorher haben die Kinder Lieder und eine Aufführung für dieses Fest eingeübt. Abends war Tanz. Für diesen Tag wurde der Ziegenbock geschlachtet. Natürlich musste vorher ein neuer Bock herangezogen werden. Die Kinder bekamen dann das Essen umsonst. Nur die Eltern mussten bezahlen. Schon lange vorher freuten wir uns auf das Fest.«

Regina Albert, 83 Jahre

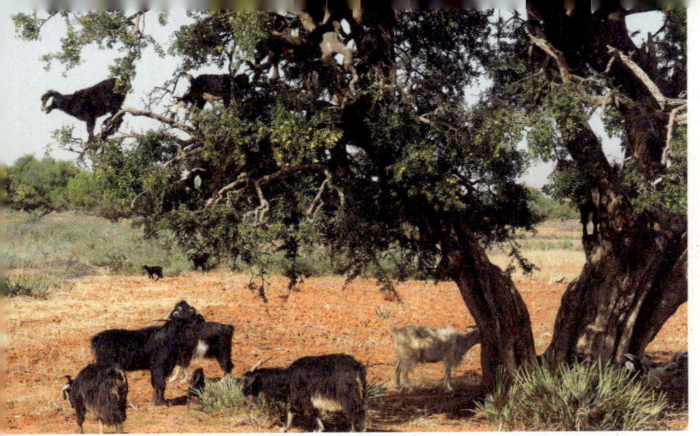

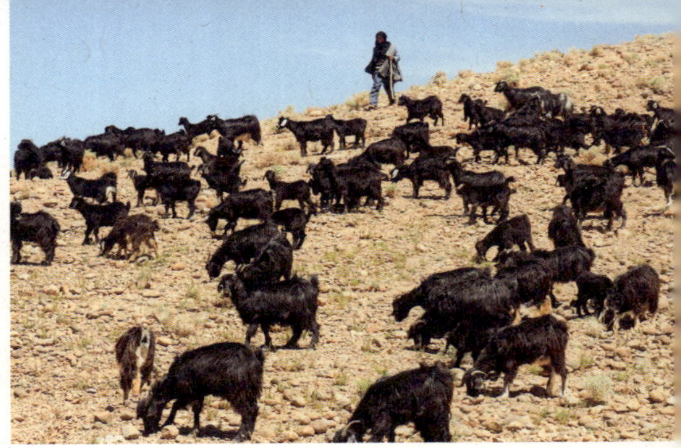

Ziegen brauchen nicht viel zum Überleben.

Ziegen besser verstehen
Kontaktfreudige Kletterkünstler

Unsere heutigen Hausziegenrassen gehen auf die Bezoarziege im Vorderen Orient zurück. Dort leben sie im Hochgebirge und haben das Klettern gelernt. Nicht zufällig heißt es: »Du kletterst wie eine Bergziege.« Die robusten und genügsamen Tiere kommen mit fast jedem Klima zurecht und haben sich weltweit verbreitet.

Ziegen sind sehr gesellig und leben innerhalb der Gruppe in einer sozialen Rangordnung. In jeder Herde gibt es ein älteres, erfahrenes Leittier. Die Rangordnung ist stärker ausgeprägt als bei Schafen. Dementsprechend kämpfen sie härter um die Vormachtstellung. Dabei stellen sich die Tiere auf die Hinterbeine und stoßen von oben herab mit ihren Köpfen zusammen. Selbst bei unserer Tiergestützten Arbeit mit kleinen Zicklein konnten wir schon solche »Machtkämpfe« beobachten. Diese Rangeleien begrenzen den Einsatz von Ziegen bei Seniorinnen und Senioren mit einem unsicheren Stand und bei ängstlichem Naturell.

Außerdem sind Ziegen skeptisch gegenüber fremden Tieren, egal, ob es sich dabei um Artgenossen oder zum Beispiel Schafe handelt. Kommt ein neues Tier in die Gruppe, verursacht das oftmals Stress. Wer auf Nummer sicher gehen will, sollte daher halbwüchsige, ab etwa vier Monaten, oder ausgewachsene Ziegenböcke lieber nicht einsetzen. Auch die Hörner könnten ältere Menschen verletzen. Daher bevorzugen wir hornlose Ziegen. Allerdings möchten wir auf diese sehr bewegungsfreudigen, intelligenten und neugierigen Tiere nicht verzichten. Die munteren Wiederkäuer machen müde Menschen mobil. Sie klettern hervorragend und springen auf jeden erhöhten Gegenstand. Gerade diese Vorliebe lässt sich in der Tiergestützten Arbeit nutzen, um ihnen ohne große Mühe kleine Kunststücke beizubringen.

▶ Alle Sinne auf Gefahr ausgerichtet

Als Fluchttiere sind Ziegen aufmerksame Beobachter: Ihre seitlich am Kopf liegenden Augen ermöglichen fast eine Rundumsicht. Die viereckigen Pupillen der Ziegen können sich zu horizontalen Sehschlitzen verengen. Damit können sie potenzielle Feinde von nah und fern entdecken. Zwar können Ziegen Farben erkennen, aber nicht so gut wie wir Menschen. Dafür hören sie hohe und tiefe Töne sehr gut. Sie können ihre Ohrmuscheln unabhängig voneinander drehen, um eine Bedrohung ganz früh zu hören. Überhaupt scheinen sie einen sechsten Sinn für Gefahren zu haben.

Ähnlich ausgeprägt wie beim Schaf sind der Geschmackssinn und Geruchssinn. Ziegen können Salzig und Bitter sowie Süß und Sauer unterscheiden. Sie lieben Bitterstoffe und haben deshalb Äste, vor allem die Rinde, zum Fressen gern. Eine besondere Vorliebe haben sie auch für Salziges. Deshalb lecken sie auch gerne unsere Haut ab.

▶ Ziegen kommunizieren von Kopf bis Schwanz

Ziegen kommunizieren mit verschiedenen Meckerlauten, aber auch mit der Stellung ihres Schwanzes und ihrer Ohren. Die Stimmung zeigt sich außerdem an den oberen Rückenhaaren. Aggressive Ziegen stellen ihre Nackenhaare auf und senken den Kopf. Nähert sich ein vermeintlicher Gegner, zum Beispiel ein »feindliches« Schaf, stellt sich die Ziege auf die Hinterbeine und stößt kräftig und gezielt zu. Bei Angst ergreift sie panikartig die Flucht. Dabei hört sich das Meckern sehr schrill an. Sind Ziegen in der gemeinsamen Arbeit überfordert, entziehen sie sich den menschlichen Berührungen und gehen weg. Ihr Meckern klingt dann höher.

Wenn Ziegen laut meckern, freuen sie sich oder begrüßen uns oder Artgenossen. Entspannte Ziegen liegen wie Schafe in Brustlage mit geschlossenen Augen und eingeschlagenen Beinen in erhöhter Position. Die Augen sind dann halb geschlossen. Der Blick wirkt entrückt und sie kauen entspannt wieder.

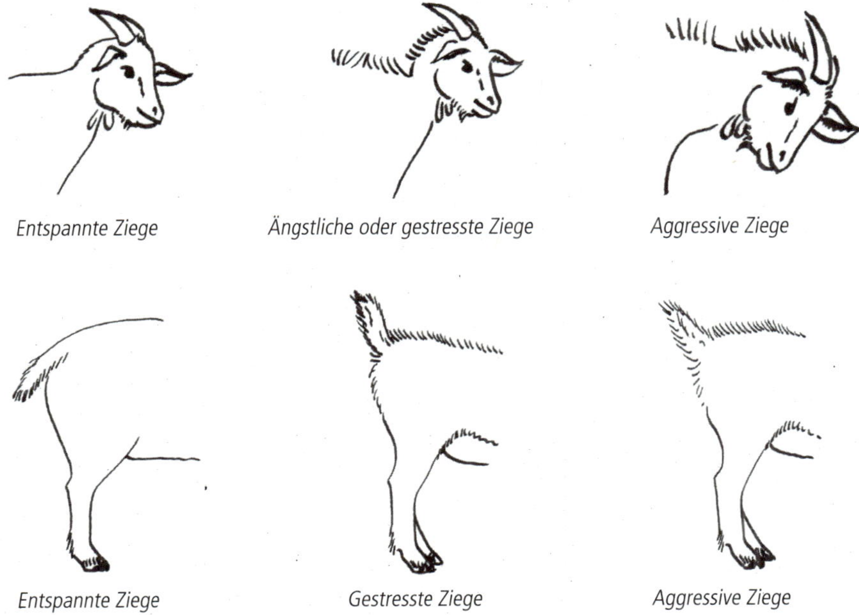

Entspannte Ziege | *Ängstliche oder gestresste Ziege* | *Aggressive Ziege*

Entspannte Ziege | *Gestresste Ziege* | *Aggressive Ziege*

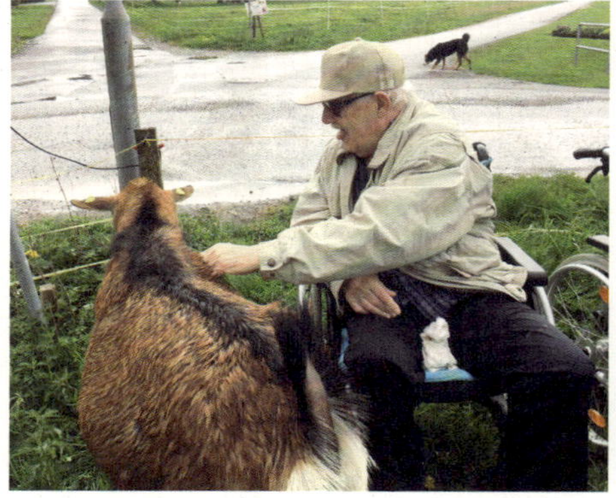

Mal so rum: Hier müssen wir die Ziege schützen, da Menschen nach einem Schlaganfall häufig ihre Kraft nicht mehr richtig im Griff haben.

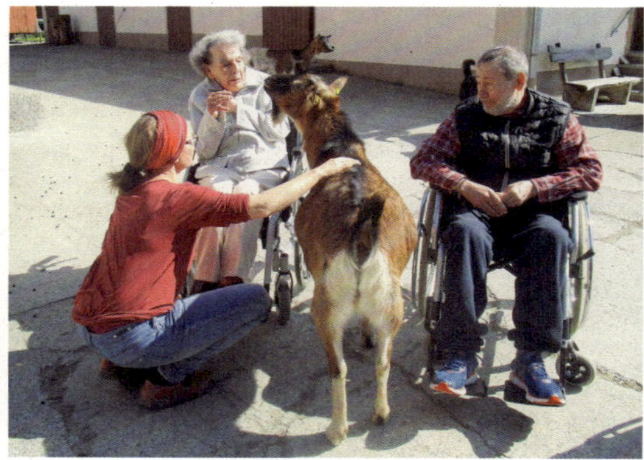

Und andersherum: Hier müssen wir die Seniorin vor allzu aufdringlichen Ziegen schützen.

▶ Empfindlich und forsch zugleich

Ziegen haben ein ausgeprägtes Komfortverhalten. Sie beknabbern und belecken sich gegenseitig und reiben ihre Stirnen aneinander. Auch von Menschen lassen sie sich liebend gerne liebkosen, sofern sie dies von klein auf kennen. Allerdings tragen Ziegen im Gegensatz zu Schafen keinen dicken Wollmantel, der sie vor ungelenken Händen schützt. Daher müssen wir beim Streicheln der Ziegen besser aufpassen und manchen bei der Handführung helfen, damit sie den Ziegen nicht weh zu tun.

Rupert Kleiner ist ein Ziegenkenner

Rupert Kleiner war zeitlebens auf einem Bauernhof zuhause. Nachdem seine Geschwister verstorben waren, konnte er den Hof nicht mehr bewirtschaften. Nur das Rasenmähen ist ihm geblieben. Kein Wunder, dass der Landwirt bei uns mit Fachwissen glänzt. Beim Anblick unserer bunten Edelziege Tommi fällt ihm ein, dass sie früher weiße deutsche Edelziegen gehalten haben. »Die sehen mit ihrer glatten, weißen Behaarung nicht nur schön aus, sondern sind auch langlebig und haben eine hohe Milchleistung mit hohen Fett- und Eiweißwerten.« Tommi streichelt er trotzdem gerne.

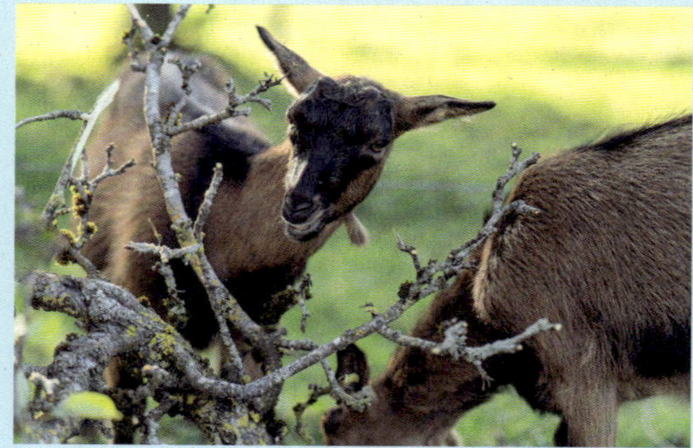

Nach getaner Sozialarbeit macht Tommi Pause.

Die besondere Stärke der Ziegen – interessiert und interessant
Ziegen haben zwar einen recht eigenwilligen Charakter. Von ihrem Naturell her sind sie jedoch lebhaft, aufgeschlossen und vor allem lernbereit. Das heißt, Ziegenpersönlichkeiten, die von klein auf behutsam an unterschiedliche Menschen, Alltagssituationen und Gegenstände gewöhnt wurden, eignen sich wunderbar für ältere Menschen. Die neugierigen Tiere nehmen gerne Kontakt mit Menschen auf. Dabei gehen sie entspannt und friedfertig auf die Gäste zu und bieten ihnen ihre individuellen und artspezifischen Talente an. Dadurch kommen gerade Seniorinnen und Senioren mit ihnen meist sehr viel leichter in Kontakt als mit anderen Tierarten und werden schnell aktiv.

Umgekehrt sind Ziegen nicht gerade zimperlich. Statt sich wie ein Schaf vorsichtig zu nähern und behutsam zu lecken, agieren sie viel fordernder und beknabbern alles. Dabei unterscheiden sie nicht, ob es sich um einen Rollstuhl, Haare oder gar um ein »Menschenfell« handelt. Diese mündliche Kontaktaufnahme kann auch einmal zwicken. Auch sonst agieren die Ziegen eher forsch. Zum Beispiel reibt unsere Ziege sehr gerne ihren Kopf an Menschen, um zu markieren. Das kann Seniorinnen und Senioren stören oder gar ängstigen. Wie Schafe verbringen auch Ziegen in der freien Natur sechs bis acht Stunden täglich mit Fressen. Genauso viel Zeit benötigen sie dann für das anschließende Wiederkäuen. In dieser Zeit ruhen die sonst so aktiven Tiere in sich. Dabei erlaubt die überschaubare Körpergröße der Ziegen auch Menschen mit einem Rollstuhl oder einem Rollator Nahkontakte auf Augenhöhe.

Profitipp: In der Tiergestützten Intervention beachten wir den Tagesrhythmus der Tiere. Wer mit Ziegen etwas unternehmen will, sollte es vormittags tun. Nachmittage sind besser für intensive Nahkontakte, weil die Tiere da meist gesättigt liegen und wiederkäuen.

Biografiearbeit mit Ziegen
Ziegen öffnen Türen zur Vergangenheit

Ziegen scheinen in harten Zeiten besonders begehrt zu sein: Nach beiden Weltkriegen nahm die Ziegenhaltung bei uns stark zu. Kleinere Landwirte, Arbeiter und Privatleute konnten sich Ziegen leisten und leicht halten. Ziegen liefern auf kleiner Fläche und selbst mit magerem Futter zuverlässig Milch und Fleisch. Daher erinnern sich noch viele unserer Gäste an die damalige Ziegenhaltung. Wir beginnen die Ziegenstunde meist mit alten Fotos und leichten Fragen rund um die Haltung und Verwertung. Wer hielt früher Ziegen und warum? Was bekamen sie als Futter?

Konrad Amann fuhr mit Ziegenböcken Zug

Konrad Amann hat in seiner Jugend viel auf dem Bauernhof geholfen. Seine eigene Familie hatte ein paar Ziegen. Gut kann er sich noch erinnern, wie sie die jungen Böcke im Viehwaggon auf den Markt nach Donaueschingen gebracht haben. Für einen guten Ziegenbock gab es Anfang der 1950er-Jahre 300 Mark. »Das war viel Geld, nur haben wir damals genauso gestunken wie die Ziegen«, lacht der 85-Jährige. Bei seiner Geschichte fällt einigen aus der Gruppe das Lied von der Schwäbischen Eisenbahn wieder ein.

Bei vielen Besucherinnen und Besuchern öffnet sich bereits dann eine Tür zur eigenen Vergangenheit. Aber auch das Fühlen, Anschauen und Riechen von unterschiedlichen Kräutern, Gräsern, Heu und Stroh schafft Verbindungen zur damaligen Tierhaltung. Nebenbei fördert der Duft dieser Materialien die Wahrnehmung und das sinnliche Erleben (siehe ab Seite 142).

Profitipp: Wenn die Seniorinnen und Senioren die Ziegen bereits in der Einstiegsphase beobachten können, lässt sich die Brücke zur Vergangenheit schneller schlagen als allein mit Bildmaterial.

Konrad Amann und Egon Strobel blühen beim Heuen auf

Beim Heumachen fühlt sich Konrad Amann zuhause. Unerschrocken greift sich der 85-Jährige die Sense und fängt an zu dengeln (schärfen). »Wir haben das Sensenblatt früher immer nass gemacht, damit wir sahen, wo wir waren«, so der Kenner. Ex-Landwirt Egon Strobel erklärt uns, wie wichtig eine scharfe Sense war. »Wer schläft beim Dengeln, den verwacht (wacht auf) beim Mähen.« Sprich: Wer seine Sense nicht dengelt, bereut es beim Mähen. Natürlich können beide noch sensen und wissen genau, wie sie früher das Gras zum Trocknen in Hocken aufgeschichtet haben. »Zuerst befüllt man die unteren Ecken des Dreibockes und dann kommt das Heu locker obendrauf. Das geht am besten zu dritt. Dann kann jeder eine Seite befüllen«, erläutert Ex-Zimmermann Amann. Heute helfen alle mit.

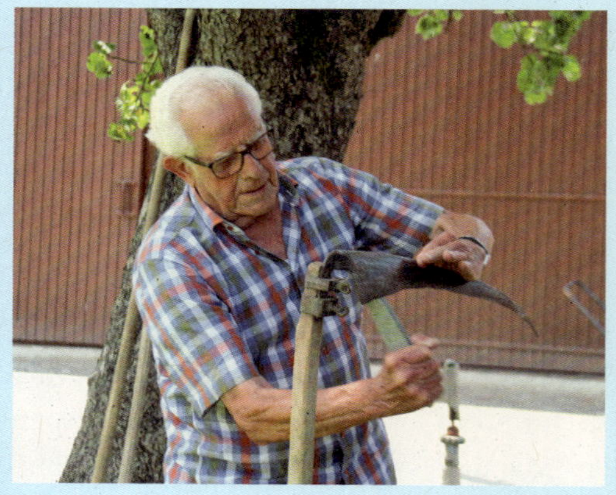

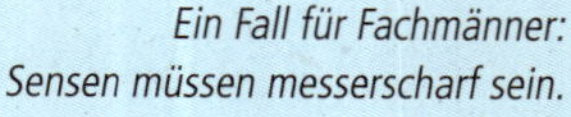

Ein Fall für Fachmänner: Sensen müssen messerscharf sein.

Allerdings erinnern sich manche der Teilnehmenden erst, wenn wir uns direkt bei den Tieren aufhalten. Spätestens dann ergibt sich ein munterer Austausch. Gertrud Braun ist vor allem die alltägliche Arbeit im Gedächtnis geblieben: »Wir haben unsere Ziegen früher zweimal täglich gemolken und dann aus der Milch Käse gemacht.« Franz Plersch schätzt nach wie vor den Geschmack der Ziegenmilch: »Die ist genauso lecker wie Kuhmilch, nur gesünder.«

Ressourcen stärken und Emotionen wecken

Aktiver mit Ziege

Gerne lassen wir unsere Gäste nach dem Ziegenbesuch verschiedene Milch- oder Käsesorten verkosten. Der Eigengeschmack von Ziegenmilch regt die Sinneswahrnehmung stark an. Manche mögen das gar nicht. Andere berichten uns, dass Ziegenbutter viel wertvoller als Kuhbutter sei. Viele Seniorinnen und Senioren erinnern sich daran, wie früher die Milch zu Butter verarbeitet wurde. Allerdings ist die Herstellung von Ziegenbutter sehr viel aufwendiger als das Buttern mit Kuh- oder Schafsmilch. Denn Ziegenmilch enthält weniger Rahm, der sich nur mühsam selbst abschöpfen lässt. Daher empfiehlt es sich, die Sahne mittels Zentrifuge im Vorfeld abzutrennen.

Auch wenn wir nicht selbst buttern, wecken Butterformen und Butterfässer Erinnerungen. Natürlich können auch Wurst und Fleischprodukte von der Ziege verkostet werden. Vielleicht gibt es unter den Teilnehmenden jemanden, der sich mit der Herstellung von Wurst und Fleisch auskennt und Wissenswertes zu berichten hat.

Profitipp: Egal, welche Milch wir verarbeiten: Alle Arbeitsschritte – vom Melken bis zum gemeinsamen Buttern – dauern insgesamt etwa 60 Minuten. Zu lange für Senioren und Seniorinnen. Besser den Rahm vorher bereitstellen oder gekaufte Schlagsahne verwenden. Das Buttern benötigt dann viel weniger Zeit.

▶ Übungen rund um die Ziege

Trainierte Ziegen lassen sich vielseitig einsetzen: Allein die Beobachtung ihres Sozialverhaltens bietet Gesprächsstoff. Zum Beispiel, wenn Ziegen ihre Rangordnung ausfechten: Wie tragen wir Menschen Machtkämpfe aus? Wer ihr zärtliches Komfortverhalten beobachtet, fragt sich, ob uns Menschen nicht auch mehr solcher Streicheleinheiten guttun würden. Um die motorischen Fähigkeiten zu fördern, bietet die Mithilfe bei der Versorgung der Ziegen eine Fülle von Möglichkeiten: Brot in mundgerechte Stücke brechen, Haferflocken quetschen fürs Ziegenmüsli, Apfel- oder Rübenschnitze schneiden und die sanfte Fellpflege sind nur einige Beispiele.

Ernst Blender übt mit Strolchi Loslassen

Ernst Blender ist kreativ, fingerfertig und handwerklich geschickt. Doch nach fünf Schlaganfällen kann er seine Motorik nicht mehr steuern. Die motorische Dosierung fehlt, wie Fachleute sagen. Dabei fasst er die Tiere liebend gern an. Ziege Strolchi möchte er am liebsten gar nicht mehr gehen lassen. Hier muss die Fachkraft für Tiergestützte Intervention eingreifen. Nicht so fest! Dann lacht er und lässt los. Bestens im Griff hat er dagegen das Messerchen beim Zerkleinern der Äpfel. Damit kann der ehemalige Mechaniker vortrefflich mundgerechte Stückchen für die Ziegen schneiden und ein Stück Feinmotorik zurückgewinnen.

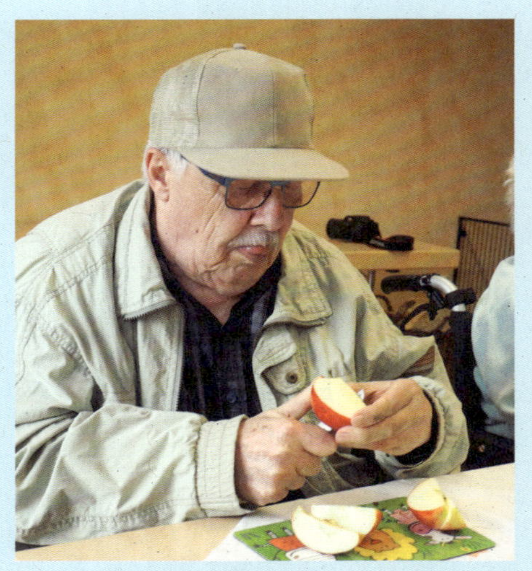

Zu viel Druck schmeckt den Ziegen nicht, Äpfel schon eher.

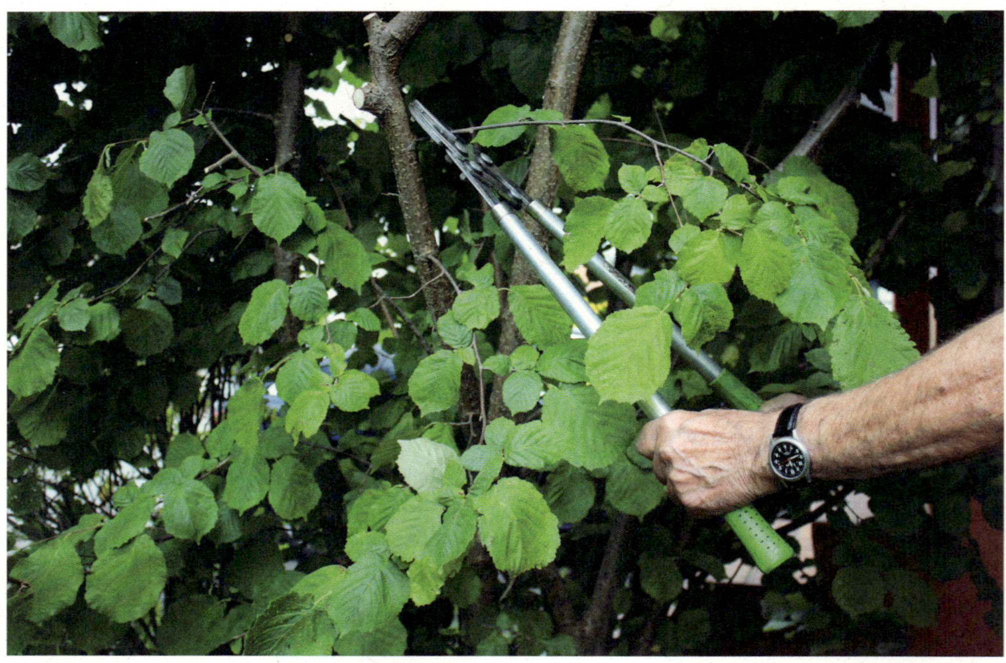

Zweige schneiden für die Ziegen. Die Wiederkäuer mögen karge Kost.

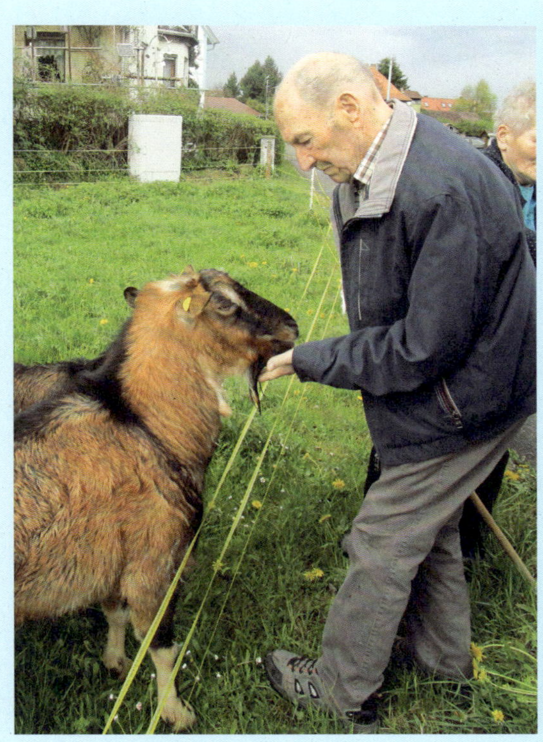

Eugen Feineigle lässt bei Ziegen Nähe zu

Eugen Feineigle hält sich immer aufrecht. Der ehemalige Textilkaufmann sieht aus wie aus dem Ei gepellt. Bei den Tieren verhält er sich korrekt, aber zunächst distanziert. Dennoch gibt er sich nach der Kaffeepause maximale Mühe, Tierfutter herzustellen. Mit Feuereifer bricht er das Brot für Ziege und Schaf in mundgerechte Stücke und schult dabei seine Feinmotorik. Beim Füttern der forschen Ziegen verliert er seine Distanz. So erlebt auch er Nähe und Berührungen.

Unsere Ziegen locken Eugen Feineigle aus der Reserve.

Mobile Ältere können beim Misten mitmachen. Schubkarre schieben und frisches Stroh holen fördern neben der Motorik auch den Gleichgewichtssinn und die Hand-Augen-Koordination. Allerdings sind nach unserer Erfahrung die wenigsten Seniorinnen und Senioren noch so fit, um dabei längere Zeit mitzuhelfen.

Fast immer funktionieren auch freie Begegnungen im Stall und auf der Weide sowie Schmusen. Da Ziegen sehr bewegungsfreudig sind, lieben sie gemeinsame Spaziergänge. Dabei gilt es jedoch, immer klarzumachen, wer wen führt. Ansonsten endet der Ausflug schnell an der nächsten »Futterecke«.

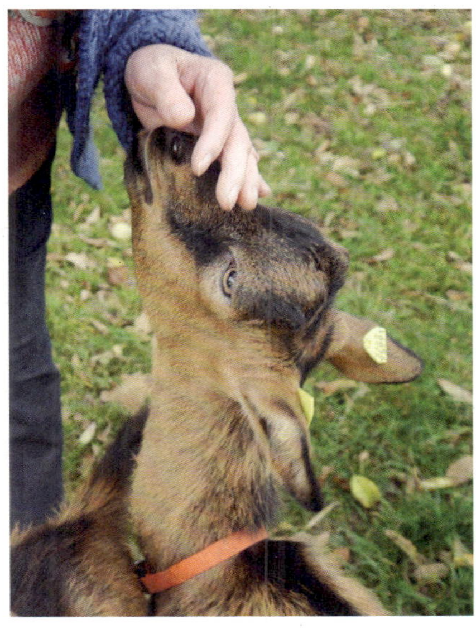

Ziegen richtig halten
Abwechslung ist gefragt

Das muss sein: Für die Ziegenhaltung gelten dieselben rechtlichen Grundlagen wie für die Schafhaltung (siehe Seite 76). Aber sie benötigen mehr Bewegung und Anregung. Die Kletterkünstler suchen in erhöhten Positionen nicht nur Futter, sondern ruhen dort auch gerne, um einen Überblick über ihre Umgebung zu behalten. Daher sollten die Tiere im Auslauf Klettermöglichkeiten bekommen. Dies können Steinhaufen, Baumstämme, Felsen oder Ähnliches sein. Wenn möglich, sollte auch das Stallgebäude gut strukturiert sein. Das heißt: verschiedene Ebenen bieten. Eine artgerechte Ziegenhaltung geht nur in der Gruppe mit genügend Weidefläche.

Ziegen benötigen ähnlich viel Platz wie Schafe: Die Tierärztliche Vereinigung für Tierschutz e. V. (TVT) empfiehlt je nach Tiergröße 2 bis 3 m² Stallfläche und 5 bis 8 m² Auslauf. Dazu kommt eine entsprechend große Weidefläche von mindestens 1500 m² für 3 bis 5 Tiere.

▶ Ziegen haben Bäume zum Fressen gern

Als Wiederkäuer können Ziegen selbst äußerst karge Nahrung verwerten. Im Gegensatz zur Kuh oder zum Schaf sind sie aber wählerischer und ernähren sich nicht »nur« von Gras. Wenn eine Ziege auf eine Weide kommt, selektiert sie ganz

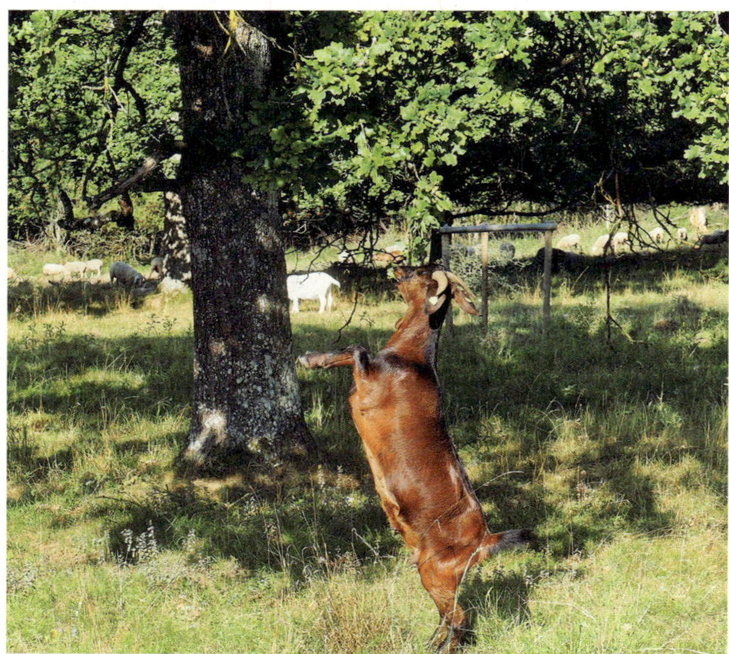

Bei Bedarf sind Ziegen Zweibeiner.

genau. Zuerst frisst sie den Klee und die Kräuter. Bäume und Sträucher müssen auf der Weide eingezäunt werden, denn die Ziege futtert zunächst die Zweige, Blätter und jungen Triebe, bevor sie an die Rinde der Bäume geht. Ihre Beweglichkeit und Vorliebe für das besondere Grün macht Ziegen zu Ausbruchkünstlern. Sie können aus dem Stand bis zu 1,5 Meter hoch springen! Dementsprechend hoch muss der Zaun sein.

Im Winter lebt die Ziege vor allem von Heu. Der Speiseplan lässt sich mit frisch geschnittenen Zweigen oder Reisig bereichern. Als Leckerli zu Beginn des Ziegentrainings nutzen wir gerne geschnittene Triebe oder Zweige und in Ausnahmefällen auch kleine harte Brotstückchen. Aber nur in Maßen und am Anfang geben. Ist die Ziege erst mal auf den Trainingsgeschmack gekommen, reichen Lob oder Streicheleinheiten als Belohnung aus.

Auf jeden Fall müssen wir eine Überfütterung oder unkontrollierte Futtergabe durch unsere Klienten verhindern. Um den Bedarf an Mineralstoffen und Spurenelementen von Ziegen zu decken, benötigen sie einen Ziegen-Leckstein.

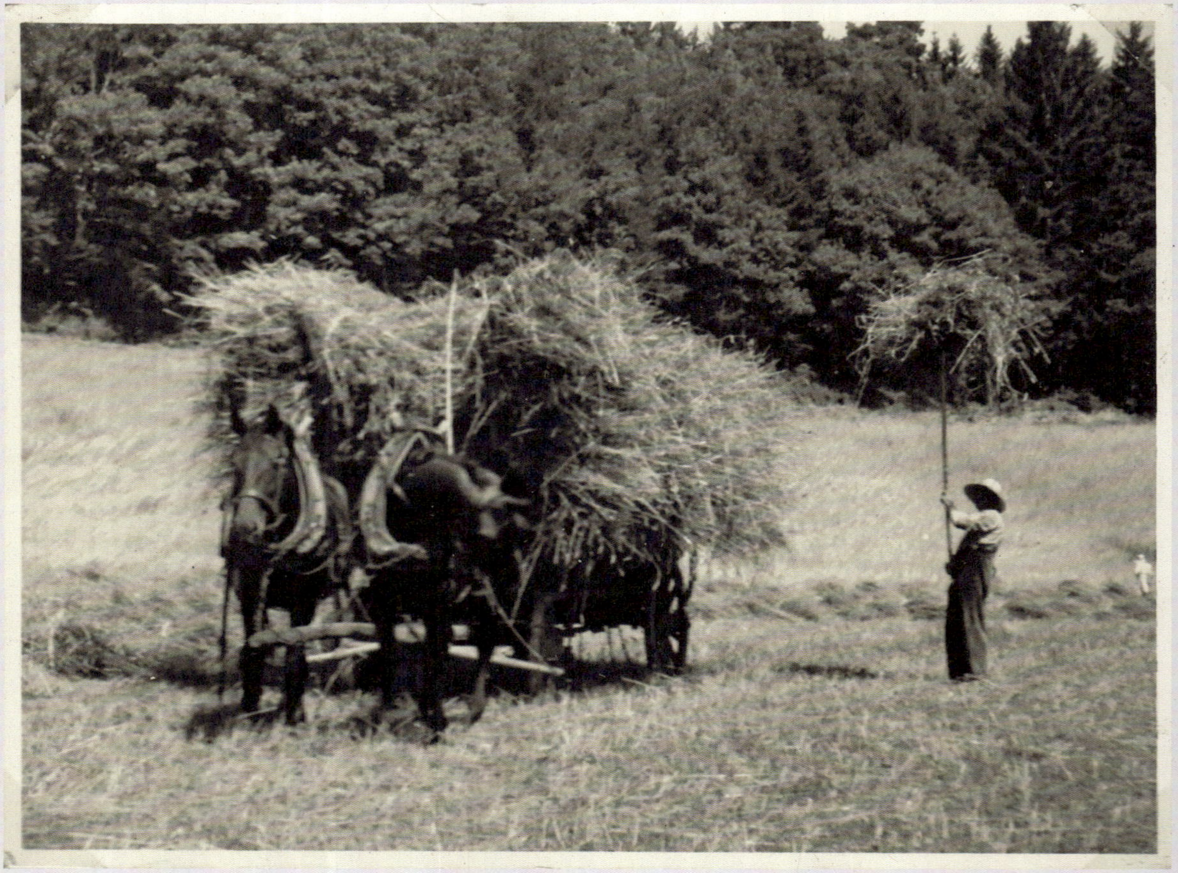

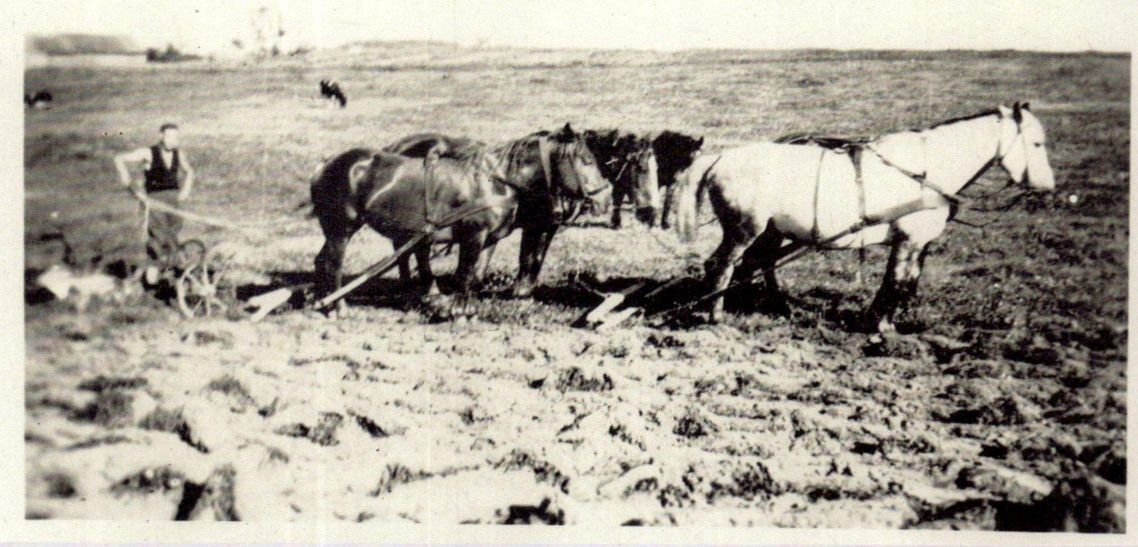

Esel machen mobil

Esel waren und sind in unseren Breiten keine typischen Bauernhoftiere. Doch erinnern sie unsere Besucherinnen und Besucher fast immer an Pferde. Die gehörten früher als Reit- und Zugtiere einfach zum Alltag und genießen bis heute viele Sympathien. Daher empfinden wir unsere drei Esel als großen Gewinn für die soziale Arbeit mit Älteren.

Pferdehaltung einst

»Unsere Pferde gehörten zur Familie«

»Auf unserem Hof hatten wir immer zwei Pferde. Die mussten gut zusammenpassen in Größe, Temperament und Farbe. Ein gutes Fuhrwerk, so bezeichneten wir die beiden Pferde bei der Arbeit, war ganz wichtig. Daher bekamen morgens zuerst die Pferde das Futter, vor all den anderen Tieren. Kühe, Ochsen, Schweine, Gänse, Enten, Hühner, Hund und Katzen waren bei uns zweitrangig. Auch das Heu musste passen. Pferde sind aufgrund ihrer Verdauung im Darm sehr empfindlich und anspruchsvoll. Daher haben wir das Heu für die Pferde mit einer Häckselmaschine kürzer geschnitten als das für die Kühe.

Das Fuhrwerk war täglich von der Frühe bis zum Abend im Einsatz. Wir haben mit den Pferden das Saatbeet hergerichtet und auch die meisten Arbeiten auf den Wiesen erledigt.

Jedes Pferd hatte seinen Namen und wurde damit angesprochen. Wir waren davon überzeugt, dass sie unsere Worte verstanden. Besonders aufregend war es für die Familie, wenn ein Pferd ein Fohlen bekam. Sogar die Nachbarn kamen dann, um es zu bestaunen. Schon nach wenigen Monaten hatte das Fohlen mehr Kraft als wir Kinder.

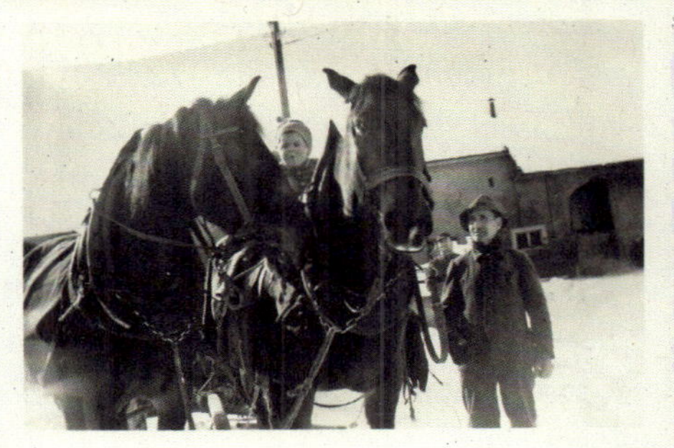

Im Winter stand die Waldarbeit an. Wenn das Holz geschlagen wurde, mussten die Pferde die Stämme aus dem Wald zum Weg ziehen. Das hat mir immer gefallen. Mittags bekamen unsere Pferde Futter und Wasser und eine Pause, solange wir Menschen beim Essen waren. Bevor mein Vater abends zu Bett ging, besuchte er nochmals Flora und Fanny, so hießen zwei unserer Pferde, und sprach mit ihnen. Im Rossstall waren die Tiere ganz locker angebunden. Wir achteten darauf, dass sie sich gut bewegen und nach allen Seiten wenden konnten. Das war eine Selbstverständlichkeit. Wir hatten die Pferde gern, sie waren Familienmitglieder. Eine Bauernfamilie, die ein Leben lang so eng mit dem »Fuhrwerk« lebt, könnte sich zum Beispiel nie vorstellen, Pferdefleisch zu essen.«

Antoinette Gulde, 89 Jahre

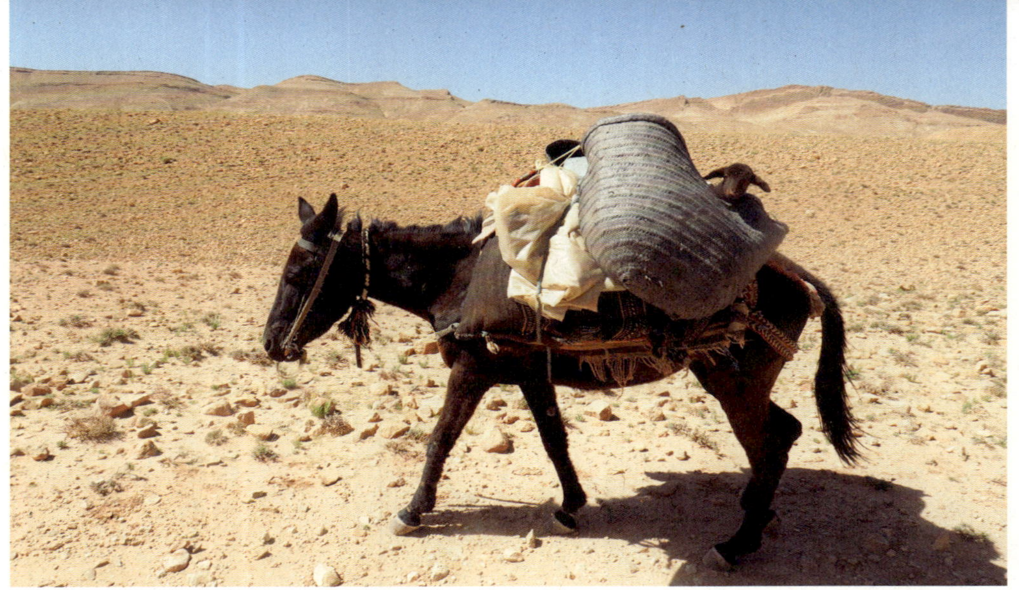

Wer hier zuhause ist, stellt keine großen Ansprüche. Bis heute tragen Esel schwere Lasten.

Esel besser verstehen

Historisch genügsam

Unser heutiger Hausesel stammt von Wildeselrassen ab, die im Norden Afrikas gelebt haben. Diese Vorfahren bewohnten ein karges, steiniges und hügeliges Gelände, in dem sie sich mit ihren schmalen Hufen trittsicher bewegen konnten. In den trockenen, bergigen Gebieten fanden sie nicht jeden Tag Wasser und frisches Grün. Ihre großen Ohren bezeugen ihre Herkunft aus heißen Regionen. Wie Wüstenfüchse und Elefanten können sie damit viel Wärme abgeben. Aus diesem unwirtlichen Lebensraum resultiert ihre Anspruchslosigkeit an die Nahrung, Haltung und Pflege.

Die lebensfeindliche Umwelt hat das Verhalten der Wildesel geprägt und lebt in unseren heutigen Hauseseln weiter. Genau dieses Verhalten und diese Fähigkeiten machen den Esel für die Tiergestützte Arbeit mit Seniorinnen und Senioren so wertvoll: Esel neigen in unbekannten Situationen oder bei Angst dazu, erst einmal kurz abzuwarten. Während Pferde und Schafe sofort die Flucht ergreifen würden, bleiben Esel stehen und prüfen erst einmal die Lage. Eselunkundige interpretieren das Verhalten vorschnell als dumm und störrisch. Wir Fachkräfte freuen uns dagegen über diese Bedächtigkeit, macht es die Tiere doch zu berechenbaren Partnern. Überhaupt sind Esel ruhige Zeitgenossen. Selbst beim Atmen, Schnauben und Prusten sind sie leiser als Pferde.

Esel sind von Natur aus Herdentiere und leben in lockeren Gruppenverbänden ohne strikte hierarchische Ordnung. Sie suchen und brauchen die Nähe von Artgenossen zum Fellkraulen und Kopfauflegen. Daran gewöhnt, zeigen sie diese Verhaltensweise auch gegenüber Menschen. Der Wunsch nach Nähe lässt sich bei einem gut sozialisierten Esel ohne Angst erfüllen.

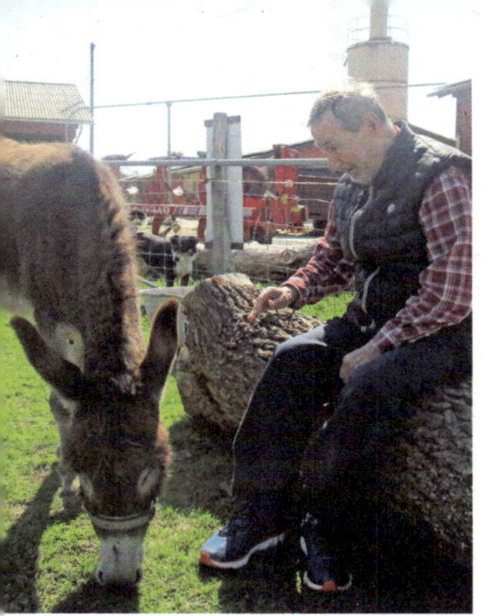
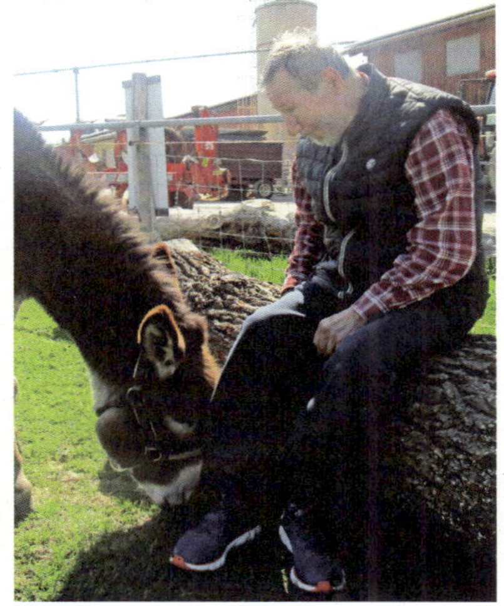
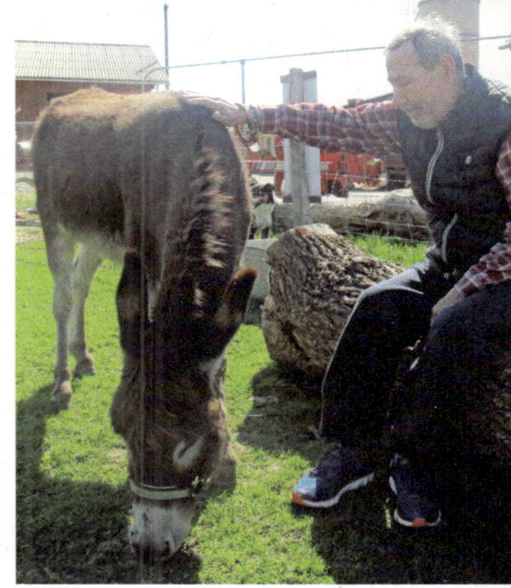

Risikoärmer als bei Pferden können Senioren den Tieren frei im Stall und auf der Weide begegnen.

▶ Luchsohren und klare Körpersprache

Esel besitzen riesige Ohren und hören besonders hohe Töne viel besser als wir. Um ein Geräusch zu lokalisieren, können die Tiere beide Ohrmuscheln unabhängig voneinander um 180 Grad drehen. So lässt sich eine Gefahr rechtzeitig orten.

Der Geruchssinn des Esels ist eng mit dem Geschmackssinn verknüpft und besonders gut ausgeprägt. Als Tastorgane dienen die Lippen sowie die Tasthaare am Maul, an den Nüstern und im Augenbereich.

Das lautliche Ausdrucksverhalten des Esels ist bescheiden. Trotzdem oder gerade deshalb sollten wir diese Lautäußerungen verstehen können, um so seine Gemütsverfassung richtig einzuschätzen. Insgesamt unterscheidet man fünf verschiedene Laute. Der charakteristische I-AAAH-Ruf, das I wird beim Einatmen und das AAAH beim Ausatmen erzeugt, ist sehr komplex. Es dient vor allem zur Begrüßung. Freut sich ein Esel, hört sich dieser I-AAAH-Ruf besonders langgezogen an, so als ob er singen würde. Der I-AAAH-Ruf endet mit einem Schnaublaut. Wenn ein Esel entspannt ist, hört sich sein Schnauben gelassen an. Bei Angst oder starken Anstrengungen schnauben Esel in höherer Tonlage. Bei Aggression wird der I-AAAH-Ruf zu einem brummigen Warnlaut, tief und drohend. Der Schnaubton zum Abschluss klingt abgehackt und röchelnd: ein bisschen wie eine Mischung aus Grunzen und Schnarchen.

▶ Körpersprache kennenlernen

Leichter deuten lässt sich die nonverbale Kommunikation. Gut ausgeprägt ist die Mimik mit Ohrenstellung und Gesichtsausdruck. Aber auch die Körperhaltung (die Rücken-, Hals- und Kopfhaltung) und die Gestik (Schwanz- und Kopfbewegung) verraten uns die Stimmung des Langohrs: Entspannte Esel stehen auf drei Beinen, ein Hinterbein ist entlastet und auf die Hufspitze aufgestellt. Der Kopf ist gesenkt, die Augen sind geschlossen. Die Ohren hängen seitlich, die Unterlippe fällt locker. Freut sich ein Esel, streckt er den Kopf leicht vor, stellt die Ohren aufrecht, zuckt mit

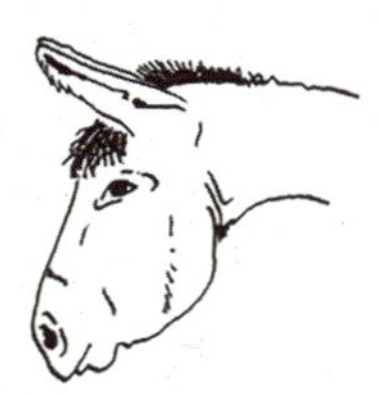

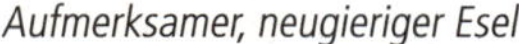

Aufmerksamer, neugieriger Esel

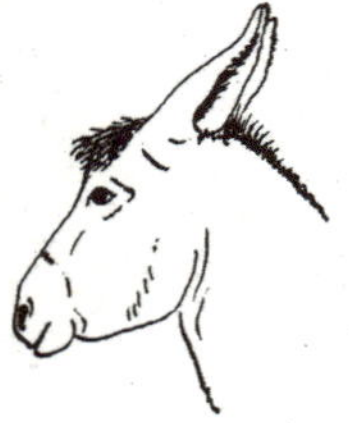

Ängstlicher Esel

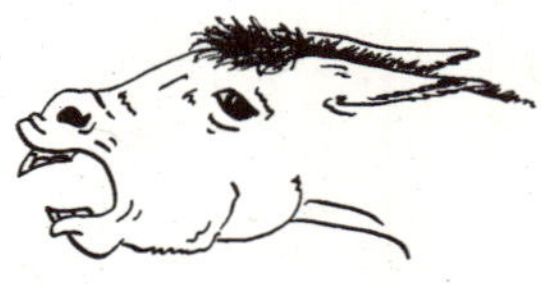

Aggressiver Esel

den Lippen und kreist mit dem Schwanz. Ist der Esel überfordert, verspannt er seine Muskulatur, dreht den Kopf weg, klemmt seinen Schwanz zwischen die Hinterbeine, fängt an zu gähnen und legt seine Ohren nach hinten. Bei diesen Alarmzeichen sollten wir dem Tier unbedingt eine Auszeit gönnen.

Aggressive Stimmungen sind bei Eseln selten und zum Glück gut zu erkennen. Die Ohren sind dann nach hinten gerichtet, die Augen weit aufgerissen und der Kopf ist weit nach vorne gestreckt. Der Esel scharrt dann oft mit den Vorderhufen. Der Schwanz peitscht hin und her. Spätestens jetzt sollte man unverzüglich die Weide verlassen. Ansonsten könnte das gereizte Tier die Zähne fletschen, auf die Hinterbeine gehen und wäre auch bereit, seinen »Feind« zu verfolgen, zu beißen oder auszutreten. So haben wir unsere Esel erst zweimal erlebt. Einmal, als ein fremder Hund zu unseren Schafen in die Weide ging. Das zweite Mal, als unsere Stute erstmals ein Fohlen bei uns auf dem Hof bekam und wir ihr mit Fremden zu nahe kamen.

Die besondere Stärke der Esel – geduldig und gemächlich

Dank ihres sanftmütigen Wesens »tolerieren« Esel größtenteils menschliche Schwächen.

Trotz ihrer ruhigen Art und Ausstrahlung sind Esel neugierig, aufgeschlossen und lernbereit. Ohne Probleme lernen sie, am Strick mit uns spazieren zu gehen und Kutschen zu ziehen. Auch ihr besonnenes Verhalten bei Gefahr und Überraschungen lässt sich nutzen. Bleibt der Esel beim Führen stehen, bringt es nichts, am Strick zu zerren. Stattdessen müssen wir den Grund für den Streik ermitteln, uns in das Tier hineinfühlen. Was passt ihm nicht? Was können wir ändern? Möglicherweise hilft es, leiser zu sein und den Esel von der Seite zu führen, statt zu versuchen, ihn im Rückwärtsgang hinter uns herzuziehen.

Für den Co-Therapeut Esel spricht zudem sein Erscheinungsbild. Die mittlere Größe und die Fellfarbe lassen ihn unauffällig und bescheiden erscheinen. Seine fast demütige Körperhaltung und die großen Augen faszinieren die meisten Menschen und öffnen ihnen das Herz. Die eher gemächlichen Bewegungen und ihr langsames Tempo beim Führen ermöglichen auch älteren Menschen mit Rollator ein kurzes Eseltrekking.

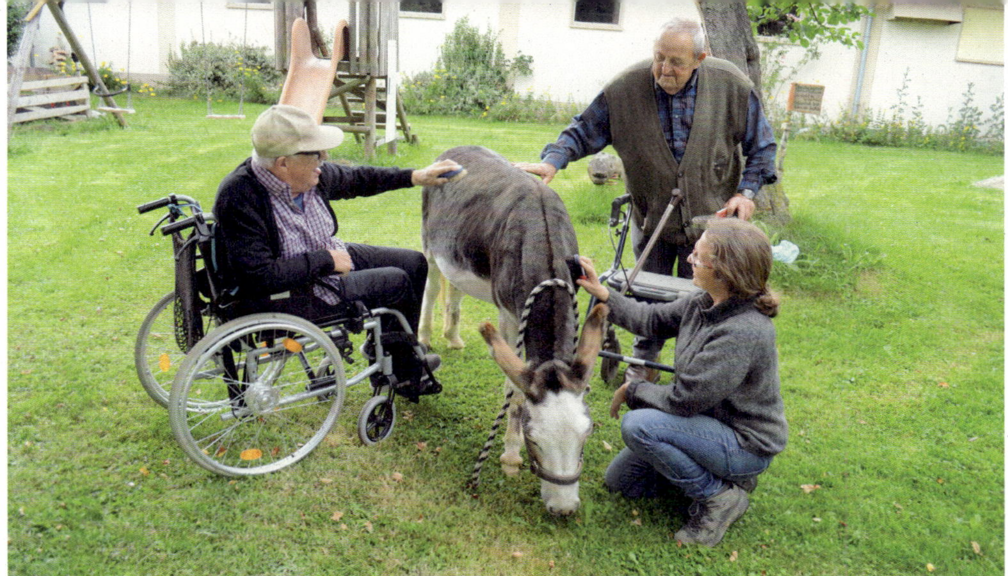

Fellpflege ist auch vom Rollstuhl aus handelbar.

Biografiearbeit mit Eseln

Unser Pferdeersatz

Die Biografiearbeit mit Eseln spielt eine untergeordnete Rolle, weil früher kaum Esel gehalten wurden. Trotzdem regen unsere Esel die Kommunikation der Seniorinnen und Senioren an. Meistens geht es dabei um Pferde. »Unsere Pferde waren damals größer und stattlicher. Die mussten nämlich Wagen, Kutschen oder die Maschinen auf dem Feld ziehen«, bilanziert Gertrud Braun. Rupert Kleiner berichtet, dass Maschinen Pferde bereits in den 1960er-Jahren abgelöst haben. »Wir gehörten zu den Ersten im Ort, die sich einen Traktor leisten konnten.« Helena Ott weiß noch, dass Pferde nicht zu üppig gefüttert werden durften, weil sie sonst der Hafer stach. »Wir haben ihnen im Winter, wenn es draußen keine Arbeit mehr für sie gab, nur noch Heu gefüttert.«

Gerade Heu gehört zu unseren liebsten Materialien: Es zu sehen, zu fühlen und zu riechen, weckt zahlreiche Erinnerungen. Besonders wenn wir noch alte Arbeitsgeräte wie Sichel oder Sense zeigen. Überhaupt lässt sich mit Eseln durch die Nähe zum Pferd viel Vergangenes wecken.

Gertrud Braun hatte früher viel mit Pferden zu tun

Als wir unsere Esel im Stall besuchen, schnuppert Gertrud Braun erst einmal am Heu. Was für uns herrlich duftet, riecht für sie nach Arbeit: »Das Heumachen war sehr anstrengend und schweißtreibend, ich bin froh, dass diese Zeit vorbei ist«, erklärt sie uns. Als wir später mit unseren Eseln eine Runde spazieren gehen, fallen ihr noch die Kommandos für Pferde ein: »Das Kommando für rechtsherum lautete ›hott‹, das Kommando für linksherum lautete ›hüst‹. ›Brr‹ sagten wir, wenn das Pferd stehen bleiben sollte.« Doch leider haben unsere Esel nicht auf sie gehört.

Antoinette Gulde fühlt sich mit Pferden verbunden

Antoinette Gulde musste als Kind immer bei allen Arbeiten auf dem Hof helfen. Gut kann sie sich noch ans Anschirren ihrer zwei Pferde erinnern: »Das Pferd geht mit dem Kopf durch das Kummet, dann bekommt es den Zaum und das Halfter. Zuletzt wird es am Bauch und am Schwanz festgemacht.« Auch die Fliegenhauben auf dem Kopf unserer Esel kennt sie. »Im Sommer trugen unsere Pferde Rossohren auf dem Kopf, sodass Fliegen, Mücken und Bremsen ihnen nicht in die Augen und Ohren stechen konnten«, berichtet die 89-Jährige. Bis heute liebt sie Pferde. Die begleiteten ihre Familie im Alltag und an allen Festtagen. »Sonntags bekamen unsere Pferde ein schöneres Geschirr und wir haben ihnen die Mähne, den Schwanz und die Hufe gewaschen.« Diesen Service bekommen unsere Esel dann doch nicht. Aber vermutlich wären die Wüstentiere auch gar nicht so scharf auf die Wäsche.

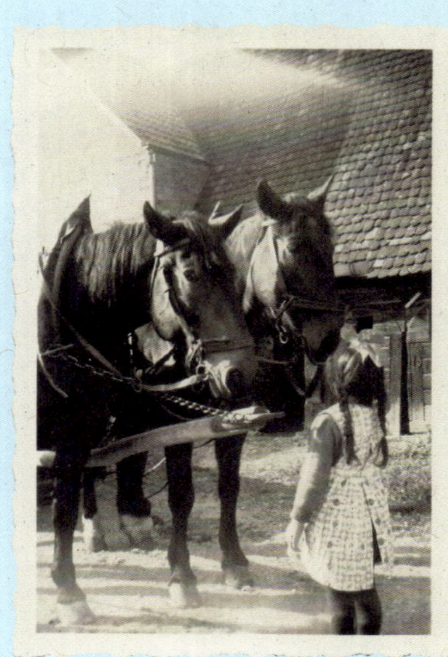

Ressourcen stärken und Emotionen wecken

Einfach mehr unterwegs sein

Ältere Menschen können die Esel leicht versorgen (füttern, misten) und vor allem bei der täglichen Fellpflege weitgehend gefahrlos mithelfen. Dank der geringen Körpergröße der Tiere können auch Rollstuhlfahrerinnen und Rollstuhlfahrer leicht mitmachen.

Ideal eignen sich Esel aber auch für Ausflüge. Eselspaziergänge in die nahe gelegene Natur motivieren zum eigenständigen Laufen. Besonders wenn die Spaziergänge noch mit kleineren Aufgaben, zum Beispiel Sammeln von Disteln, Ästen oder Äpfeln, kombiniert werden. Außerdem fällt es Eseln nicht schwer, Proviant zu tragen oder eine kleine Kutsche zu ziehen. Wir nutzen die Escargoline, eine kleine, wendige, dreirädrige Kutsche, die in Bewegung Eingeschränkte auf allen Arten von Wegen transportieren kann.

Profitipp: Da sich der Eselrücken anatomisch vom Pferderücken unterscheidet, bedarf es eselgerechter Geschirre und Zäumungen sowie Packsättel.

Voller Hingabe schneidet Karl Hölz Äpfel und Karotten für die Esel und fördert dabei seine Feinmotorik.

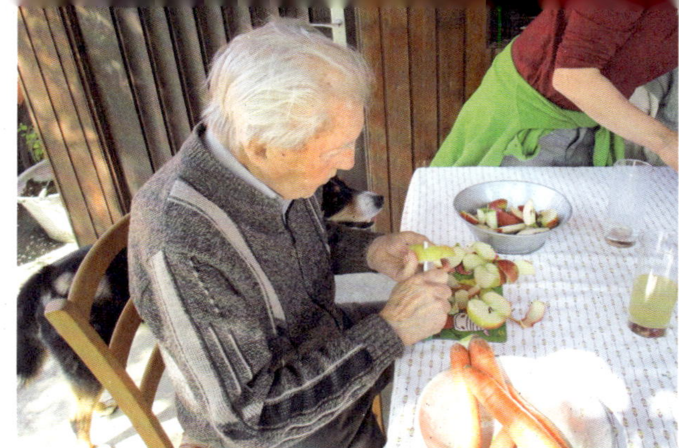

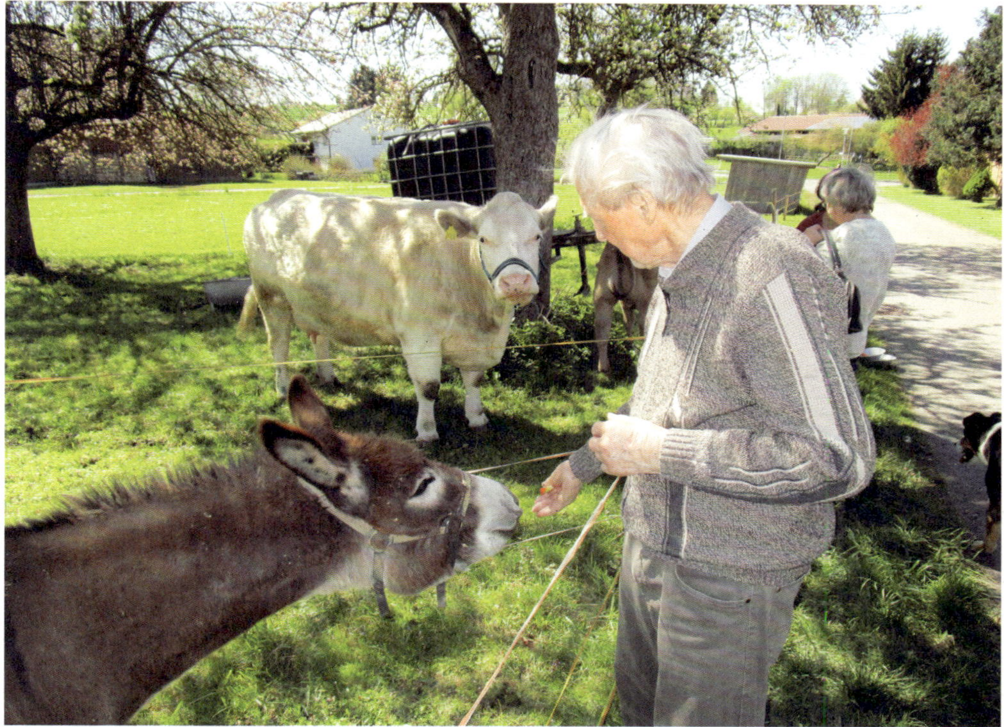

Ein kleiner Begrüßungssnack fördert das gegenseitige Vertrauen. Nur Kuh Paula schmeckt das nicht so.

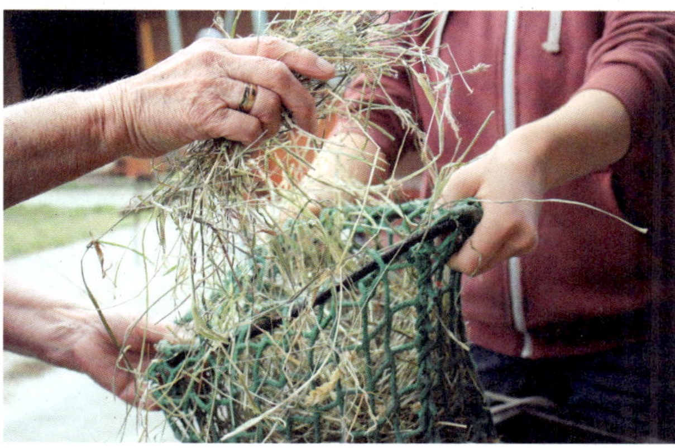

*Angenehme Handarbeit:
Das duftende Heu lädt zum Anfassen ein.*

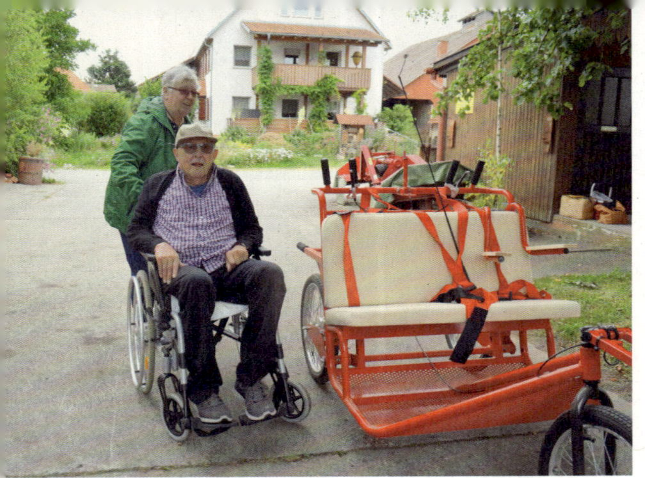

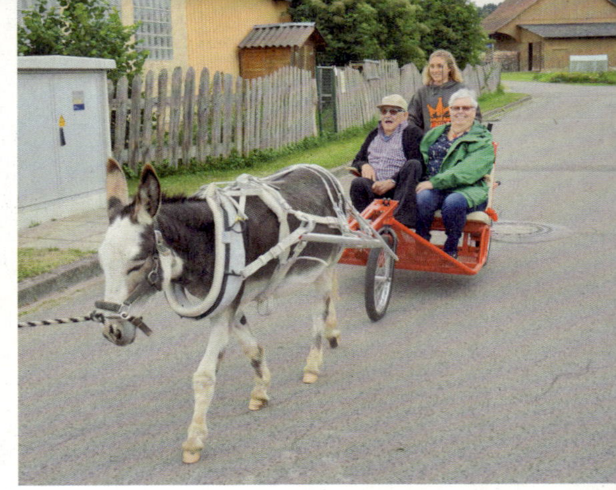

Beim aufwendigen Umstieg vom Rollstuhl in die Kutsche hilft uns die Eselsgeduld. Die Mühe lohnt sich.

Allerdings können die für Pferde gebräuchlichen Hilfsmittel den Esel verletzen oder Druckstellen verursachen. Wer Esel als Zug- und Lastentiere einsetzen möchte, muss den Tierschutz im Blick behalten. So rät der Landesbeauftragte für den Tierschutz des Landes Niedersachsen, dass Esel »aufgrund des langsamen Aufwuchses und später Knochenausformung frühestens mit drei Jahren eingefahren und mit vier Jahren eingeritten werden dürfen, empfohlen wird das Einfahren mit vier und Einreiten mit fünf Jahren« (Tierschutzgerechte Nutzung von Eseln). Weiterhin mahnen die Tierschützer: »Die maximale Traglast darf 20 Prozent des Eigengewichts und die maximale Zuglast das zweifache Eigengewicht des Esels nicht überschreiten. Vor allem bei unregelmäßigem, ungewohntem Arbeitseinsatz besteht die Gefahr der Überlastung des Esels.«

Leonie Hartlep gefallen gruselige Geschichten

Leonie Hartlep unterhält die ganze Tagespflege mit ihren Geschichten und Liedern. Das freut die Tagesbetreuerinnen und Gäste. Allerdings bringt es die zunehmende Demenz mit sich, dass sich ihre Geschichten immer öfter wiederholen und die Menschen langweilen. Den Tieren hingegen macht das gar nichts aus. Als sie Esel Louis liebevoll striegelt, hört er geduldig zu. Selbst als sie ihm von ihrer Leibspeise – frisch gefangenen Schnecken – vorschwärmt, findet er das gar nicht gruselig.

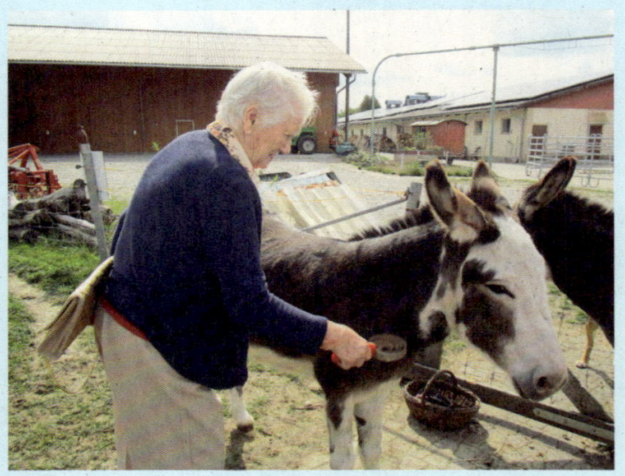

Louis ist ein unermüdlicher Zuhörer.

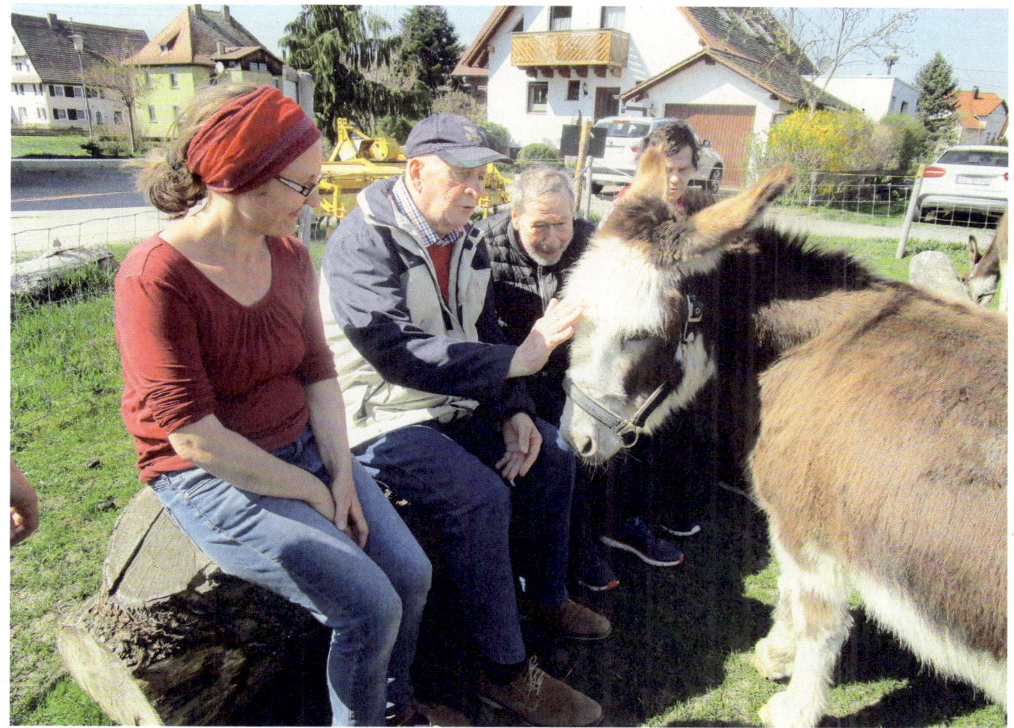

Die Männer genießen das gesellige Beisammensein. Wenn es Esel Louis zu eng wird, kann er jederzeit gehen.

▶ Übungen rund um den Esel

Als Einstieg in praktische Übungen betrachten wir verschiedene Materialien wie Putzzeug, Halfter, Leinen oder Hufeisen. So bekommen die Besucherinnen und Besucher genügend Zeit, sich auf die Tiere einzustellen und eventuelle Ängste, Unsicherheiten oder Vorbehalte abzubauen (siehe Seite 145).

Gespräche über Fütterung, Haltung, Rassen und Ähnliches eignen sich ebenfalls, um danach ins Tun zu kommen. Zum Beispiel haben Esel Äpfel und Karotten zum Fressen gern. Warum also nicht zunächst einmal gemeinsam Futter für die Esel schnippeln und es später gemeinsam verfüttern.

Profitipp: Geringe Mengen an Äpfeln oder Karotten beim Training sind erlaubt. Aber Vorsicht: Nicht nur Raubtiere können mit den Zähnen zubeißen. Esel, die häufig Leckerlis erhalten, entwickeln sich schnell zu respektlosen Bettlern, Grabschern und Zwickern. Deshalb diese Art der Belohnung sparsam einsetzen.

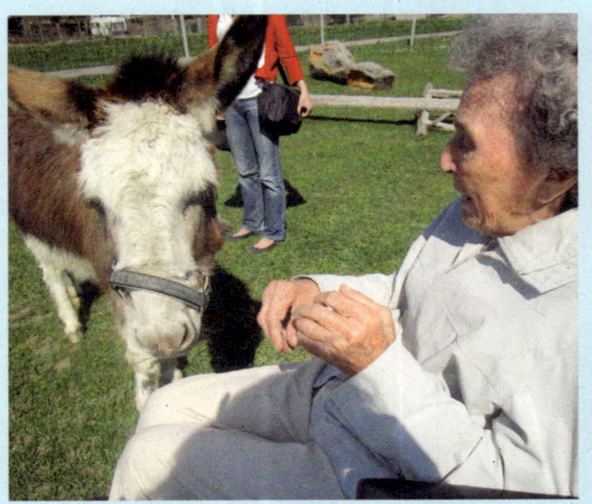
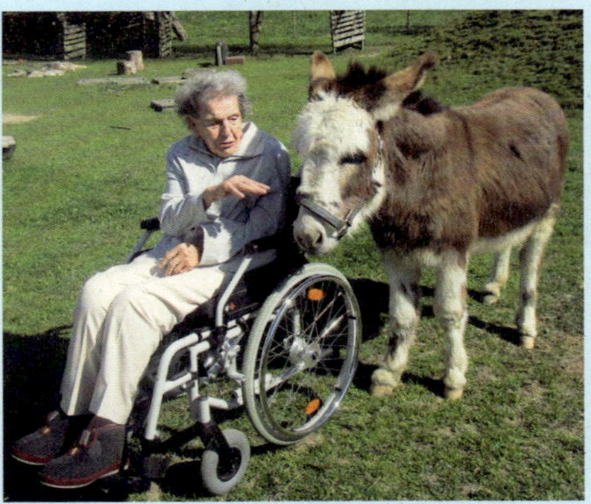

Nach anfänglicher Angst fasst Franziska Epple Mut und streichelt Louis.

Der Esel vollbringt bei Franziska Epple ein kleines Wunder

Franziska Epple agiert immer sehr zurückhaltend. In den Rollstuhl gezwungen, musste sie sich daran gewöhnen, bewegt zu werden. Dabei ist ihr das eigene Handeln abhandengekommen. Auch mit Tieren hatte sie wenig zu tun. Doch dem Charme von Eselwallach Louis kann sie nicht widerstehen und streichelt ihn nach besten Kräften. Als ihre Tochter ihr später die Fotos zeigt, freut sich die Mutter tierisch. »Ich hätte nie im Leben geglaubt, dass meine Mutter ein Tier streichelt. Und schon gar nicht einen Esel. Sie haben ein Wunder vollbracht«, schreibt uns ihre Tochter. Das berührt und motiviert uns sehr!

Selbstverständlich sind auch bei Eseln, wie auch bei den anderen Bauernhoftieren, freie Begegnungen oder Nahkontakte im Stall und auf der Weide möglich. Hier sind wir zeitlich flexibler als bei unseren Wiederkäuern Schaf, Ziege und Kuh. Esel haben keine speziellen Ruhe- und Verdauungszeiten.

Und auch hier gilt, wenn die Seniorinnen und Senioren noch fit genug sind, können diese auch bei kleineren Stalltätigkeiten mithelfen, zum Beispiel Heubälle und Heunetze auffüllen oder frisches Stroh einstreuen. Mobile Seniorinnen und Senioren lassen sich auch beim Sammeln und Schneiden von Ästen und Zweigen für die Esel einbinden.

Esel richtig halten

Karge Kost mit viel Bewegung

Das muss sein: Laut Viehverkehrsverordnung ist die Haltung von Einhufern beim zuständigen Veterinäramt zu melden. Spätestens sechs Monate nach der Geburt müssen Eselbesitzerinnen und Eselbesitzer ihre Tiere nach der EU-Verordnung mit einem Transponder kennzeichnen. Das Implantieren des kleinen Chips übernimmt

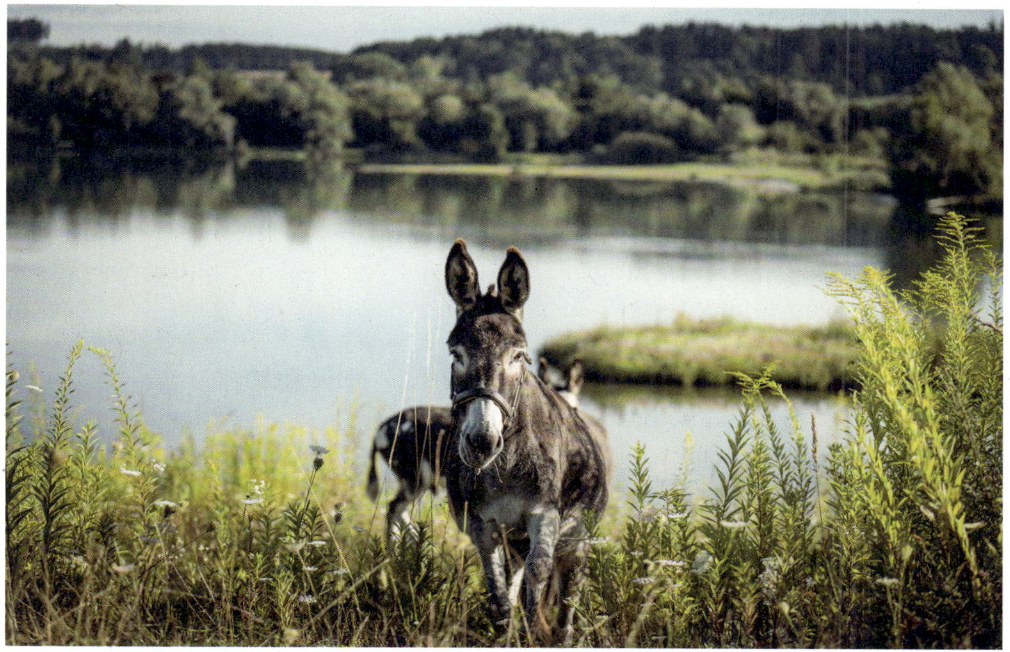

Unsere Esel machen Sommerpause am Baggersee.

der Tierarzt und tut nicht mehr weh als eine Spritze. Damit lässt sich das Tier fortan immer und überall identifizieren. Zusätzlich stellt der Tierarzt einen sogenannten Equidenpass aus. Der Pass ist ein lebenslanges Begleitdokument des Esels, in dem alle medizinischen Behandlungen, Impfungen und Besitzerwechsel eingetragen werden.

▶ Immer auf Futtersuche

Der Verdauungstrakt der einstigen Wüstentiere ist darauf ausgerichtet, selbst mit kärglichster Nahrung auszukommen. Da der Eselmagen relativ klein ist, können Esel immer nur geringe Mengen Futter aufnehmen und sind deshalb zwölf bis vierzehn Stunden täglich mit der Futtersuche und Fressen beschäftigt. Deshalb brauchen Esel ganztägig rohfaserreiches, energie- und proteinarmes Stroh und Öhmd. Gerade bei sozial arbeitenden Eseln sollte die Futteraufnahme gleichzeitig auch Beschäftigungs- und Bewegungsmöglichkeiten bieten (siehe Seite 106). Schon deshalb ist der tägliche Weidegang Pflicht.

Haben Esel nichts zu tun, langweilen sie sich und leben ihren Übermut in der Tiergestützten Intervention aus. Wenn wir auf dem Bauernhof so viel Arbeit haben, dass wir unsere Esel nicht trainieren können, verändern sich die Tiere: Sie sind schwerer zu handeln. Günstig sind deshalb Weiden mit Hecken, Bäumen oder anderen

Gegenständen, die nicht nur Schatten spenden, sondern den Tieren auch Scheuern und Reiben ermöglichen und Bewegungsanreize schaffen. Wichtig für die Fellpflege ist eine Sandkuhle, in der sie sich gemütlich wälzen können.

▶ Wer seinen Esel liebt, hält ihn kurz

Das Futterangebot der Weide muss artgerecht sein. Esel mögen gerne Kräuter wie Brennnesseln, Kamille und sogar stachelige Disteln. Damit der Esel satt wird, braucht er rund einen halben Hektar Weidefläche im Jahr. Auf keinen Fall darf die Weide zu »fett« sein: Junge und üppige Kleeweiden machen den Esel krank, fördern den Kipphals, bei dem sich Fett in das Bindegewebe einlagert. Kraftfutterbeigaben wie Getreideschrot, Pellets oder hartes Brot sind tabu. Denn Fehlernährungen führen schnell zu Stoffwechselkrankheiten oder Hufrehe, einer schmerzhaften Hufveränderung. Zur Zahnpflege sollten Eseln täglich Äste und Zweige angeboten bekommen. Die fördern gleichzeitig die Verdauung und beschäftigen die Tiere. Um den Mineral- und Spurenelementebedarf zu decken, empfiehlt sich ein Mineralstoff-Leckstein.

Esel können sich gut mit Schafen und Ziegen eine Weide teilen, sofern genug Futter für alle da ist. Wenn im Spätherbst das Gras knapp wird, kann ihr Futterneid erwachen. Die Langohren jagen dann Schafe und Ziegen davon oder beißen sie weg. Die sanften Schafe sind diesen Attacken schutzlos ausgeliefert.

▶ Ein Esel braucht Gesellschaft

Als Gruppentiere benötigen Esel mindestens einen Artgenossen für ihr Wohlbefinden. Gute Paare sind eine Stute mit ihrem Fohlen, zwei gleichgeschlechtliche Esel oder eine Stute und ein Wallach. Eselhengste sind mit ihrem hormongesteuerten Verhalten zu unberechenbar für die Tiergestützte Arbeit.

Achtung: Bei zwei Eseln besteht die Gefahr, dass sie sich zu eng binden, sie förmlich »aneinanderkleben«. Nach unserer Erfahrung ist es dann schwierig, die Tiere für Einzel-Einsätze zu trennen. Das mussten wir mit sehr viel Training üben.

Aufgrund ihrer Herkunft halten die Wüstentiere große Hitze aus und überstehen auch Kälteperioden im Winter. Nur nasskaltes Wetter macht ihnen zu schaffen. Ihr Fell hat nur eine geringe Eigenfettung und ist daher kaum wasserabweisend. Daher brauchen sie auf der Weide einen stabilen, dreiseitig geschlossenen Unterstand. Der sollte laut Tierärztlicher Vereinigung für Tierschutz e. V. (TVT) pro Tier mindestens 5 m^2 groß und doppelt so hoch wie der Widerrist sein. Optimal ist eine Offenstallhaltung mit angrenzender Weide. Die von den Tierärzten empfohlene Stallfläche errechnet sich mit dieser Formel: Tierzahl × (2 × Widerristhöhe)^2. Ein Beispiel: Unsere Esel haben ein Stockmaß von 1,20 m. Das heißt: 2 Esel × (2 × 1,20 m)^2 = 11,52 m^2. Die Höhe des Stalls errechnet sich aus der eineinhalbfachen Widerristhöhe des Esels. Als Mindesthöhe gibt die TVT 2 Meter an. Mehr Platz ist natürlich besser.

Weiterführende Literatur zum tiergerechten Einsatz und zum Tierwohl

Die wichtigsten Informationen zur artgerechten Tierhaltung und zum tiergerechten Einsatz haben unterschiedliche Vertreter der Tiergestützten Intervention, darunter praktizierende Tierärzte, Amtstierärzte und Verhaltensforscher, in einem Kooperationsprojekt der »Stiftung Bündnis Mensch & Tier« und des Arbeitskreises »Nutzung von Tieren im sozialen Einsatz« des TVT (Tierärztliche Vereinigung für Tierschutz e. V.) in einem Merkblatt zusammengefasst (als Download erhältlich): TVT Merkblatt 131.

Weitere Aspekte finden sich im Positionspapier »Haltung und Einsatz von Tieren im Rahmen der Tiergestützten Intervention« 2012 TGI Positionspapier (als Download erhältlich). Empfehlenswert ist außerdem das White Paper von 2018 der IAHAIO (International Association of Human-Animal Interaction Organizations), das ebenfalls wichtige Richtlinien für das Wohlbefinden der Tiere beinhaltet (als Download erhältlich).

Auch bei der gängigen Haltung von Nutztieren spielt die Erfassung des Tierwohls eine größere Rolle. So definiert das Welfare Quality Protocol (WQP) vier Freiheiten, die unsere Bauernhoftiere genießen sollten. Sie sollten frei sein von: Hunger und Durst, haltungsbedingten Beschwerden, Krankheiten und Verletzungen und last but not least die Freiheit haben, angemessene Verhaltensweisen auszuleben. Als Download auf Englisch erhältlich: https://edepot.wur.nl/233467.

Das Kuratorium für Technik und Bauwesen (KTBL) sowie die »Gesellschaft zur Erhaltung alter und gefährdeter Haustierrassen e. V.« (GEH) formulieren in ihren Leitfäden für die Praxis ebenfalls Tierschutzindikatoren: www.ktbl.de / www.g-e-h.de.

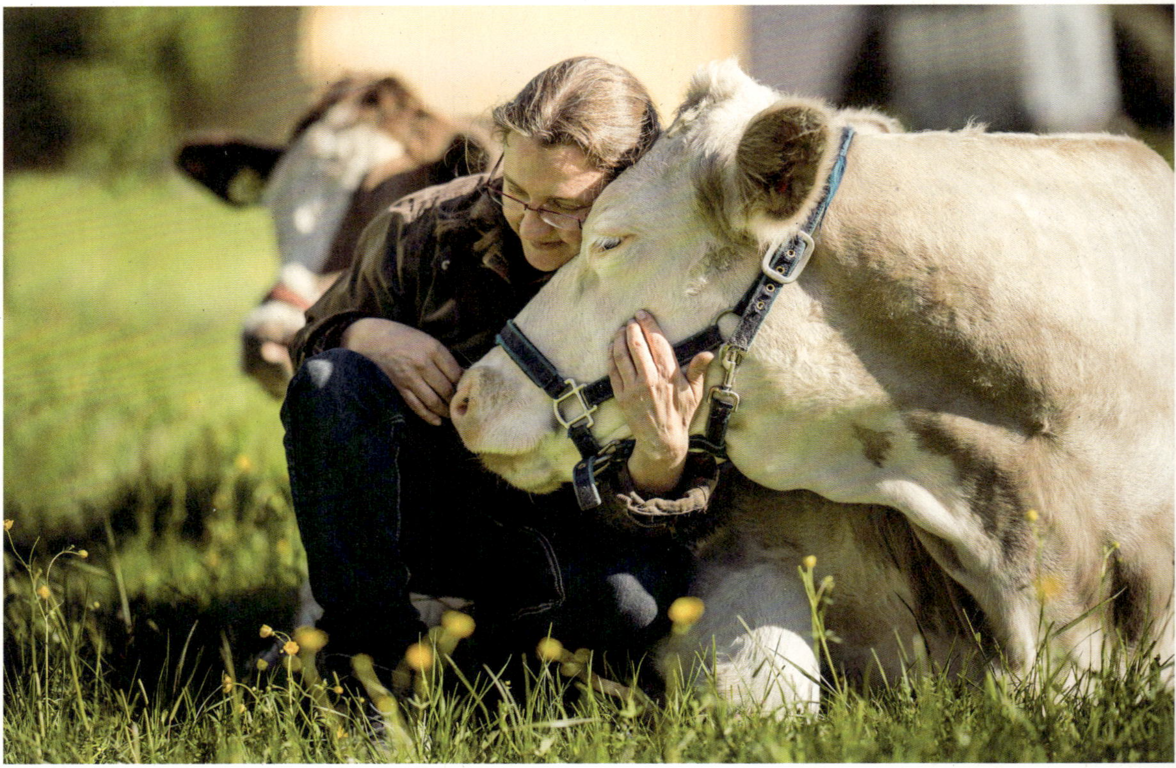

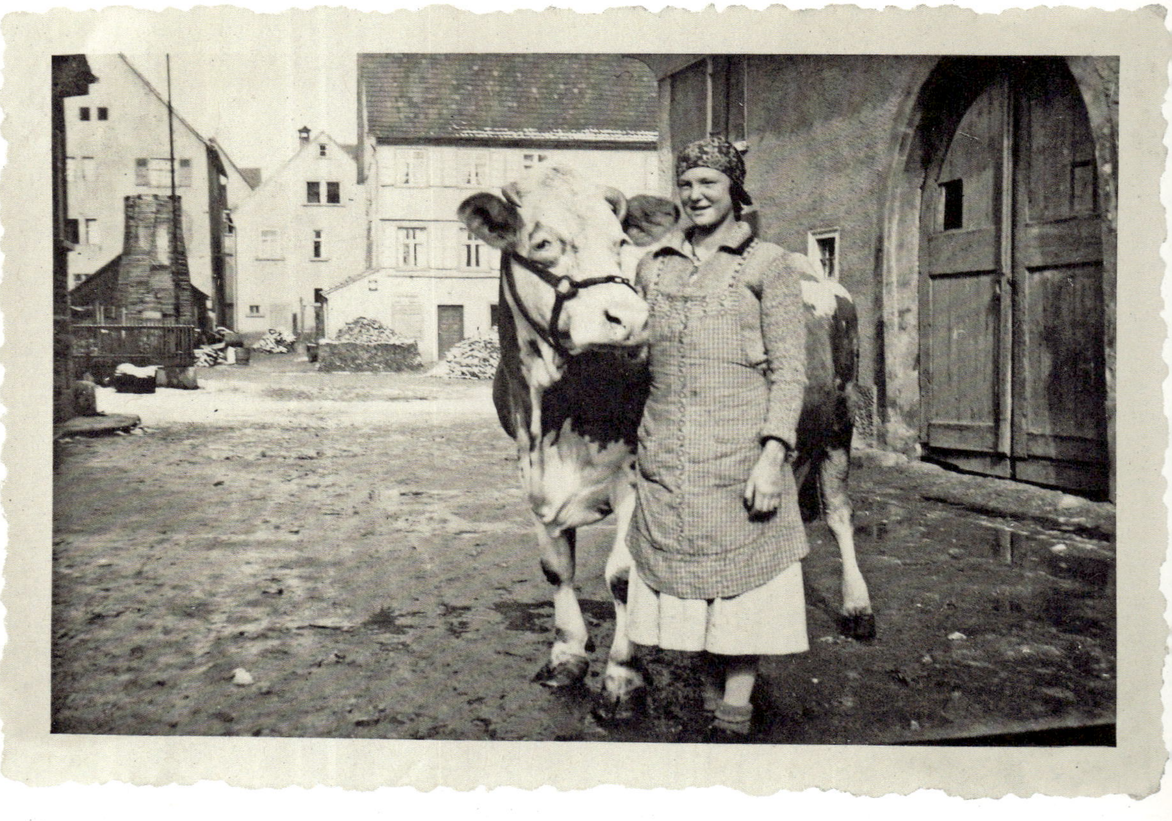

Mit Bauernhoftieren gut zusammenarbeiten

Das Gras wächst nicht schneller,
wenn man daran zieht.

AFRIKANISCHES SPRICHWORT

Wie können wir unsere Bauernhoftiere liebevoll auf ihren Tiergestützten Einsatz vorbereiten und was können wir ihnen zumuten? Antworten auf diese Fragen geben uns die Einsatzkriterien des TVT Merkblattes (131.1, 2013, Seite 8): »Während Gesundheit und Wohlbefinden der Tiere ganz allgemeine Grundvoraussetzungen für ihren Einsatz im sozialen Bereich darstellen, sind für das einzelne Tier seine charakterliche Eignung, frühzeitige und intensive Sozialisation auf Menschen sowie eine sorgfältige Vorbereitung auf den Arbeitseinsatz durch systemisches Training ausschlaggebend.« Auch die IAHAIO (International Association of Human-Animal Interaction Organizations) drückt sich in ihrem White Paper von 2018 sehr deutlich aus: »TGI soll mit Tieren durchgeführt werden, die sowohl physisch als auch emotional gesund sind und diese Art von Beschäftigung genießen. Der Tierbetreuer muss zwingend mit jedem Tier, das an Interventionen beteiligt ist, individuell gut vertraut sein.« Für uns als Anbieterinnen und Anbieter von Tiergestützter Intervention bedeutet dies konkret, dass sowohl Mindestanforderungen an die Haltung als auch an den Einsatz der Tiere erfüllt sein müssen.

Grundbedürfnisse sicherstellen

Das Hedonische Budget

Artgerechte Tierhaltung und die Berücksichtigung der Bedürfnisse unserer Tiere sind die Basis für alle Tiergestützte Arbeit. Dabei hat uns der Grundgedanke des Hedonischen Budgets der Biologin Cornelia Drees überzeugt: »Ein Hedonisches Budget gibt Auskunft über alle artspezifischen und individuellen Bedürfnisse eines Wesens. Die Aufgabe eines Tierhalters ist es, sich diesem Budget möglichst anzunähern und für wegfallende Punkte Ausgleichsmaßnahmen zu finden.« (in: Pforte auf … TGI. Die möglichst freie Bewegung von Mensch und Tier, 2018)

Beispiel: das Hedonische Budget von Eseln

	Verhaltensweisen der ursprünglichen Wildart	Davon abgeleitete Bedürfnisse der heutigen Esel	Sind die Bedürfnisse in meiner Tierhaltung erfüllt?
Soziale Kontakte	Esel leben in kleinen, locker strukturierten Sozialverbänden bis zu 10 Tieren (meist Stuten mit ihrem Nachwuchs) ohne strenge Rangordnung.	Esel brauchen mindestens einen, besser jedoch mehrere Artgenossen.	Eselherde regelmäßig beobachten: Wie agieren die Esel in der Gruppe? Genug Sozialkontakte (Fellkraulen, Kopfauflegen) untereinander? Gibt es Rangeleien? Körper- und Lautsprache beobachten. Eventuell Gruppenzusammensetzung ändern.
Bewegungsmöglichkeit, Beschäftigung	Esel sind sehr bewegungsfreudige Tiere und legen bei der Nahrungssuche weite Strecken zurück.	Esel brauchen ausreichend große Auslauf- und Weideflächen und vielfältige Beschäftigungsmöglichkeiten.	Auslauf- und Weidefläche überprüfen und eventuell attraktiver gestalten: mit Bäumen, Baumstämmen, Hecken, Büschen, Steinwällen, Mauern und Ähnlichem.
Futterauswahl, Fresszeiten	Esel stammen aus Wüstenregionen. Ihr Verdauungstrakt ist auf optimale Ausnutzung kärglichster Nahrung ausgerichtet. Der Eselmagen ist relativ klein und benötigt daher häufige, kleine Portionen.	Esel sollten kontinuierlich zwischen 12 bis 16 Stunden Nahrung aufnehmen können. Diese sollte rohfaserreich, jedoch möglichst energie- und proteinarm sein.	Weidefläche überprüfen: Ist die Weide zu üppig? Eventuell im Frühjahr, in der Hauptvegetation, Weide abgrenzen / portionieren oder Weidezeit einschränken. Heuqualität regelmäßig untersuchen. Auf Kraftfutter verzichten!
Sexualverhalten, Fürsorge für den Nachwuchs	Eselstuten werden, wenn sie nicht trächtig sind, alle 21 Tage rossig. In der freien Natur hätten sie regelmäßig Fohlen.	Auch unsere Esel hätten gerne Nachwuchs.	Tieren von Zeit zu Zeit Nachwuchs ermöglichen.
Spielverhalten, Aggressionsverhalten	Esel sind sanftmütige Tiere. Bis auf die Hengste sind Esel kaum aggressiv und verteidigen sich nur gegen Feinde. Spiel- und Aggressionsverhalten lernen die Jungtiere in der Herde untereinander.	Jungtiere brauchen andere Jungtiere, um dieses Lebenstraining zu erlernen.	Hat meine Tierhaltung genug Jungtiere, damit die Tiere untereinander und voneinander lernen können?
Fluchtmöglichkeit, Rückzugsmöglichkeit (Ruhezeiten)	Esel zählen zwar zu den Fluchttieren, zeigen jedoch bei Gefahr anders als ihre engen Verwandten, die Pferde, eigenverantwortliches Verhalten: Sie wägen ab zwischen den Alternativen Flucht, Verteidigung, Stehenbleiben und Abwarten.	Esel lieben und brauchen die Freiheit, selbst zu entscheiden, wann welche Strategie dran ist.	Rückzugsmöglichkeiten anbieten und ohne Führstrick arbeiten.

Häufige Defizite	Ersatz	Ergänzung durch Tiergestützte Intervention (TGI)	
In einer kleinen Gruppe gibt es zu wenig Anlass zum Sprechen und zu wenige Gelegenheiten, aktiv zu werden. Für Jungtiere gibt es zu wenig Artgenossen, um spielerisch das Leben zu üben.	Vergesellschaftung mit anderen Bauernhoftieren (Schafe, Ziegen, Kühen) ist nach einer Eingewöhnungszeit möglich. Diese können jedoch keine Artgenossen ersetzen!	Menschenkontakte in der TGI können eine zu kleine Gruppe teilweise ersetzen. Tätigkeiten wie Fellpflege fördern den Beziehungsaufbau zum Sozialpartner Mensch.	***Soziale Kontakte***
Die Weide- und Auslauffläche bieten oftmals zu wenig Anreize.	Für mehr Abwechslung sorgen: Weiden und Ausläufe immer wieder umgestalten.	In einer TGI-Stunde kann man die Weiden neu gestalten. Abwechslung bieten auch gemeinsame Spaziergänge, Wanderungen, vielseitiges Training mit Bodenarbeit, Theater und Ähnlichem.	***Bewegungsmöglichkeit, Beschäftigung***
Esel werden häufig zu üppig gefüttert (zu energie- und proteinreich) und zu rohfaserarm.	Fütterung so gestalten, dass sie zugleich Beschäftigung und Bewegung bietet, zum Beispiel durch viele Futterstellen, Futterbälle oder Futternetze. Äste und Zweige anbieten. Langhalmiges Stroh und faserreiches, energie- und proteinarmes Heu vom ersten späten Schnitt vorlegen.	Bei Eseln gehört Füttern mit Leckerlis nicht zum TGI-Programm. Wohl aber das Verteilen von Heu an verschiedenen Stellen, das Füllen von Heubällen oder -netzen, das Sammeln von Ästen und Zweigen im Wald oder von Kräutern wie Disteln und Brennnesseln in Feld und Flur.	***Futterauswahl, Fresszeiten***
Fürsorge für Jungtiere fällt leider in den meisten Tierhaltungen weg oder findet nur selten statt.	Wir empfehlen in der TGI, mit Wallachen zu arbeiten.	Ist durch TGI nicht zu ersetzen.	***Sexualverhalten, Fürsorge für den Nachwuchs***
Meist sind zu wenige Jungtiere da, um die benötigten Sozialkompetenzen voneinander zu lernen.	»Spielen« mit seiner Bezugsperson (Bälle, Parcours, Bodenarbeit und Ähnliches) kann ein guter Ersatz sein, wenn die Gruppe zu wenige Individuen hat.	»Spielen« kann in einer TGI-Stunde durch verschiedene Parcours, Bodenarbeit, Theaterstücke teilweise Ersatz schaffen.	***Spielverhalten, Aggressionsverhalten***
Dieses bedachte Verhalten wird von Eselunkundigen gerne als stur oder störrisch bezeichnet. Sie üben dann Druck aus, zerren am Führstrick oder schieben, um den Esel zu bewegen.	Geduldig und überlegt führen.	Das besonnene Verhalten der Esel bei Gefahr, Überraschungen und beim Führen lässt sich in der TGI wunderbar nutzen und verbalisieren. Warum streikt der Esel? Liegt es vielleicht an meinem Verhalten? Was muss ich ändern?	***Fluchtmöglichkeit, Rückzugsmöglichkeit (Ruhezeiten)***

Um festzustellen, ob es unseren Bauernhoftieren in unserer Tierhaltung gut geht, empfiehlt die Biologin für jedes unserer Tiere, zumindest aber für jede Tierart, eine Tabelle nach folgendem Muster zu erstellen (siehe Beispiel Seite 106):

Darin schreiben wir in die erste Spalte die Verhaltensweisen der ursprünglichen Wildart. Welche sozialen Kontakte, Bewegungen und Abwechslung prägten ihr Leben? Wie waren Futterauswahl und Fresszeiten und das Sexualverhalten? Auch das Flucht- und Ruheverhalten, das Spiel- und Aggressionsverhalten sowie die Fürsorge für den Nachwuchs gehören in diese Spalte.

Daraus leiten sich in der zweiten Spalte die Bedürfnisse unserer heutigen Tiere ab.

In den weiteren Spalten können wir überprüfen, ob unsere Tierhaltung diese Bedürfnisse erfüllt, wo es Unterschiede gibt, was wir vielleicht verbessern könnten und wo die Tiergestützte Arbeit beim Erfüllen des Hedonischen Budgets helfen könnte. »Denn eine wichtige Grundregel im Hedonischen Budget und im wirklichen Leben ist es, dass man nie etwas wegfallen lassen, abstellen, verbieten darf, ohne dafür einen Ersatz zu schaffen«, erklärt Cornelia Drees (ebd. Drees, 2018).

Es geht also darum, herauszufinden, wie unsere Tiere in Freiheit leben würden. Entsprechend müssen wir beobachten und prüfen, ob ihnen etwas in unserer Haltung fehlt und wie wir mögliche Defizite ausgleichen. Können wir unseren Eseln und Ziegen zum Beispiel im Stall und auf der Weide nicht genügend Bewegung und Abwechslung bieten, könnten Spaziergänge oder Bodenarbeit mit ihnen in der Tiergestützten Intervention das Bedürfnis nach Beschäftigung teilweise ersetzen. Können wir die lange Futtersuche mit tagesausfüllenden Fresszeiten unserer Esel durch unsere oftmals zu üppigen Weiden nicht erfüllen, so müssen wir die Weidezeit eventuell eingrenzen und die Fresszeiten mit Futternetzen oder Futterbällen oder Futterverstecken verlängern. Tätigkeiten wie Futterverpacken und Verstecken lassen sich wunderbar in eine Tiergestützte Intervention einbinden. Alles, was wir im Tiergestützten Einsatz von unseren Tieren verlangen, sollte im Hedonischen Budget auch als Bedürfnis des Tieres vorkommen.

Profitipp: Da sich das Hedonische Budget unserer Bauernhoftiere innerhalb ihrer Lebenszeit ändert, empfiehlt Cornelia Drees (ebd. Drees, 2018), »auch bei eingeschliffenen Mensch-Tier-Beziehungen von Zeit zu Zeit bilanzieren, ob unter dem Strich ein jeder unserer tierischen Mitarbeiter immer noch auf seine Kosten kommt.«

Tierethische Anforderungen

Belastbarkeit berücksichtigen

Die Bedürfnispyramide des US-amerikanischen Psychologen Abraham Maslow beschreibt sehr anschaulich die menschlichen Bedürfnisse und Motivationen.

Basierend auf den körperlichen Grundbedürfnissen stehen die Bedürfnisse von unten nach oben in der Reihenfolge ihrer Bedeutung: Sicherheit, Sozialkontakte, Wertschätzung und Entwicklung. Nur wenn wir satt und sicher sind, können wir unsere anderen Bedürfnisse erfüllen. Das gilt auch für Tiere. Sie haben ähnliche Bedürfnisse und dieselbe Bedürfnishierarchie, wie unsere Bedürfnispyramide zeigt.

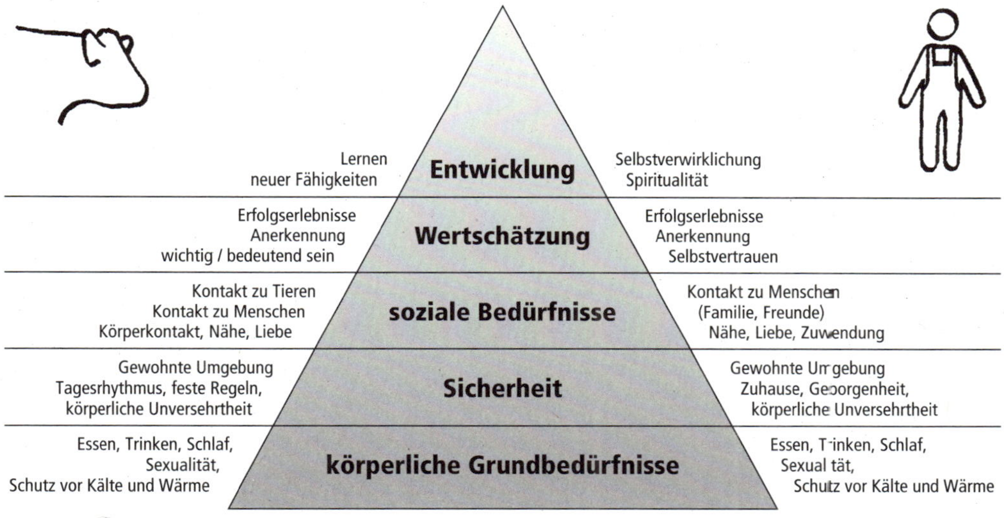

Lernen
neuer Fähigkeiten
Entwicklung
Selbstverwirklichung
Spiritualität
Erfolgserlebnisse
Anerkennung
wichtig / bedeutend sein
Wertschätzung
Erfolgserlebnisse
Anerkennung
Selbstvertrauen
Kontakt zu Tieren
Kontakt zu Menschen
Körperkontakt, Nähe, Liebe
soziale Bedürfnisse
Kontakt zu Menschen
(Familie, Freunde)
Nähe, Liebe, Zuwendung
Gewohnte Umgebung
Tagesrhythmus, feste Regeln,
körperliche Unversehrtheit
Sicherheit
Gewohnte Umgebung
Zuhause, Geborgenheit,
körperliche Unversehrtheit
Essen, Trinken, Schlaf,
Sexualität,
Schutz vor Kälte und Wärme
körperliche Grundbedürfnisse
Essen, Trinken, Schlaf,
Sexualität,
Schutz vor Kälte und Wärme

Die Bedürfnispyramide nach dem Modell von Maslow, von uns um die Bedürfnisse der Tiere erweitert

Genau wie wir haben Tiere körperliche Grundbedürfnisse und benötigen Essen, Trinken, genügend Schlaf, Schutz vor Wärme oder Kälte. Natürlich unterliegen auch Tiere hormonellen Schwankungen und haben sexuelle Bedürfnisse. Wie Menschen sehnen sie sich nach Sicherheit und Geborgenheit, lieben Sozialkontakte, Anerkennung, Bewunderung und ehrliche Wertschätzung. Und vor allem: Tiere brauchen ebenfalls positiven Zuspruch und wollen in ihren Talenten bestärkt werden, sprich möchten lernen und sich weiterentwickeln.

In der Tiergestützten Arbeit berücksichtigen wir die Bedürfnisse unserer Bauernhoftiere: Wir achten darauf, dass die Tiere vor ihrem Einsatz genug gefressen und getrunken haben und ausgeruht sind. Außerdem haben wir stets die natürlichen

Hormonschwankungen unserer Bauernhoftiere im Blick. Die Zunahme der männlichen Hormone kann dazu führen, dass sich das Verhalten männlicher Jungtiere plötzlich ändert und sie anfangen zu stoßen. Die Angriffslust brauchen sie in der Natur, um sich gegen männliche Konkurrenz durchzusetzen. Diese Verhaltensweisen können jedoch die Tiergestützte Arbeit plötzlich erschweren. Bei den weiblichen Tieren müssen wir den Zyklus berücksichtigen. Schweine sind zum Beispiel, wenn sie nicht tragend sind, alle 21 Tage rauschig. Unsere Minischweine versuchen dann, nicht nur auf ihre Artgenossen, sondern auch auf uns Menschen aufzuspringen. Dieses Hochsteigen dauert bis zu zwei und drei Tage und kann unseren Klienten wehtun. Unsere Eselstute ist in der Rosse unausgeglichen. Es versteht sich von selbst, dass wir in dieser Zeit nicht am Tier arbeiten, sondern etwas für das Tier tun. Zum Beispiel Futter vorbereiten, Beete für die Tiere anlegen, Vorräte sammeln und Ähnliches.

Ohne Regeln geht es nicht

Damit unsere Bauernhoftiere den Besucherinnen und Besuchern nicht schutzlos ausgeliefert sind, sprechen wir zu Beginn feste Umgangsformen und Regeln ab. Diese helfen den Teilnehmenden, sich beim Tier richtig zu verhalten und sich in das Tier hineinzuversetzen.

Profitipp: Je mehr die Besucherinnen und Besucher von unseren Bauernhoftieren erfahren – zum Beispiel den Namen, die Vorlieben, eventuelle Abneigungen oder die Lebensgeschichte des Tieres –, desto mehr entwickeln die Klienten Empathie und nehmen die Tiere als unterschiedliche Persönlichkeiten wahr. Bei uns haben sich hierfür selbst gemachte Fotobücher von jedem einzelnen Tier bewährt.

Feste Abläufe und die gewohnte Umgebung geben unseren Tieren ebenfalls das Gefühl von Sicherheit. Bereits bei der ersten Annäherung achten wir auf die richtige Reihenfolge.

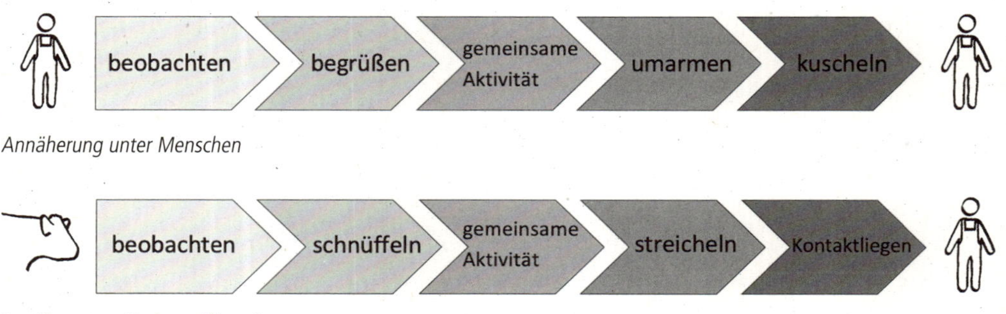

Annäherung unter Menschen

Annäherungen Tier zum Menschen

Langsam Schritt für Schritt annähern

Die meisten Tiere wollen, so wie wir Menschen, nicht sofort gestreichelt werden. Auch wenn es manchen Seniorinnen und Senioren schwerfällt: Bevor sie unsere Bauernhoftiere anfassen oder sogar in den Arm nehmen, sollten sie sie erst einmal beobachten und den richtigen Umgang mit ihnen lernen (siehe Seite 154). Danach dürfen sie die Tiere begrüßen und aktiv werden. Zunächst lassen wir die älteren Menschen zum Beispiel Äpfel schneiden, Flocken quetschen oder sonstiges Futter vorbereiten.

Profitipp: Als Übersetzer und Vermittler zwischen Klienten und tierischen Mitarbeitern prüfen wir sowohl die Stimmung unserer Besucherinnen und Besucher als auch unserer Tiere. Dabei müssen wir als Vertrauensperson unserer Tiere sehr sensibel sein. Was gestern noch für unsere Bauernhoftiere gut war, kann ihnen heute vielleicht bereits zu viel sein.

Erst danach können die Besucherinnen und Besucher die Tiere zum Beispiel mit der geschnittenen Möhre oder dem gepflückten Löwenzahn füttern (siehe Seite 158). Gehen wir im Anschluss mit den Seniorinnen und Senioren zu den Tieren in den Stall oder auf die Weide, beachten wir vor allem am Anfang die Individualdistanz unserer Bauernhoftiere. Die Individualdistanz ist die geringste noch geduldete Distanz zwischen Individuen einer Art. Unterschreiten wir diesen Mindestabstand, kann sich ein Tier unwohl oder bedroht fühlen. Je nach Art, Geschlecht und Charakter weicht es aus, droht uns oder greift gar an. Bei Kühen zum Beispiel beträgt dieser Abstand je nach Rangordnung einen halben bis zu drei Meter. Auf der Weide halten liegende Kühe eine Distanz von zwei bis drei Metern und fressende Tiere von neun bis zwölf Metern. Unsere tierischen Mitarbeiter sind jedoch von klein auf an Nahkontakte gewöhnt. Trotzdem achten wir auf mögliche Stress- oder Rückzugstendenzen, damit sich unsere Tiere nicht überfordert fühlen.

Das erste Date muss gelingen

Um eine beidseitig gelungene Annäherung zu garantieren und erste Nahkontakte anzubahnen, setzen wir mobile Gehege ein. Diese lassen sich mit wenigen Handgriffen drinnen und draußen schnell aufbauen, gewähren den Tieren Rückzugsraum und den Teilnehmenden Abstand, um die Tiere erst einmal »gefahrlos« kennenzulernen.

Beim Einsatz brauchen unsere Tiere Rückzugsmöglichkeiten und danach regelmäßige Auszeiten, in denen sie ihren artspezifischen Bedürfnissen nachgehen und Sozialkontakte zu anderen Tieren pflegen können. Wir machen zum Beispiel gerne nach dem Einsatz mit den Eseln am Abend noch einen gemütlichen Spaziergang. Das entspannt unsere Langohren und macht ihnen Freude.

Personal auswählen

Welche Tiere eignen sich?

Selbst wenn wir das Hedonische Budget weitgehend erfüllen, müssen wir die Eignung der einzelnen Tiere für die Tiergestützte Arbeit überhaupt und spezielle Einsatzzwecke prüfen. Jedes Tier hat individuelle Eigenschaften, Fähigkeiten und Talente. So kann es innerhalb derselben Art unterschiedliche Wesensarten geben. Beispielsweise haben unsere drei Kamerunschafe ganz verschiedene Charaktere und eignen sich daher auch für unterschiedliche Menschen. Während Schnucki sehr ruhig und sensibel ist, sind Molly und Lucy eher aufgeweckt, aktiv und kommunikativ. Allen unseren tierischen Mitarbeitern gemeinsam ist jedoch, dass sie die Nähe zu Menschen kennen und schätzen und uns vertrauen. Wenn ältere Menschen (mit diversen Hilfsmitteln) kommen, sollten sie entgegen ihren Instinkten nicht fluchtartig das Weite suchen oder gar ängstlich verteidigend reagieren.

Gerade Ältere oder Menschen mit Demenz agieren manchmal unabsichtlich ungeschickt oder unberechenbar. Nicht selten haben sie zum Beispiel nach einem Schlaganfall Spastiken oder agieren ungewollt unkontrolliert. Auch Schreien, Weinen oder innere Unruhe, die sich in Form von häufigem Weglaufen zeigt, sind bei Seniorinnen und Senioren keine Seltenheit. Laute Geräusche, plötzliche Bewegungen oder gröberes Anfassen stressen die Tiere. Besonders wenn sie es nicht kennen.

Umgekehrt gilt zu beachten, dass manche ältere Menschen nicht mehr schnell genug zurückweichen können, wenn eines unserer Tiere ungehalten reagieren würde. Nur zahme, tiergerecht gehaltene und darauf vorbereitete Bauernhoftiere bewältigen die hohen Anforderungen eines Tiergestützten Einsatzes. Außerdem gilt es zu akzeptieren: So wie nicht jeder Mensch einen sozialen Beruf ausüben kann, so eignet sich auch nicht jedes Tier für die soziale Arbeit. Da helfen auch alle Mühen nichts. Diese Freiheit müssen wir unseren Tieren zugestehen. So schwer das auch manchmal fällt.

So haben wir uns zum Beispiel nach mehr als zwei Jahren liebevollem Beziehungsaufbau schweren Herzens von unserem Rind Emma getrennt. Obwohl wir von Geburt an viel Zeit mit ihr verbrachten, sie an verschiedene Geräusche, Gerüche und an Berührungen unterschiedlicher Menschen gewöhnt haben, zeigte sie uns immer wieder durch Abwenden bei der Tiergestützten Arbeit, dass sie keinen engen Umgang mit Menschen mag. Tröstlich war, dass wir sie auf einem Schulbauernhof in der Nähe unterbringen konnten. Dieser hat zwar auch viele Menschengruppen auf dem Hof. Die Begegnungen sind jedoch weniger nah und »intensiv« als bei uns. Bei unserer jungen Lotta wissen wir noch nicht, ob sie den Aufgaben gewachsen sein wird.

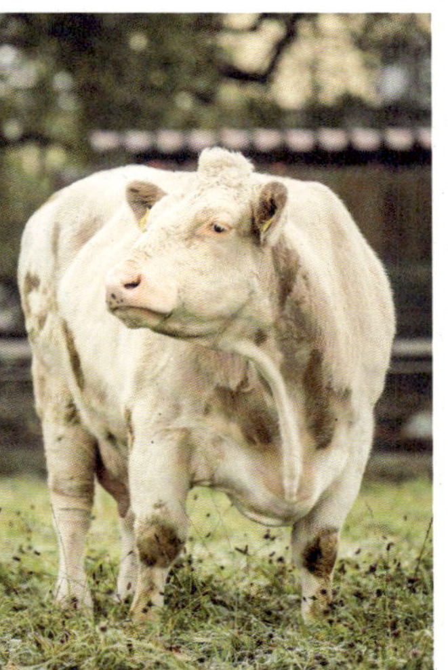
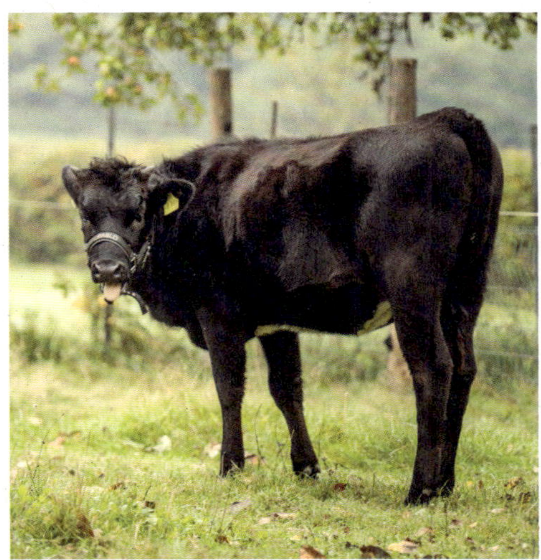
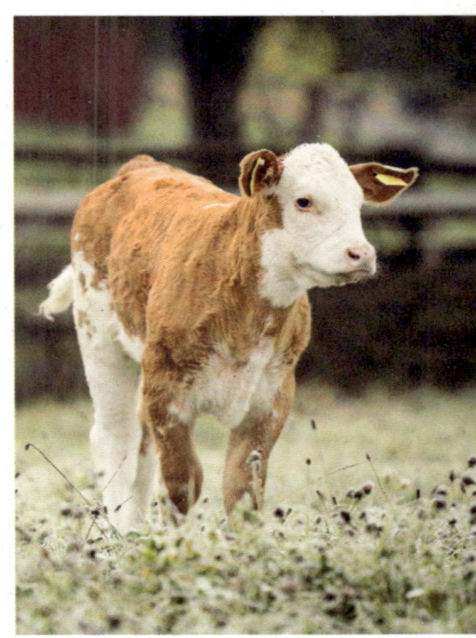

Drei unterschiedliche Kuhpersönlichkeiten: Paula (l.): total sozial, Luna (m.): eher reserviert, Lotta (r.): noch in der Ausbildung.

Personal ausbilden und fortbilden

Sozialisation, Habituation und Training

Eine vertrauensvolle Mensch-Tier-Beziehung ist die Grundlage für jeden qualitativ hochwertigen Einsatz mit Tieren. Diese Beziehung muss auf Gegenseitigkeit beruhen, sprich wechselseitig sein. Das heißt, nicht nur ich vertraue meinem Tier, sondern das Tier vertraut auch mir. Diesen Vertrauensaufbau gilt es von Beginn an zu fördern. Dazu gehört, dass wir negative Erfahrungen unbedingt vermeiden. Anders als wir Menschen oftmals annehmen, haben Bauernhoftiere ein gutes Gedächtnis und lernen meistens schnell. Sie merken sich, wie wir mit ihnen umgehen, und erinnern sich an gute, aber auch an stressige oder gar schmerzhafte Situationen. Ihre positiven oder negativen Erfahrungen können sie mit bestimmten Situationen verknüpfen – Ähnliches gilt für ihre Erfahrungen im Kontakt mit Menschen. Deshalb ist es sowohl in der Erziehung als auch bei der Ausbildung der Tiere wichtig, negative Erfahrungen möglichst zu vermeiden und viel Zeit und Energie in eine positive Mensch-Tier-Beziehung zu investieren.

Profitipp: Natürlich können wir unseren Tieren nicht jeden schmerzvollen Eingriff ersparen, sei es eine Behandlung durch einen Tierarzt oder das Einziehen der vorgeschriebenen Ohrmarken. Wir sollten jedoch versuchen, jeden Eingriff mit einem positiven Menschenkontakt abzuschließen, also mit viel Streicheln und ruhigem Zusprechen.

Die Sozialisation – von klein auf Menschen mögen

Unsere tierischen Mitarbeiter müssen einiges lernen: eine fachgerechte Sozialisation und Erziehung erhalten. Die Bauernhoftiere sollten sowohl eine enge Beziehung zu Artgenossen wie auch zum Sozialpartner Mensch aufbauen. Unter Sozialisation versteht man den meist unbewussten Anpassungsprozess an die soziale Umwelt, der einem Individuum die erfolgreiche Integration in den Sozialverband ermöglicht. Nur so kommt es auch bei Tieren zur Ausbildung unverwechselbarer Charaktere, sodass wir von Tierpersönlichkeiten sprechen. Erziehung ist ein Bestandteil des Sozialisationsprozesses. Dabei versuchen wir, bewusst auf die Verhaltensentwicklung einzuwirken. Ziel ist es, dass die Jungtiere durch vielfältige Lernerfahrungen mit ihren künftigen Sozialpartnern ein stabiles Sozialverhalten entwickeln. Hier ist neben dem Erproben von neuem Verhalten auch das Setzen klarer Grenzen nötig.

Profitipp: Bei allen Bauernhoftieren sind die Stunden und Tage direkt nach der Geburt am prägendsten. Innerhalb von 24 Stunden nach der Geburt findet die Prägung zwischen Mutter und Jungtier statt. Sie erfolgt über den Geruch, die Stimme, den Geschmack und natürlich über Berührungen. Dabei sind besonders die ersten fünf Stunden entscheidend.

Die Habituation – Tiere an Reize aller Art gewöhnen

Ebenso wichtig ist es, Jungtiere an ihre Umwelt zu gewöhnen. Dafür nutzen wir die Habituation: die Fähigkeit von Lebewesen, sich an einen wiederholten Reiz zu gewöhnen. Denn wenn das Jungtier auf alle Reize jederzeit reagieren würde, wäre sein Gehirn mit Reizen überflutet und es wäre nicht mehr in der Lage, alle Informationen effektiv zu verarbeiten.

Um eine gute Beziehung zum Jungtier aufzubauen, empfehlen wir, in den ersten drei Lebenswochen viel Zeit mit ihm zu verbringen. In den ersten Lebenstagen erfolgt der Kontakt möglichst ruhig und nur durch die Hauptbezugsperson. In den darauffolgenden Tagen dürfen die Jungtiere dann Menschen verschiedenen Alters kennenlernen. Dabei können sie gestreichelt, gehalten und auf den Schoß genommen werden. So gewöhnen sie sich an unterschiedliche Gerüche, Berührungen und Situationen. Nach zwei Wochen lassen sich die Jungtiere schrittweise mit Lärm oder abrupten Bewegungen konfrontieren. Dadurch reagieren sie später gelassen, wenn beispielsweise ein älterer Mensch mit Demenz plötzlich schreit, weint oder schimpft.

Natürlich gelingt die Ausbildung am leichtesten bei Jungtieren. Aber auch ältere, mit Menschen vertraute Tiere lernen dazu. Es dauert manchmal nur länger und erfordert mehr Geduld, Liebe und Verständnis.

Die Basislektion und ein Muss – Tiere an Krücken und Co. gewöhnen

Zunächst führen wir die Tiere behutsam an Situationen und Dinge heran, die für sie später als tierische Mitarbeiter zum Arbeitsalltag gehören. Bei Älteren oder Menschen mit Demenz können dies zum Beispiel Rollstühle, Rollatoren, Krücken sowie verschiedene Stütz- und Lagerungskissen sein. Auch andere Hilfsmittel wie Wippen, Tunnel, flatternde Tücher und auch unterschiedliche Geräusche gehören dazu. Tiere lernen so mit der Zeit, angemessen auf den Reiz zu reagieren. Die Gegenstände oder Geräusche sind ihnen vertraut und für sie belanglos, daher ignorieren sie sie.

Die weiterführende Ausbildung – immer am Ball bleiben

Die weiterführende Ausbildung der Tiere dient dazu, dass wir unsere Tiergestützten Einsätze vielfältiger gestalten können. Schließlich möchten wir Ältere oder Menschen mit Demenz in kognitiver, motorischer, sozialer oder emotionaler Hinsicht stabilisieren und stärken. Zum Beispiel mit einem gemeinsamen Spaziergang mit Eseln oder Ziegen. Während der gesamten Ausbildung sollten wir die arttypischen Verhaltensweisen der Bauernhoftiere berücksichtigen. Am besten gelingt das, wenn wir den Tieren Dinge beibringen, die sie sowieso gerne lernen möchten. Dies ist je nach Tierart sehr unterschiedlich. Ziegen lieben es zum Beispiel, zu klettern und auf erhöhte Gegenstände zu springen. Das liegt in ihrem Naturell. Deshalb können wir sie ohne Schwierigkeiten lehren, über Wippen zu gehen, durch einen Parcours zu laufen oder auf ein Podest zu springen. Ein Esel dagegen hat andere Interessen. Die bewegungsfreudigen Wüstentiere gehen gerne mit uns spazieren. Das sollten wir bei der Auswahl der zu lernenden Fertigkeiten berücksichtigen. Tricks, wie sich im Kreis drehen, Sitz, Verbeugen und Ähnliches, gehören nicht zu den Dingen, die ein Tier lernen möchte. Es ist für das Tier nicht sinnhaft, so etwas auf ein Signal hin zu tun.

Lebenslanges Lernen – Freude vermitteln

Beim Lernen werden nicht nur die Lerninhalte im Hirn gespeichert, sondern auch die Gefühle, die während dieses Prozesses entstehen. Fühle ich mich gut angeleitet und da abgeholt, wo ich bin, macht Lernen Freude. Wenn ich überfordert oder unterfordert bin, führt es zum Frust. »Im Hirn entstehen Erinnerungsnetzwerke, die dann in den entsprechenden Situationen wieder aktiviert werden«, erklärt der Psychotherapeut Dr. Rainer Wohlfarth (in: Bauernhoftiere bewegen Kinder, 2021). Die meisten von uns kennen das aus der Schulzeit. Wer beispielsweise den Matheunterricht gehasst hat oder einfach nicht folgen konnte, behält ein ungutes Gefühl. Wenn wir dann den Lehrer zufällig Jahre später auf der Straße treffen, empfinden wir ein Unbehagen, ganz ohne Mathe. Entscheidend für den Lernprozess ist also nicht nur das, was gelernt werden soll, sondern auch wie und welche Gefühle bei dem Prozess entstehen.

Sehr wichtig für ein erfolgreiches und lustvolles Lernen sind der Spaß und das Interesse an der Aktivität. Wenn wir dies beherzigen, agieren die Tiere nicht für eine materielle Belohnung – zum Beispiel ein Leckerli –, sondern weil sie Spaß an den Interaktionen mit uns und unseren Klienten haben. Genau davon lebt die Tiergestützte Arbeit. Wir brauchen Tiere, die gerne in Kontakt und in Kommunikation mit Menschen treten. Daher sollten wir sie nicht mit Futter locken, um Kontakt zu knüpfen. Oft erzieht man sich so Tiere, die nur zu den Klienten kommen, um sich Futter abzuholen. Als Folge wenden sie sich ab, wenn der Mensch nichts zum Fressen mitbringt. Bei einer solchen Interaktion betrachten die Tiere uns Menschen nur als Futterautomat.

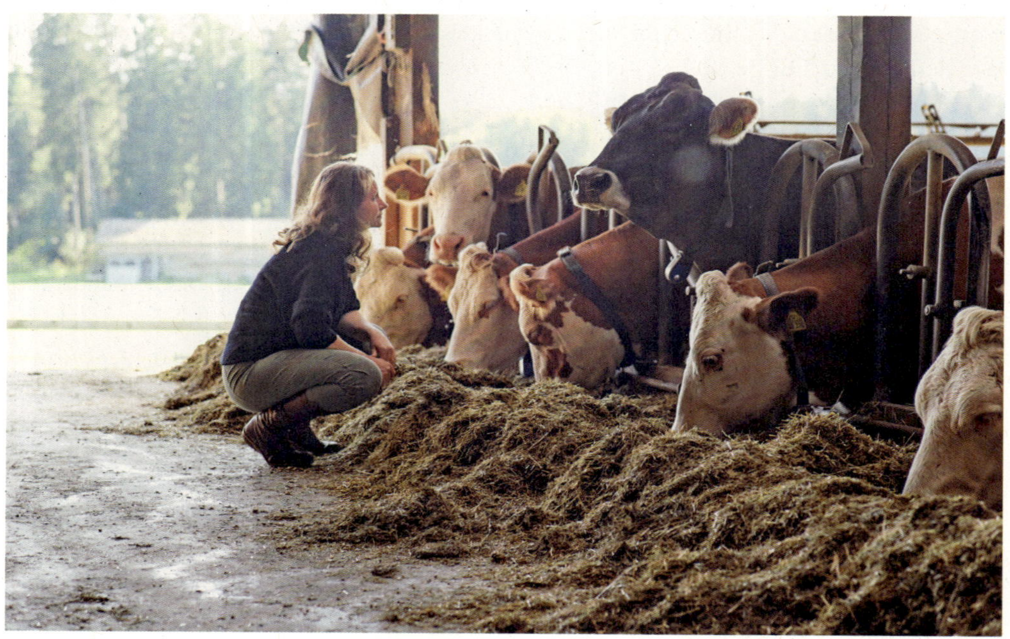

Personal richtig führen

Motivieren und klar kommunizieren

Wir fordern sehr viel von unseren tierischen Mitarbeitern. Sie sollen heilsam sein, anderen helfen und das am besten immer und ganz schnell. Damit sie das können, müssen aber auch wir Menschen unseren Bauernhoftieren respektvoll begegnen. Oft beobachten wir Besucherinnen und Besucher, die einfach an unserem Weidezaun stehen und unsere Tiere ungefragt am Kopf »antatschen«. Das ist mit Sicherheit nett gemeint, aber eben unbedacht, unhöflich und auch übergriffig. In den seltensten Fällen fragen wir uns wirklich, ob dies dem Tier gefällt und wie es das Tier wohl empfindet. Da hilft es einfach, die Rollen zu tauschen. Würden wir uns von fremden Artgenossen oder Tieren ins Gesicht fassen lassen? Die wenigsten von uns haben einen höflichen Umgang mit Bauernhoftieren in ihrer Prägezeit gelehrt bekommen. In der Tiergestützten Arbeit ist es wichtig, dass wir lernen, uns darüber Gedanken zu machen, und unsere festgefahrenen Verhaltensmuster aufbrechen und ändern. Achtsamkeit heißt das Zauberwort. Wenn unsere Bauernhoftiere einen guten Job machen sollen, müssen wir unsere Unachtsamkeit überwinden und lernen, mit dem »Herzen zu sehen«.

Tiere sind wunderbare Achtsamkeitstrainer

Achtsamkeit bedeutet, ganz im Hier und Jetzt zu sein, und zwar nicht nur körperlich, sondern auch geistig. Das ist gar nicht so einfach. Wie oft hängen wir mit unseren Gedanken entweder noch in der Vergangenheit oder sorgenvoll bereits in der Zukunft. Achtsam zu sein, bedeutet, nicht ängstlich oder übervorsichtig zu sein, sondern schenkt meinem Gegenüber Be-Achtung. Ich begegne anderen ohne Wertung, vorurteilsfrei und authentisch, so wie es uns unsere Tiere vormachen. Wenn wir möchten, dass unsere Bauernhoftiere achtsam auf die Bedürfnisse von unseren Besucherinnen und Besuchern eingehen, sie mit all ihren Eigenheiten annehmen, dann müssen wir wie sie werden: bewusst im Hier und Jetzt präsent sein und unser Gegenüber wertschätzen, egal, ob Mensch und Tier. Nur so können Mensch-Tier Begegnungen gelingen. So schreibt es auch Cornelia Drees in ihrem Buch »Pforte auf … TGI. Die möglichst freie Bewegung von Mensch und Tier«, 2018.

Klare Absprachen mit den Tieren treffen

Vor jedem Einsatz sollten wir unsere Tiere auf die Situation vorbereiten. Wir sollten ihnen vermitteln, was wir an Zusammenarbeit von ihnen brauchen und wie die Arbeit aussehen wird.

Dazu können wir ihnen einfach ihre vertrauten Arbeitswerkzeuge zeigen. Zum Beispiel den Eseln das Halfter und den Führstrick. Dann erkennen sie, dass es auf Tour geht. Wenn Fellpflege angesagt ist, lassen wir unsere Ziegen zunächst an den Bürsten schnuppern. Wenn wir das Lagerungskissen auf die Weide bringen, wissen unsere Schafe, dass die Arbeit mit einem Kind mit Schwerstmehrfachbehinderung beginnt. Sie versammeln sich dann beim Kind und lassen sich streicheln.

Darüber hinaus beherzigen wir die Methode der Verhaltensforscherin und Tierkommunikatorin Meike Böhm. Sie rät uns, mit den Tieren auch verbal und sogar in Gedanken zu kommunizieren. Ihrer Auffassung nach können wir den Tieren über visuelle Eindrücke und innere Bilder zeigen, welchen Vorteil wir als Anbieter, aber auch das Tier von dem Einsatz haben. Unsere Beweggründe könnten beispielsweise sein, den Menschen mit Handicaps zu helfen, aber auch das Geld für den Lebensunterhalt von Zwei- und Vierbeinern zu verdienen. Aber auch die Tiere bekämen ihren Lohn. Sie erhielten Bewunderung und Aufmerksamkeit und eine Abwechslung vom Alltag (siehe Abbildung Seite 109). Wenn die Tiere aus ihrer Erfahrung wüssten, was auf sie zukäme, und einen Sinn in ihrer Arbeit sehen würden, dann ließen sie sich in der Regel auch gut für ihren Arbeitseinsatz motivieren. Denn alle sozial lebenden Säugetiere erwerben gerne im Sozialverband neue Fertigkeiten und schätzen es, dabei das Gefühl von Wertschätzung und Dankbarkeit zu erhalten.

Menschen und Tiere brauchen einen Plan

Wenn wir unsere Mitmenschen aufklären, was genau wir heute geplant haben, setzen wir sie ins Bild, ohne sie zu überrumpeln. Daher informieren wir unsere Klientinnen und Klienten im Vorfeld, was genau wir heute machen. Das Gleiche gilt auch für Tiere. »Unseren Tieren mitzuteilen, was wir mit ihnen vorhaben und was wir tun werden, gibt ihnen genau wie uns Menschen die Möglichkeit, sich darauf einzustellen«, erklärt Meike Böhm von Nutztierwohl.de: Machten wir das nicht, überrumpelten wir unsere Tiere, stellten sie vor vollendete Tatsachen. Sie müssten dann blitzschnell reagieren, ohne zu wissen, was wir wollen. Das funktioniere höchstens mit Tieren, mit denen wir schon lange zusammenarbeiten. Diese »alten Hasen« wüssten aus Erfahrung, was komme. Dagegen könne dieses ungewollte »Überrumpeln« bei ungeübten tierischen Mitarbeitern zu unschönen Missverständnissen führen. Die Tiere würden nervös und unsicher und gefährdeten damit unsere Arbeit.

Daher müssten wir mit unseren Tieren klar kommunizieren. Damit das Tier wisse, was wir uns von ihm wünschen, müssten unsere Gedanken mit unseren Worten und unserer inneren Haltung übereinstimmen. Nur so verstehe das Tier unsere wahre Absicht. Eine klare Kommunikation, bei der Wort, Stimmung und Mimik zusammenpassen, vermeide Missverständnisse.

Achtung: »Negative Formulierungen, wie ›Hör auf, so rumzuzappeln!‹ oder ›Ich will nicht, dass du immer an mir hochspringst!‹ sind weder bei Mensch noch beim Tier zielführend«, erläutert Meike Böhm. Dadurch entstehen meist Frust und Ungeduld, was bis zur Macht- und Ratlosigkeit führen kann.

Wer so agiere, entwickle ein Abwehrverhalten und eine Hau-Ruck-Mentalität. Wir benutzten dadurch unbewusst auch mehr körperliche Kraft. Der Umgang mit dem Tier führe dann zu einem Erschöpfungszustand und stresse Mensch und Tier. Stattdessen müssten wir unsere Aufmerksamkeit gezielt auf das Verhalten lenken, welches wir von unserem Tier wünschen, und es dem Tier in Bildern vermitteln. Wichtig sei dabei, dass unsere Stimmung auch zu den Aussagen passe. »Nichts funktioniert zuverlässiger und unmittelbarer als die Stimmung, die wir übertragen«, so Böhm.

Die folgende Tabelle zeigt einige Beispiele nach Meike Böhm.

Negative Formulierung	Positive Botschaft	Passende Stimmung
Hör auf, so rumzuzappeln!	Ich brauche von dir, dass du ganz entspannt auf dem Boden stehen bleibst.	entspannt und geerdet
Ich will nicht, dass du immer an mir hochspringst!	Schön, wenn du mit allen Vieren fest auf dem Boden stehst. So kann ich dich besser begrüßen und leichter streicheln.	Freude vermitteln
Immer dieses Ausbüchsen von dir, das mag ich nicht.	Ich freue mich, dass du auf dieser Weide bleibst. Hier bist du sicher und ich weiß, wo du bist.	Sicherheit vermitteln

Ansonsten handeln wir bei den Tiergestützten Einsätzen mit unseren Bauernhoftieren gerne nach der Weisheit des Rabbis Shmuel Avidor Hacohen, der sagte: »Ich bin ganz sicher, dass meine Anhänger stets das tun, was ich ihnen auftrage.« Auf die Frage, warum, antwortete er, »weil ich ihnen nur auftrage, wozu sie sich auch imstande fühlen!« (in: Ratlos war der Rabbi nie. Chassidischer Humor)

Im Klartext: Wer mit seinen Tieren achtsam und wertschätzend umgeht und sie nicht überfordert, erreicht am meisten.

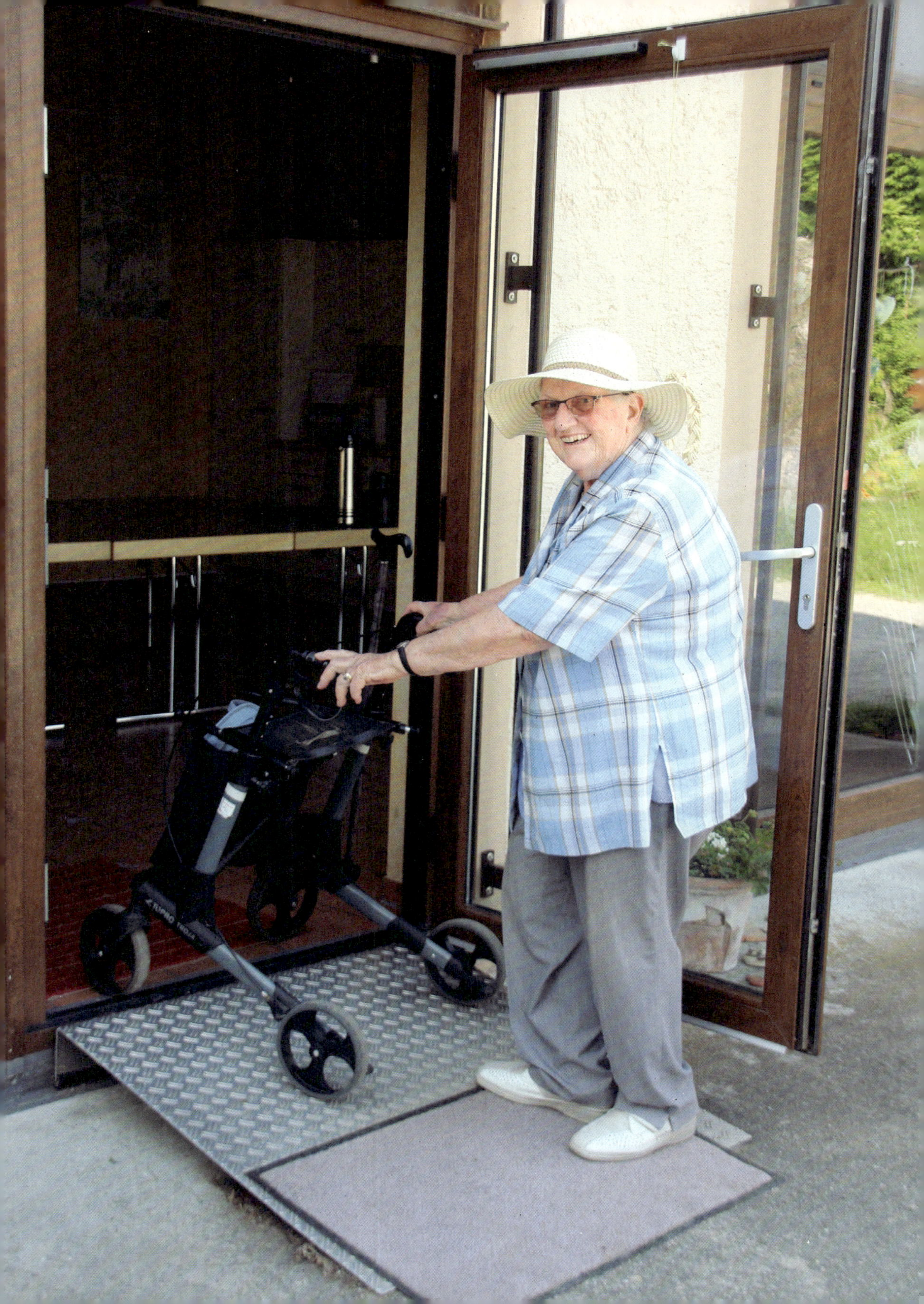

Professionell planen und arbeiten

Unmöglich – sagt deine Angst,
zu viel Risiko – deine Erfahrung,
sinnlos – dein Zweifel,
versuch's – flüstert dein Herz

VERFASSER UNBEKANNT

Persönliche Anforderungen

Fast jede und jeder kann kommen

Die Bandbreite von möglichen Angeboten für Seniorinnen und Senioren auf dem Bauernhof ist sehr groß. Sie reicht von Hofführungen über Aktionstage und erlebnisorientierte Aktionen bis hin zu unterstützenden Hilfs- oder Pflegeangeboten. Dementsprechend können die Angebote einmalig oder regelmäßig, stundenweise, halbtags oder ganztags oder jahresbegleitend stattfinden – mit oder ohne Verköstigung. Egal, wie lange die Seniorinnen und Senioren auf dem Hof bleiben – bei allen Projekten mit Bauernhoftieren stehen sowohl der Schutz der Klientinnen und Klienten als auch das Wohlbefinden der Tiere ganz oben. Dafür sollten bei der Arbeit mit älteren Menschen bestimmte Voraussetzungen erfüllt sein.

Anforderungen an die Anbieterinnen und Anbieter: ältere Menschen mögen

Die gute Nachricht: Grundsätzlich kann jeder landwirtschaftliche Betrieb niederschwellige Angebote für Ältere anbieten. Zum Beispiel einen Stallrundgang, um die Tiere zu erleben, oder eine Feldrundfahrt. Da die Besuche den Alltag auf dem Bauernhof beeinflussen, sollten möglichst alle Familienmitglieder eine positive Einstellung zur Besuchergruppe haben oder sie zumindest tolerieren.

Eine gezielte Tiergestützte Intervention, so wie wir sie anbieten, erfordert jedoch viel mehr: fachliches Knowhow und eine ethische Grundhaltung mit Wertschätzung, Achtsamkeit und Offenheit im Umgang mit Mensch und Tier. Außerdem sollten die Anbieterinnen und Anbieter über soziale und kommunikative Kompetenzen sowie eine belastbare Persönlichkeit verfügen. Wir sollten uns den älteren Menschen gegenüber respektvoll und empathisch verhalten, ohne die professionelle Distanz zu verlieren. Gleichzeitig müssen wir aber auch Akzeptanz, Wärme und Zuversicht ausstrahlen. Denn unsere älteren Gäste verhalten sich oft unsicher.

Aus unserer Praxis: Sicherheit geben

Als die 86-jährige Marie Pfister mit der Tagespflege auf unserem Bauernhof ankommt, spüre ich sofort ihre Unsicherheit. Hilflos und ängstlich blickt sie sich um. Sie kommt gleich auf mich zu und fragt: »Was soll ich denn jetzt tun? Meine Mama wartet doch auf mich.« Ich versuche sie zu beruhigen. »Ich habe Ihrer Mama gesagt, dass Sie heute etwas später kommen. Jetzt haben wir erst einmal Zeit, die Tiere zu besuchen.« Doch Frau Pfister fragt immer weiter: »Was muss ich denn jetzt machen? Ich habe doch noch so viel zu erledigen und meine Mama wartet auf mich.« Behutsam nehme ich Frau Pfister an die Hand. »Ich habe Ihrer Mama erzählt, dass Sie heute Mittag bei mir die Tiere kennenlernen. Sie freut sich, dass Sie sie heute Abend besuchen werden.« Die Botschaft kommt langsam bei der Demenzbetroffenen an: »Sagen Sie mir, wenn ich gehen muss?« »Ja natürlich«, versichere ich, »aber wir haben noch Zeit. Eines nach dem anderen. Jetzt gehen wir erst einmal zu den Tieren«. Erst nach diesen mehrfachen Versicherungen kann unsere Klientin die Tiere überhaupt wahrnehmen und genießen.

Neben Empathie sind auch Kreativität, Spontanität und Flexibilität gefragt. Nicht selten bedarf es eines Plans B, weil sich die Teilnehmenden eventuell als doch nicht so belastbar herausstellen wie gedacht. Die letzten Sommer haben zum Beispiel gezeigt, wie stark schwülwarmes Wetter ältere Menschen schlaucht. Dann halten sie sich lieber im Schatten, unter den kühlenden Apfelbäumen auf, als allzu lange bei den Tieren auf der Weide zu sein.

Gleiches gilt bei windigem oder gar regnerischem Wetter. Unserer Erfahrung nach reagieren gerade ältere Menschen äußerst empfindlich auf »ungemütliches« Wetter. Hier brauchen wir neben Verständnis die Fähigkeit, effektiv zu handeln und unseren geplanten Ablauf flexibel anzupassen.

Profitipp: Bei schlechtem Wetter weichen wir auf variable Beschäftigungsmöglichkeiten aus, die sich auch ohne Tier an einem geschützten Plätzchen durchführen lassen und den Seniorinnen und Senioren dennoch Freude bereiten (siehe ab Seite 141).

Aus unserer Praxis: Verständnis zeigen und handeln

Ulla Reimer läuft rastlos am Gehege der Tiere auf und ab. Es ist feucht und der Wind bläst ihr die Haare ins Gesicht. »Mir ist so kalt. Ich will nach Hause.« Ich entgegne: »Das ist unangenehm, wenn einem kalt ist. Dann zieht die Kälte von innen so richtig hoch. Das kenne ich.« Frau Reimer jammert weiter: »Ja, ich friere doch immer so schnell. Die anderen verstehen das gar nicht.« Ich erkläre ihr: »Mir ist auch immer sehr schnell kalt, dann hole ich mir eine warme Decke und trinke eine Tasse Kaffee. Dann wird es meist besser. Glauben Sie, dass Ihnen das auch helfen könnte?« Die Seniorin hält meine Hände und schaut mich erleichtert an: »Ja, eine Decke und eine warme Tasse Kaffee wären wunderbar.« Ich mache den anderen Teilnehmenden den Vorschlag, dass wir gemeinsam in den warmen Schulungsraum gehen, um uns bei Kaffee und Kuchen aufzuwärmen. Dort angekommen, hole ich für Ulla Reimer eine warme Decke und packe sie ganz fest damit ein. Sie lächelt glücklich: »Ja, so ist es gut, schön warm und weich, so mag ich es.«

▶ Knowhow für Anbietende und helfende Hände

Zusätzlich ist auch Fachwissen, zum Beispiel Basiswissen zu den Krankheitsbildern und zum Umgang mit Erkrankten, gefragt. Wer selbst keine medizinischen oder pflegerischen Fachkenntnisse hat, sollte sich fortbilden. So sollten beispielsweise Bäuerinnen an Qualifizierungen zum Thema Umgang mit Menschen mit Demenz teilnehmen. Wer so wie wir Senioren-Besuche über die Pflegekasse abrechnen möchte (siehe ab Seite 187), bei dem sind Fortbildungen sogar ein Muss.

Unterstützen Mitarbeitende (Ehrenamtliche, FöJler und FöJlerinnen oder andere Angestellte des Bauernhofes) das Tiergestützte Angebot, erklären wir ihnen im Vorfeld den wertschätzenden Umgang mit Seniorinnen und Senioren (mit unterschiedlichen Altersbeschwerden) und bereiten sie auf ihren Einsatz vor. Auch sie müssen sich schulen lassen. Es sei denn, wir rechnen privat ab. Der Schulungsumfang variiert je nach Bundesland (siehe ab Seite 187).

▶ Wenn uns der Traktor die Show stiehlt

Natürlich reagieren wir auch auf die Rückmeldungen der Teilnehmenden: Manchmal haben unsere Besucherinnen und Besucher eigene Wünsche und Vorlieben oder finden andere Arbeiten, die parallel auf dem Hof ablaufen, spannender. Zum Beispiel wenn der Betriebsleiter vor der Werkstatt gerade eine Maschine repariert oder die Kartoffelpflanzmaschine mit Saatkartoffeln befüllt. Besonders Männerherzen schlagen bei den heute imposanten Landmaschinen oftmals höher. Dementsprechend müssen wir in der Lage sein, unser methodisch gut ausgearbeitetes und vorbereitetes Programm an die Belange der Teilnehmenden anzupassen.

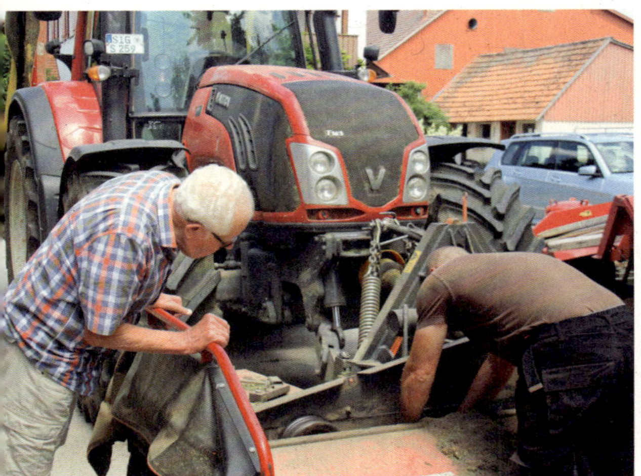

Was könnte dem Mähwerk fehlen?

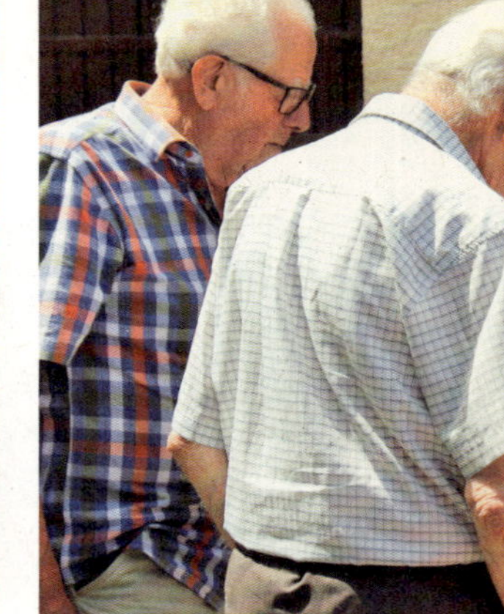

Typischer Techniktalk

Aus unserer Praxis: Geduld zahlt sich manchmal aus

Konrad Amann und Egon Strobel sind beide auf einem Hof aufgewachsen und mussten dort schon früh mit anpacken. Kühe melken, misten, aber auch Grünfutter holen oder andere Arbeiten mit den Maschinen erledigen. Kein Wunder, dass die beiden auf unserem Hof zur Höchstform auflaufen. Besonders wenn mein Mann in Sichtweite gerade eine Maschine repariert, gibt es für die beiden kein Halten mehr. Nur allzu gern fachsimpeln sie mit dem Betriebsleiter über die Tücken der Technik und ihre Abhilfe. Die Männer macht das Gespräch glücklich. Die Frauen in der Gruppe kennen das schon und warten geduldig. So lasse ich die Technikfreunde ein paar Minuten gewähren und mache dann mit dem vorbereiteten Programm weiter.

Anforderungen an die Helfer: Tiere und Teamarbeit schätzen

Auch hier gilt: Im Prinzip kann jede Alteneinrichtung, jedes Seniorenheim oder jede Tagespflegeeinrichtung an der Tiergestützten Arbeit auf einem Bauernhof teilnehmen. Wichtig ist, dass sowohl die Heimleitung als auch die begleitenden Altenpflegenden und Mitarbeitenden der Tiergestützten Arbeit positiv gegenüberstehen: Sie sollten etwas Interesse am Bauernhof und an der Landwirtschaft mitbringen, Tiere mögen oder zumindest keine Angst vor Bauernhoftieren haben. Voraussetzung ist, dass die Altenfachkräfte uns mit Rat und Tat zur Seite stehen und bereit sind, im Team mit uns zusammenzuarbeiten. Tiergestützte Arbeit stellt höhere professionelle Anforderungen als ein Ausflug auf den Bauernhof.

Das Tiergestützte Angebot sollte daher im Vorfeld mit allen Beteiligten besprochen und die Inhalte und der Ablauf gemeinsam vorbereitet werden. Im Nachgang sollte die Einrichtung den Hofbesuch nochmals aufgreifen. In der Praxis läuft dies bei uns folgendermaßen ab: Die Heimleitung entscheidet in Absprache mit dem Begleitpersonal und den pflegenden Angehörigen, welche Seniorinnen und Senioren den Bauernhof besuchen. Sinnvoll ist es, wenn die Angehörigen zuvor einen Biografie-Fragebogen ausfüllen (siehe Seite 23 und Seite 196). Oftmals liegt dieser der Einrichtung bereits vom Aufnahmegespräch vor. Im Team besprechen wir dann entsprechend den vorhandenen Fähigkeiten und den Biografien der Teilnehmenden den Inhalt und Ablauf der Gruppenstunden.

Profitipp: Es ist ratsam, vor dem ersten Besuch sowohl die pflegenden Angehörigen/Bevollmächtigten als auch die Betreuerinnen und Betreuer eine Einwilligung (Einverständniserklärung) ausfüllen zu lassen. Lästig, aber wertvoll. Denn ohne diese Formularien könnte die Versicherung bei einem Unfall nicht haften.

Anforderungen an die Gäste: keine Scheu vor Bauernhoftieren

Die Erkrankungen im Alter und auch Demenz äußern sich bei Menschen sehr individuell und von Tag zu Tag anders. Um einen einfühlsamen Umgang auf dem Bauernhof sicherzustellen, empfiehlt es sich daher, vor dem Termin nochmals mit den begleitenden Personen über die Beschwerden der Teilnehmenden zu sprechen. Sind die Teilnehmenden ausgesucht, gilt es, sie auf den Besuch »vorzubereiten«. Anfängliche Unsicherheiten und Sorgen der Gäste zerstreuen sich schnell, wenn wir ihnen einfach und verständlich erklären, was sie auf dem Bauernhof erwartet. Allerdings sollten die Teilnehmenden keine Angst oder gar Abneigungen oder Phobien gegenüber Bauernhoftieren haben. Manche körperlichen Einschränkungen verhindern ebenfalls die Teilnahme: Ältere Menschen mit einer Tierhaarallergie, einer ausgeprägten Immunschwäche, akuten Infektionen oder Erkrankungen (zum Beispiel Ekzemen, offene Wunden, Neurodermitis) sollten nicht an einem Tiergestützten Setting auf dem Bauernhof teilnehmen. Allgemeine körperliche Veränderungen stellen dagegen keine Hürde da, solange die Fitness reicht, um eine Gruppenstunde durchzuhalten. Das geht aber natürlich auch mit Rollatoren, Rollstühlen und menschlichen Helfern. Wir empfehlen je nach Erkrankung eine Teilnehmerzahl von drei bis fünf Personen.

Profitipp: Das Verhältnis von Betreuern und Betreuten variiert von 1:1 bis maximal 1:3, je nach Beeinträchtigung und des damit benötigten Betreuungsumfangs.

Anforderungen an die Tiere

Gesund und an Menschen gewöhnt

Wenn wir unsere Bauernhoftiere bei der Tiergestützten Arbeit einsetzen, stehen sie meist sofort im Fokus der Menschen. Besonders Ältere oder Menschen mit Demenz versuchen schnell, mit den Tieren in Kontakt zu treten, sie zu füttern, zu streicheln oder gar zu halten. Tiere wecken den Wunsch nach Nähe, Zuwendung und das Bedürfnis, ihnen etwas Gutes tun zu wollen. Da die ältere Generation teilweise noch mit Bauernhoftieren zusammenlebte, ist ihnen die damalige Tierhaltung mit Schaf, Kuh und Co. oft vertraut.

Unsere Sorgfaltspflicht besteht natürlich nicht nur gegenüber den Teilnehmenden, sondern auch gegenüber unseren tierischen Mitarbeitern. Sie brauchen ganz besonders unseren Schutz und unsere Aufmerksamkeit: Wir dürfen die Tiere nicht überfordern, instrumentalisieren oder gar ausbeuten. Tiergestützte Arbeit bedeutet immer tiergeschützte Arbeit. Tierschutz heißt, dem Tier ein artgerechtes und wesensgerechtes Leben zu ermöglichen (siehe ab Seite 105).

Tiergesundheit und Hygiene: Hygienehürden und Ängste abbauen

Das Thema Hygiene fordert alle Beteiligten. Gerade Alten- und Pflegeeinrichtungen äußern immer wieder hygienische Bedenken. Häufig befürchten sie, dass Bauernhoftiere die Kleidung der Teilnehmenden verschmutzen, die Menschen verletzen (durch Beißen, Kratzen oder gar Austreten), eventuell Krankheitserreger übertragen oder Allergien auslösen.

All dies sind berechtigte Einwände, die es vor Beginn der Einsätze in einem ausführlichen Vorgespräch mit allen Beteiligten (pflegende Angehörige, Bevollmächtigte, Heimleitung) zu klären gilt. Die entsprechend vorbeugenden Maßnahmen werden dann in einem Hygieneplan, der die Hygienestandards dokumentiert, zusammengefasst (siehe Seite 196).

Prinzipiell gehören Mikroorganismen zum Leben dazu. Auch unser Darm ist voller Bakterien (Mikrobiom). Ist ein Mensch gesund, dann wehrt er normalerweise krankmachende Erreger ab. Ältere, kranke oder geschwächte Menschen können jedoch anfällig für Keime sein. Deshalb berücksichtigen wir bei ihnen ganz penibel die Hygieneaspekte: Damit unsere Bauernhoftiere keine Krankheiten und Parasiten auf Menschen übertragen können, kontrolliert und betreut sie unser Tierarzt regelmäßig. Sie erhalten die gesetzlich vorgeschriebenen Impfungen und werden regelmäßig entwurmt. Kranke oder an Schmerzen leidende Tiere setzen wir grundsätzlich nicht ein. Alle Tiere haben ein gepflegtes Erscheinungsbild. Um dies zu erreichen, halten wir nicht nur unsere Ställe und Weiden sauber, sondern pflegen die Tiere auch täglich.

Zusätzlich achten wir bei älteren Menschen darauf, dass sie sich nach dem Kontakt mit unseren Bauernhoftieren die Hände waschen oder zumindest mit Feuchttüchern reinigen. Außerdem sollten sie unsere Tiere nicht küssen oder sich von ihnen abschlecken lassen. Da Hühner häufig koten, nehmen die Seniorinnen und Senioren ein Handtuch auf den Schoß oder ziehen sich ein Hemd oder eine Schürze über. Und natürlich halten wir die Tiere fern, wenn wir Speisen oder Getränke zubereiten. Die Kaffeepause findet auch nicht bei oder mit den Tieren statt.

Mögliche Allergien der Teilnehmenden gegenüber Gräsern oder Lebensmitteln halten wir im Hygieneplan fest, um Unannehmlichkeiten auszuschließen.

Profitipp: Leider gibt es für Mensch-Tier-Begegnungen keine bundesweit gültige Empfehlung, wie der Hygieneplan formuliert sein muss. Deshalb ist es ratsam, vor dem ersten Tiergestützten Einsatz die zuständige Aufsichtsbehörde, das Gesundheitsamt, zu kontaktieren, um sich abzusichern. Es empfiehlt sich, die Kontraindikationen (entstehende Risiken) auch mit allen Mitarbeitenden zu besprechen. Wie bei anderen Einverständniserklärungen gilt der Grundsatz: erst die Einwilligung aller Beteiligten einholen, dann loslegen.

Räumliche Anforderungen

Wohlfühlatmosphäre schaffen

Um professionelle Mensch-Tier-Begegnungen zu ermöglichen, bedarf es geeigneter Begegnungsräume. Viele ältere Menschen sind auf diverse Hilfsmittel wie Rollstühle, Rollatoren und Krücken angewiesen. Für manche der Teilnehmenden sind bereits der Transport und der Fahrweg von der Einrichtung auf den Bauernhof schon Herausforderungen. Umso wichtiger ist es daher, dass der Bauernhof über eine barrierefreie Räumlichkeit verfügt, die auch für Ältere mit Rollstuhl leicht erreichbar und befahrbar ist. Meist lassen sich solche Umbauten einfach und mit geringen finanziellen Mitteln bewerkstelligen. So haben wir unseren vorhandenen Raum kostengünstig mit einer Rampe und verschiedenen Handläufen ausgestattet.

Da sich ältere Menschen oft weniger bewegen, frieren sie schnell. Deshalb sollte der Raum idealerweise beheizbar sein. Hier erfüllen günstig erhältliche Heizstrahler oder Heizkörper ihren Zweck. Strahlt der Einsatzort Gemütlichkeit aus, fühlen sich die Teilnehmenden von Anfang an willkommen und wohl. Wir dekorieren unseren Raum immer der Jahreszeit entsprechend: im Sommer also zum Beispiel mit Ähren, im Herbst mit Kartoffeln, Rüben, Mais oder Äpfeln. Neben der richtigen Temperatur sorgen auch genügend Licht und die richtige Akustik für ein gutes Raumklima und Wohlbehagen.

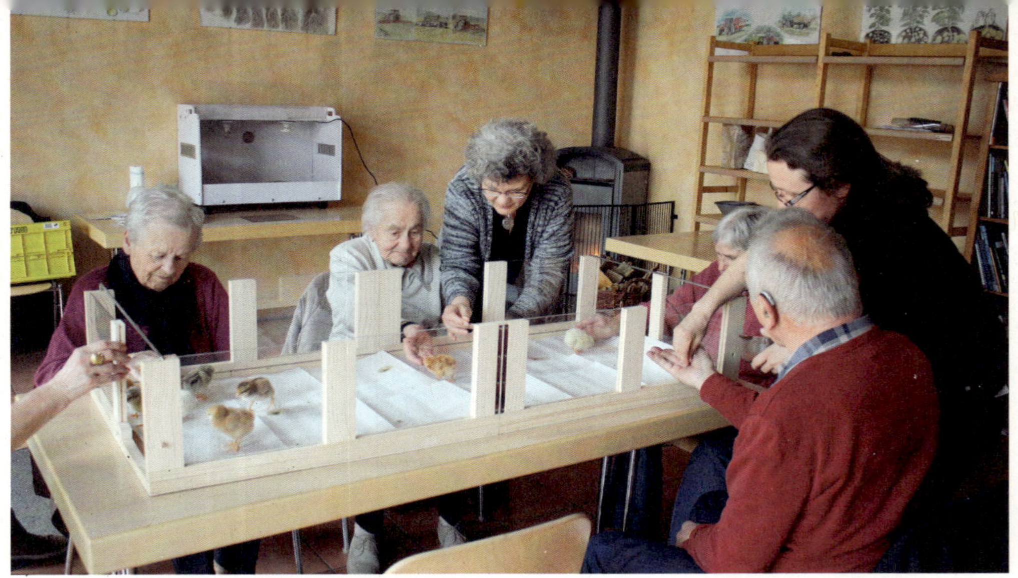

Passen Platz und Position, fühlen sich alle wohl.

Die Größe des Raumes hängt von der Gruppengröße ab. Er sollte jedoch so groß sein, dass alle Teilnehmenden mit ihren Hilfsmitteln genügend Platz finden, sich nicht beengt fühlen und alles überblicken können. Gleiche Überlegungen gelten für die Sanitäranlage und die Stallungen. Diese sollten ebenfalls mit diversen Hilfsmitteln gut erreichbar sein und über ausreichend Platz verfügen.

Ein Raum für viele Fälle

Wir nutzen unseren Raum nicht nur für Pausen, sondern arbeiten auch darin. Zum Beispiel schneiden und mahlen wir dort Futter für die Tiere. Bei schlechtem Wetter bauen wir hier mobile Gehege für Hühner und Kaninchen auf. Diese Gehege und die Transportboxen der Tiere beanspruchen zusätzlich Platz. Da Bauernhoftiere nicht stubenrein sind und auch immer etwas Stroh oder Einstreu in den Raum tragen, sollte der Einsatzort über einen pflegeleichten Boden verfügen.

An warmen Tagen können wir uns natürlich auch an einem windgeschützten Plätzchen im Freien, zum Beispiel unter einer überdachten Scheune, im Gartenhäusle oder unter Bäumen treffen. Hauptsache, die Seniorinnen und Senioren fühlen sich sicher, geborgen und nicht allzu sehr abgelenkt. Beispielsweise sollte nicht direkt neben ihnen plötzlich ein Trecker vorbeidonnern oder im Dauerbetrieb laufen.

Überhaupt sollten die landwirtschaftlichen Fachkräfte auf dem Hof über den Besuch informiert sein und ein bisschen Rücksicht nehmen. Ihre Arbeit einzustellen brauchen sie deswegen jedoch nicht. Im Gegenteil: Der Alltag auf dem Hof interessiert und fasziniert viele Besucherinnen und Besucher.

Betriebliche Anforderungen

Sichern und versichern

Betriebsleitende, die Tiergestützte Angebote für Seniorinnen und Senioren auf ihrem Bauernhof anbieten, müssen ausreichend versichert sein. Im Normalfall verfügen landwirtschaftliche Betriebe über eine Betriebshaftpflichtversicherung. Meist ist es jedoch nötig, die bestehende Betriebshaftpflicht um die Tiergestützten Angebote zu ergänzen und die Versicherungssumme zu erhöhen. Dies sollte individuell in einem persönlichen Beratungsgespräch mit dem Versicherer geklärt werden. Je nach Bundesland können unterschiedliche Regelungen gelten. Zusätzlich sollte man sich von der Berufsgenossenschaft beraten lassen. Die ist auf dem Bauernhof für die Arbeitssicherheit zuständig. Deren Beraterinnen und Berater kommen auf den Hof, identifizieren Gefahrenquellen und empfehlen Lösungsmöglichkeiten. So haben wir nach dem Beratungsgespräch den Treppenabgang an unserer sanitären Anlage mit einem Geländer gesichert.

Private, nicht landwirtschaftliche Tierhalterinnen und Tierhalter müssen sich über ihre private Haftpflichtversicherung absichern und zusätzlich eine Tierhalterversicherung abschließen. Beaufsichtigen andere Personen die Tiere, muss der Tierhalter eine Tierhüter-Haftpflichtversicherung abschließen. Da jeder Fall anders ist, empfehlen wir Anbietenden, sich vor Beginn der Tiergestützten Arbeit individuell von einem Versicherungsexperten beraten zu lassen.

Rechtliche Anforderungen

Papierkram muss sein

Rechtliche Vorgaben ergeben sich aus dem Tierschutzgesetz. Wer tiergestützt mit Bauernhoftieren arbeiten will, muss vor Beginn des Einsatzes der Tiere beim örtlichen Veterinäramt die »Erlaubnis nach § 11 Abs. 1 Nr. 3d des Tierschutzgesetzes – Tiere zur Schau stellen« beantragen und dabei Sachkunde im Umgang mit Tieren nachweisen.

Der Sachkundenachweis erfordert fundierte theoretische Kenntnisse rund um die Bauernhoftiere (Haltung, Fütterung, Krankheiten und Ähnliches zu den jeweiligen Tierarten), aber auch praktische Fähigkeiten im Umgang mit ihnen. Die darüber hinaus geforderte persönliche Zuverlässigkeit lässt sich mit einem polizeilichen Führungszeugnis nachweisen. Am besten ist es, rechtzeitig beim örtlichen Veterinäramt nachzufragen. Daneben sind für jede Tierart weitere rechtliche Voraussetzungen zu erfüllen. Diese sind in den Kapiteln zu den Tierarten ab Seite 27 jeweils extra genannt.

Wenn Hahn Henry auf den Rollstuhl hüpft – »Jeder gibt hier sein Bestes«

Die Alltagsbetreuerin Beatrix Amann besuchte mit Gästen aus der Tagespflege St. Klara in Sigmaringen mehrmals unseren Bauernhof. Im Interview erläutert sie, warum.

Was ist das Besondere an der Tiergestützten Intervention auf dem Bauernhof?

Beatrix Amann: Zunächst einmal ist jeder Ausflug für unsere Gäste in der Tagespflege etwas Besonderes. Wir haben ja sonst einen strukturierten Tagesablauf mit festen Betreuungsangeboten wie Zeitungsrunde, Bastelaktivitäten oder Kochen und Backen. Aber im Freien zu sein und sich mit lebendigen Tieren zu beschäftigen, ist doch etwas ganz anderes. Beim Schnippeln von Tierfutter ist mir aufgefallen, wie gut alle mitarbeiten. Jeder gibt hier sein Bestes. Auch Menschen, die bei uns in der Tagespflege lieber andere machen lassen.

Wie bereiten Sie die Teilnehmenden darauf vor?

Wir erzählen ihnen ein paar Tage vorher, dass wir den Bauernhof besuchen werden. Die Reaktionen sind ganz unterschiedlich. Einige freuen sich, andere sind aufgeregt oder hibbelig. Manche sagen »ich bin doch selbst auf einem Hof aufgewachsen, das ist doch nichts Besonderes«. Aber das ändert sich, wenn sie auf den Hof kommen. Einmal standen statt Kaffee und Kuchen flauschige Stallhasen in einem Gehege auf dem Tisch. Das weiche Fell zu streicheln und die Tiere zu füttern, hat vielen gefallen. Den Kuchen für die Kaffeepause haben wir in der Tagespflege immer selbst gebacken und als Gastgeschenk mitgebracht. Das ist unser Ritual vor Ausflügen.

Wirkt der Hofbesuch bei den Teilnehmenden nach?

Auf jeden Fall. Schon bei der Rückfahrt im Bus geht es lebendiger zu als bei anderen Unternehmungen. Aber auch noch Tage und manchmal Wochen danach erzählen die Teilnehmenden davon. Wir ermuntern sie auch, den anderen Gästen vom Bauernhof zu berichten. So hören die auch einmal etwas Neues und möchten dann auch dahin.

Was gefällt den Teilnehmenden besonders gut?

Ein Highlight auf dem Hof Göhring sind die zahmen Hühner. Die lassen sich ja sogar auf den Arm nehmen und Hahn Henry hüpft schon mal auf einen Rollstuhl. Das ist echt beeindruckend. Stolz macht es die Teilnehmenden auch, wenn sie das selbst geschnittene Futter an die Tiere verfüttern können.

Für wen können Sie das Angebot besonders empfehlen? Für wen passt es eher nicht?

Empfehlen eigentlich für alle, die wollen. Auch eingeschränkte Menschen mit Rollstühlen können auf dem Bauernhof noch viel erleben, fühlen, riechen, hören und sehen. Wer keine Tiere mag, sollte jedoch nicht mitkommen. Außerdem kann der Besuch auf dem Hof für Menschen mit fortgeschrittener Demenz schwierig sein. Ihnen fällt es schwer, sich auf neue Situationen einzustellen. Beispielsweise sitzt eine Dame in unserer Tagespflege bei uns immer am selben Platz am Tisch. Jede Änderung stresst sie.

Was ist Ihre persönliche Motivation, auf dem Bauernhof dabei zu sein?

Ich mag Tiere und habe privat einen Hund. Aber meine Hauptmotivation ist, zu erleben, wie wohl sich unsere Gäste auf dem Hof fühlen. Wenn andere glücklich sind, bin auch ich begeistert.

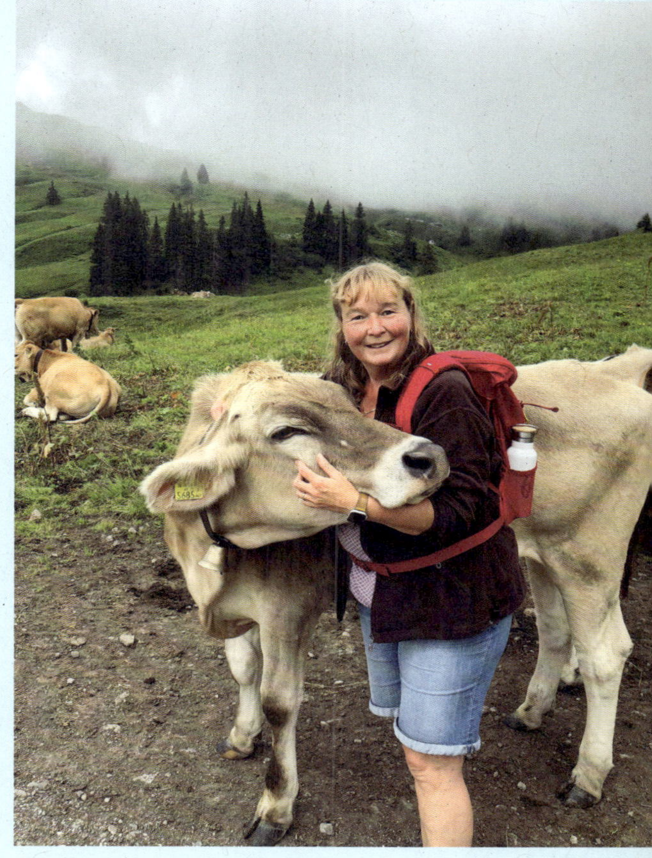

Alltagsbetreuerin Beatrix Amann ist überall gerne mit Tieren zusammen.

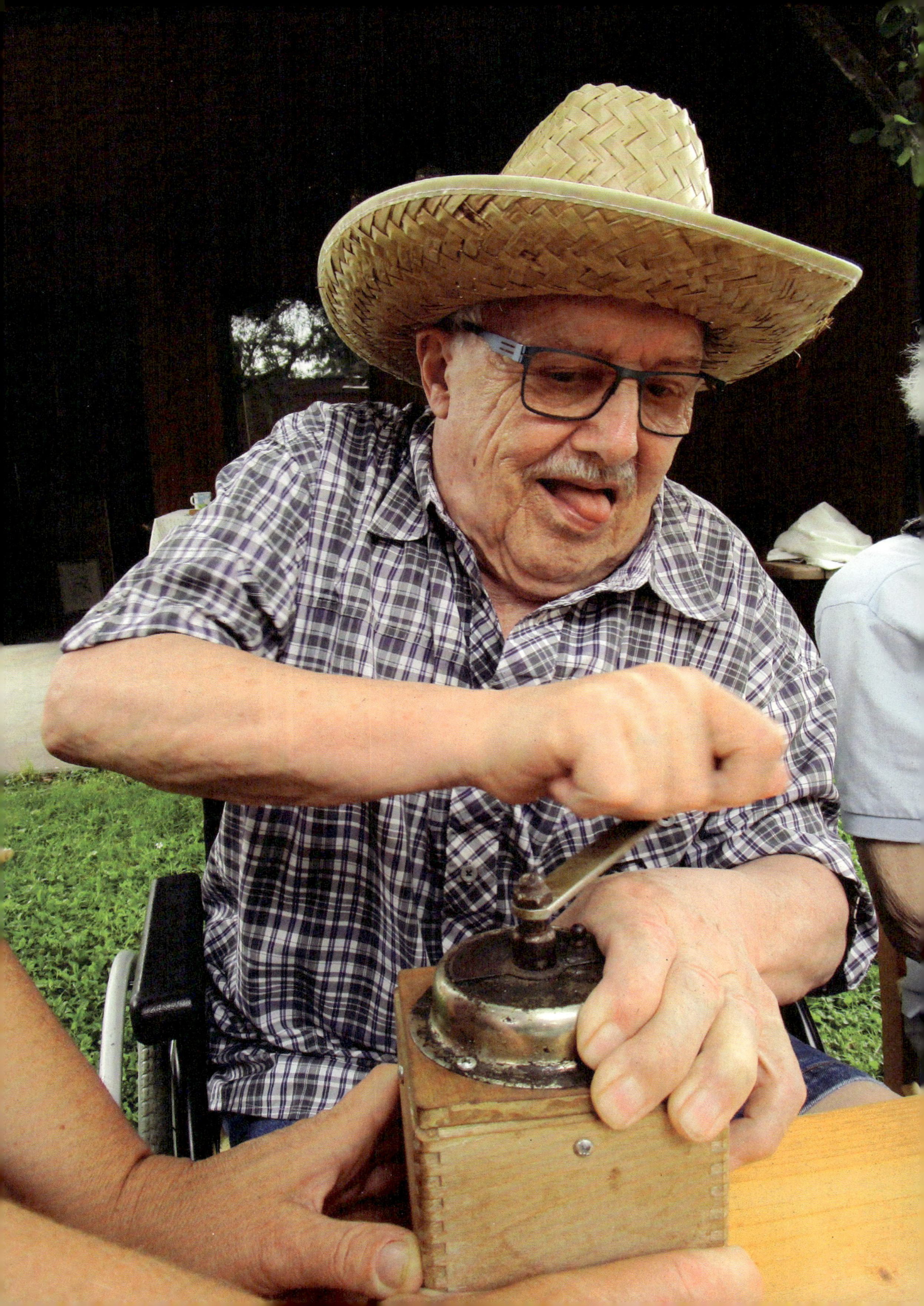

Der gelungene Besuch: verstehen und motivieren

Wenn der Verstand überhaupt nicht mehr versteht,
worum es geht, dann ist es eine Herzensangelegenheit.

VISUAL STATEMENTS

Auch wenn wir alle Anforderungen erfüllen – bevor wir mit der Tiergestützten Arbeit loslegen, sollten wir uns noch einmal zurücklehnen und unsere Zielgruppe reflektieren. Uns haben dabei die Theorien des israelisch-amerikanischen Medizinsoziologen Aaron Antonovsky (1923 – 1994) geholfen. Der Begründer der Salutogenese – das meint geistige und seelische Gesundheit – legt uns den »sense of coherence« – zu Deutsch: Kohärenzgefühl oder Kohärenzsinn – ans Herz.

Kohärenz

Im Einklang sein mit sich und der Natur

Das Kohärenzgefühl definiert Antonovsky als ein tief verankertes Gefühl, das darüber Auskunft gibt, wie jemand mit seinem Leben oder mit schwierigen Herausforderungen zurechtkommt. Es ist die Basis für Selbstwirksamkeit. Es kann ein Widerstandsfaktor gegenüber Belastungen sein und das Risiko, krank zu werden, verringern. Je stärker unser Kohärenzsinn ausgeprägt ist, umso widerstandsfähiger sind wir.

Ältere, besonders Menschen mit Demenz, haben oft Schwierigkeiten mit neuen Anforderungen. Deshalb ist es wichtig, ihr Kohärenzgefühl in das Setting einzubeziehen. Das Kohärenzgefühl setzt sich nach Antonovsky aus drei zentralen Aspekten zusammen, die wir auch beim Tiergestützten Setting mit älteren Menschen verfolgen sollten: die Verstehbarkeit, die Handhabbarkeit und die Sinnhaftigkeit.

Die Verstehbarkeit meint den kognitiven Aspekt des Kohärenzgefühls. Dies meint, dass Ereignisse als geordnet, vorhersehbar und erklärbar und nicht als willkürlich, zufällig oder gar chaotisch wahrgenommen werden. Die Seniorinnen und Senioren sollten sich während des Tiergestützten Einsatzes möglichst wohl fühlen. Das geht aber nur, wenn sie sich verstanden fühlen, keine Ängste haben und verstehen können, wo sie sind und was um sie herum passiert.

Auf keinen Fall sollte man also die Teilnehmenden einfach in den Bus der Einrichtung verfrachten und losfahren, ohne mit ihnen vorher zu besprechen, wohin es geht und was sie dort erwartet.

Die Handhabbarkeit (Bewältigbarkeit) umfasst den praktischen Aspekt des Kohärenzgefühls und beinhaltet die Überzeugung, dass Schwierigkeiten lösbar sind und sich Aufgaben und Anforderungen bewältigen lassen. Deshalb spricht man hier auch oftmals vom emotionalen Aspekt. Für die Tiergestützte Arbeit mit älteren Menschen bedeutet dies, dass die Tiergestützte Einheit einerseits immer anregen sollte, andererseits die Teilnehmenden nicht überfordern darf: Wir müssen die Aufgaben nach den vorhandenen Fähigkeiten und Fertigkeiten der Seniorinnen und Senioren auswählen. Wie eine Arznei müssen wir unsere Aufgaben richtig dosieren und ihren Schwierigkeitsgrad während des Settings immer wieder überprüfen und gegebenenfalls anpassen. Nur so lassen sich Erfolgserlebnisse vermitteln.

Sinnvolle Arbeit motiviert

Die Sinnhaftigkeit beinhaltet den motivationalen Aspekt und ist somit der wichtigste Teilaspekt des Kohärenzgefühls. Sinnhaftigkeit ist das Ausmaß des Gefühls, einen Sinn im Leben zu sehen und zu fühlen. Nur wenn die gestellten Aufgaben einen Sinn ergeben, lohnt es sich für die älteren Menschen, ihre Energie dafür zu investieren. Erscheint ihnen eine Aktion dagegen unwichtig, dann engagieren sie sich aus unserer Erfahrung nur halbherzig oder gar nicht. Verstehbarkeit und Handhabbarkeit allein reichen nicht aus, wenn die Motivation fehlt. Zwei Typen von Motivation lassen sich unterscheiden: Die intrinsische Motivation geschieht von innen heraus, weil die Aktivität Lust, Freude und Spaß macht. Die extrinsische Motivation entsteht, weil wir von einer Handlung profitieren. Gerade die Tiergestützte Arbeit auf dem Bauernhof bietet sinnstiftende Aktivitäten in Hülle und Fülle. Etwas für Tiere tun, hat für die Seniorinnen und Senioren Sinn. Bei all unseren Angeboten versuchen wir, die Teilnehmenden intrinsisch zu motivieren.

Wie die Umsetzung der drei Komponenten des Kohärenzgefühls bei uns in der Praxis aussieht, erklären wir im Folgenden ab Seite 137.

Profitipp: Weitere gute Gedanken und Beispiele für die Umsetzung finden sich im Artikel »TGI in der Geriatrie bei Menschen mit Demenz. Anregungen für die Umsetzung von SOC in die TGI Praxis« von Daan Vermeulen (in: tiergestützte Nr. 1, 2016).

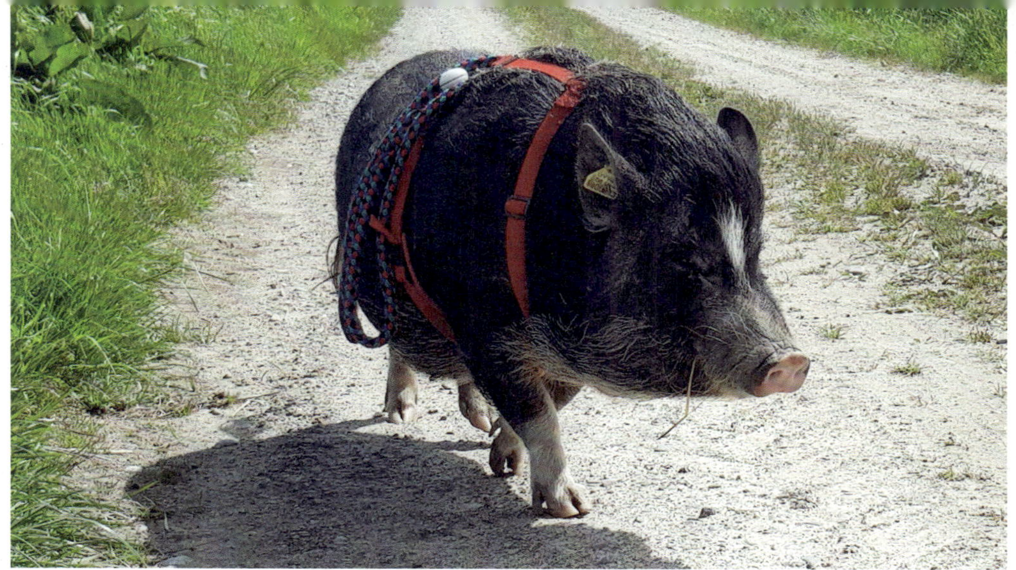

Aus unserer Praxis: Berührungsängste ernst nehmen

Heute steht »Pflege von Minischweinen« auf dem Programm. Unsere Gäste finden es lustig, die quirligen Borstentiere zu beobachten, aber möchten nicht so nah an sie herankommen. Sie könnten ja beißen oder einen umwerfen.

Auf keinen Fall sollten wir den Ängstlichen eine Bürste in die Hand drücken und sagen: »Versuchen Sie es doch einfach, die anderen machen es doch auch.« Richtig ist es, diese Sorgen ernst zu nehmen. »Klar, unsere Fee ist heute wieder quicklebendig und hält vielleicht gar nicht still. Aber sie liebt Streicheleinheiten. Versuchen Sie es doch einmal mit unserer Spezialschweinebürste.« Dann bekommen diese Personen eine Bürste mit einem langen Handgriff, damit sie das Tier mit genügend Abstand bürsten können. Wenn die Minischweine dann zufrieden grunzen, sind alle glücklich.

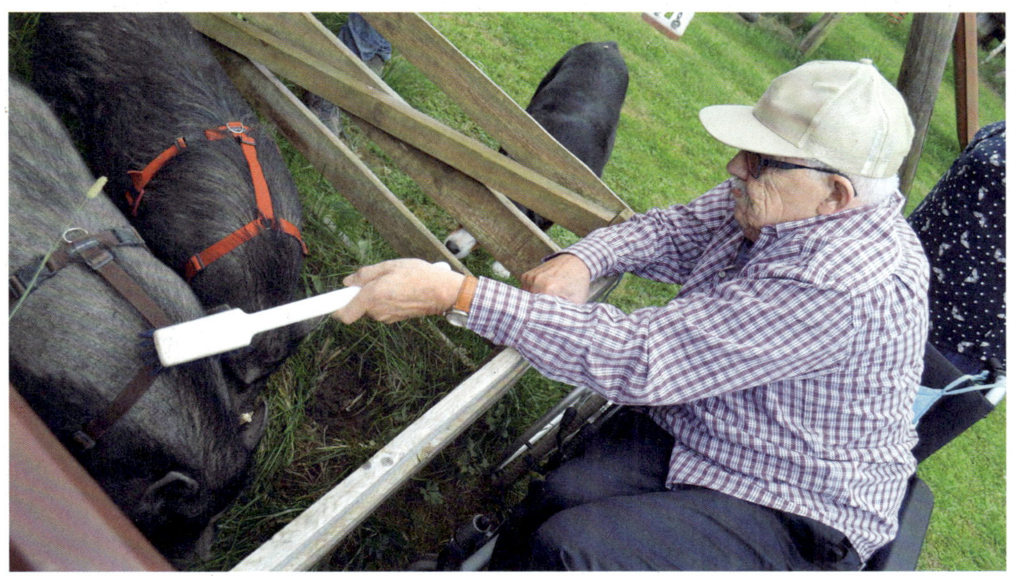

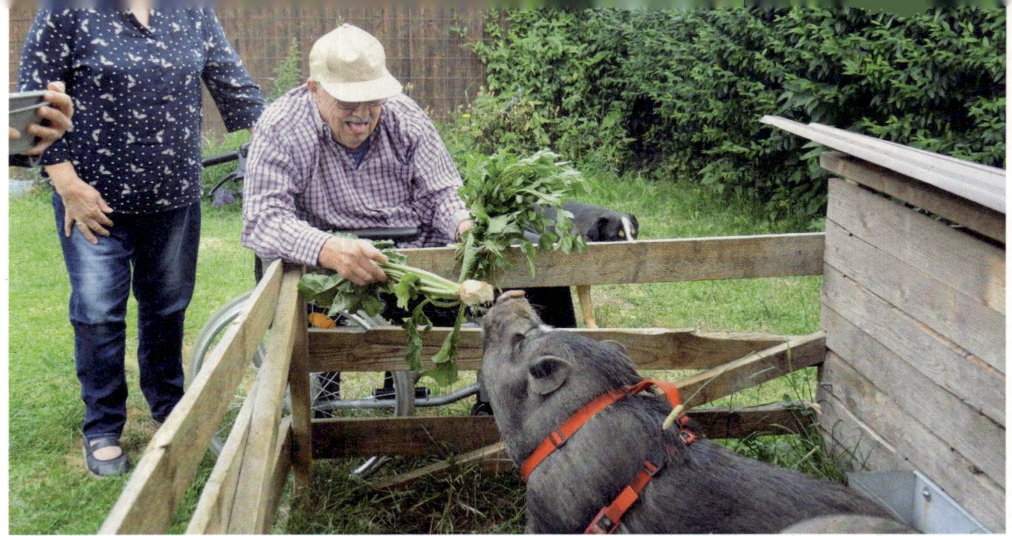

Aus unserer Praxis: fördern, aber nicht überfordern

Als Einziger in der Gruppe kann Ernst Blender mit seinen Lähmungen kaum noch Handarbeit verrichten. Daher kann er beim Füttern der Tiere nicht mit den anderen Gruppenmitgliedern mithalten. Immer wieder fällt ihm das Futter herunter oder die Tiere kommen ihm zu nahe.

Falsch wäre es, ihm einfach ein Stück Möhre oder ein kurzes Blatt in die Hand zu drücken. Da kann er nur scheitern. Daher geben wir ihm ein besonders langes Löwenzahn- oder ein Rübenblatt und führen ihm zunächst die Hand. Als das Schwein dann freudig frisst, versucht er es beim zweiten Mal allein. Beim nächsten Besuch füttert er sogar kleine selbst geschnittene Kartoffelstückchen und Popcorn ohne Hilfestellung.

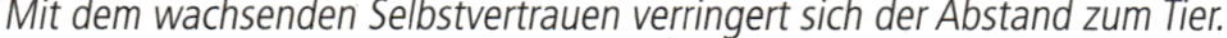

Mit dem wachsenden Selbstvertrauen verringert sich der Abstand zum Tier.

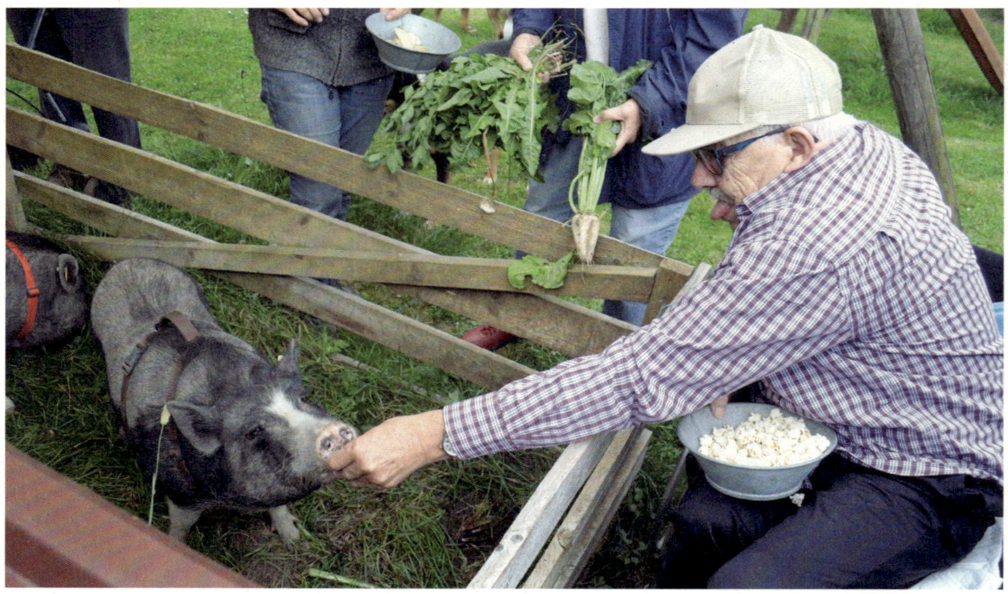

Ablauf

Klare Struktur und Kontinuität geben Sicherheit

Um eine reibungslose Durchführung des Besuchs zu garantieren, legen wir einen standardisierten Ablauf fest. Ältere und Menschen mit Demenz profitieren davon, wenn wir jeden Besuch nach der gleichen Struktur aufbauen. Dieser »rote Faden« sorgt für Sicherheit und dient der Orientierung. Der Ablauf eines zwei- bis dreistündigen Nachmittagsprogramms auf unserem Bauernhof ist in drei Phasen aufgebaut: Begrüßung, Aktivität und Reflexion.

Begrüßungsphase und Einstieg – Ängste abbauen und Vorfreude aufbauen

- Begrüßung der Gruppe.
- Vorstellung, erste Kontaktaufnahme zwischen Anbietenden und Teilnehmenden. Vorstellung der Teilnehmenden, sofern möglich.
- Einstieg in das Thema: Durchreichen von Arbeitsgeräten von früher, Fühlsäckchen, Sichtgläser, Putzmaterialien (siehe ab Seite 141).

Manche ältere Menschen kommen unsicher oder sogar ängstlich auf den Bauernhof, weil sie nicht (mehr) wissen, was auf sie zukommt. Die ritualisierte Einstiegsphase bedarf daher genügend Zeit, damit die Teilnehmenden sich gegenseitig kennenlernen und potenzielle Ängste abbauen können. Gleichzeitig erfahren sie, wie der Besuch abläuft. Aus unserer Erfahrung dauert die Einstiegsphase 15 bis 20 Minuten. Je nach Wetter beginnen wir in unserem Schulungsraum oder im Garten. Das gibt den Seniorinnen und Senioren das Gefühl der Sicherheit und erleichtert die räumliche Orientierung. Beides verbessert ihr Wohlbefinden.

Bereits bei der Einstiegsphase ist es empfehlenswert, sich in die Stimmungslage der Teilnehmenden einzufühlen und zu validieren. Der Begriff »Validation« stammt aus dem psychotherapeutischen Bereich und wurde geprägt von Naomi Pfeil. Es geht dabei vor allem um eine empathische, wertschätzende Haltung, bei der man versucht, die Bedürfnisse des Gegenübers zu verstehen und zu spiegeln. Nur wenn sich unsere Teilnehmenden angenommen, wertgeschätzt und verstanden fühlen, können wir sie für Neues gewinnen und begeistern (Naomi Feil, Vicki de Klerk-Rubin: Validation in Anwendung und Beispielen. Der Umgang mit verwirrten alten Menschen, 2020).

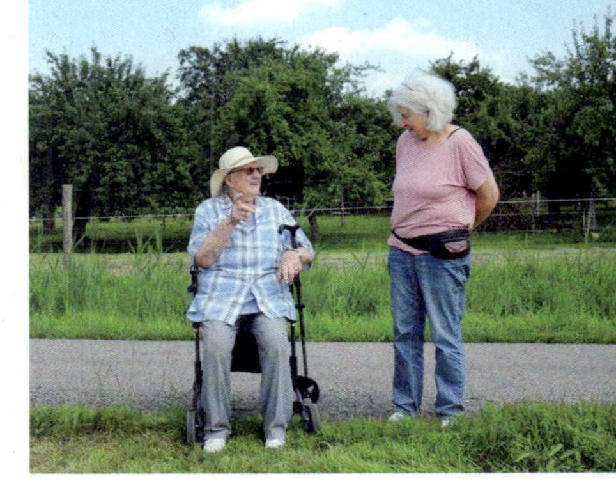

Erst einmal auf dem Rollator kurz ausruhen, bevor es zu den Tieren ins Gehege geht.

Aktivitätsphase – drinnen und draußen

- Besprechung der zu erledigenden Aufgaben und Arbeitsabläufe des Einzelnen.
- Die Seniorinnen und Senioren erledigen die ihnen gestellten Aufträge am Tisch: Äpfel schneiden, Flocken quetschen, Getreide mahlen …
- Gemeinsamer Gang in den Stall oder auf die Weide. Je nach Thema: vorbereitete Futtermittel an die Tiere verfüttern, Tiere bürsten und pflegen, Wolle sammeln …
- Flexible Elemente am Tisch: Lieder singen, Märchen hören, Wetterregeln und Bauernregeln, Reime und Ähnliches, passend zum Thema des Besuches.

Der Höhepunkt der Aktivitätsphase ist fast immer der Besuch der Tiere im Stall oder auf der Weide. Die Begegnungen und Nahkontakte mit den Tieren regen Jung und Alt besonders zur Aktivität und Kommunikation an. Allerdings strengt diese Phase einige Teilnehmende sehr an. Allein der Weg zu den Tieren über die verschiedenen Untergründe (Kies, Schotter, Teer) und der Gang mit diversen Hilfsmitteln über die holprige Wiese zu den Tieren ermüden. Die Erfahrung zeigt, dass sich einige ältere Menschen bereits beim Ankommen auf der Weide in ihrem Rollstuhl oder auf ihrem Rollator ausruhen müssen. Damit sich auch Seniorinnen und Senioren ohne Hilfsmittel erholen können, haben wir mehrere große Baumstämme auf die Weide gelegt. Diese kosten so gut wie nichts, rentieren sich aber sofort: Die Gäste können hier kurz verweilen und Kraft tanken.

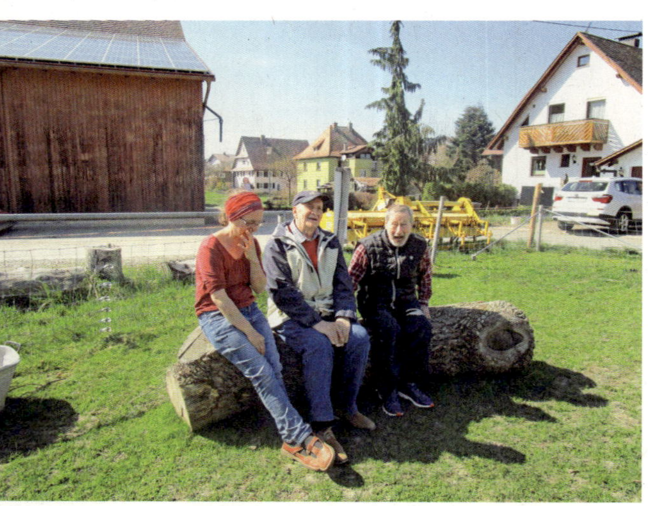

Geschafft: Auf dem Baumstamm lässt es sich gut rasten und entspannt Tiere beobachten.

Es hat sich außerdem bewährt, die Aktivitätsphase, nach dem Besuch der Tiere, mit einer Kaffeepause zu unterbrechen.

Nach Kaffee und Kuchen gehen die Teilnehmenden wieder gut gestärkt ans Werk. Mit sinnesfördernden Aktivitätsbausteinen (siehe ab Seite 153) greifen wir unser Tagesthema nochmals auf und runden den Besuch ab. Hier können sich die Teilnehmenden auch etwas wünschen. Möchten sie eine Geschichte hören, Lieder singen, lieber ein Bauernhoftierquiz lösen oder beim Wollefilzen ihre Fingerfertigkeit schulen? Je öfter wir mit Seniorinnen und Senioren arbeiten, desto mehr wachsen unser Repertoire und unsere Flexibilität. Die Aktivitätsphase dauert je nach Befinden, Ausdauer und Belastbarkeit der Teilnehmenden eine bis eineinhalb Stunden.

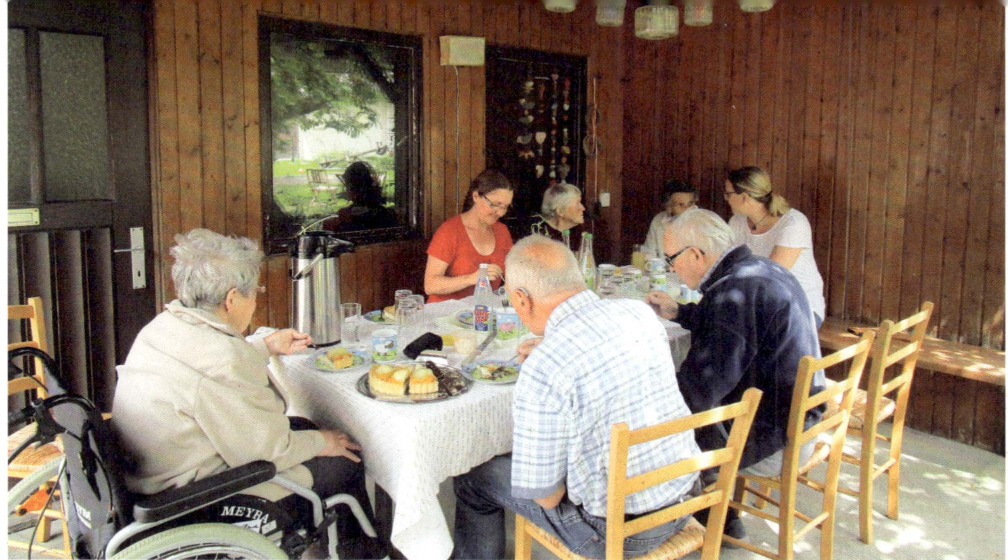

Kaffeetafel im Freien

Profitipp: Authentisch sein: Wir sollten nur Wünsche abfragen, die wir auch erfüllen können und möchten. Wer keine Märchen vorlesen mag, sollte auch keine anbieten, sondern lieber singen oder Rätsel raten lassen.

Reflexion und Abschlussphase – verabschieden und wiederkommen

- Wenn möglich, kurze Reflexion: Was haben wir gemacht? Was war schön?
- Ausblick auf die nächste Einheit: Was machen wir nächste Woche oder beim nächsten Termin?

Wie die Einstiegsphase sollte auch die Abschlussphase immer gleich ablaufen. Wenn es die Fähigkeiten der Teilnehmenden zulassen, können sie rückmelden, was ihnen gefallen hat, und Wünsche für den nächsten Besuch äußern. Ein nochmaliger Gang zu den Tieren, um sich bei diesen zu verabschieden, hat sich bei uns nicht bewährt, weil dies für viele Teilnehmende zu kräftezehrend wäre. Die Abschlussphase fällt bei uns mit fünf bis zehn Minuten relativ kurz aus. Denn vielen Seniorinnen und Senioren fällt es schwer, am Schluss ein persönliches Fazit zu ziehen. Gerne berichten sie aber in ihrer Einrichtung oder zuhause von ihren Erlebnissen. So wirkt der Besuch noch nach.

Profitipp: Wir sollten in allen drei Phasen möglichst ruhig, deutlich und mit viel Körpersprache sprechen. Wenn es die Situation erlaubt, ist es förderlich, auf Augenhöhe zu arbeiten und zu kommunizieren und auch den Blick- und Körperkontakt nicht zu scheuen.

Vorbereitung und Nachbereitung

Viel planen, wenig Stress

Nur eine gezielte und gut durchdachte Tiergestützte Arbeit kann bei Älteren, vor allem Menschen mit Demenz, Emotionen wecken, Motivator sein und somit »Türen öffnen«, die sonst vielleicht verschlossen bleiben. Je besser der Ablauf des Besuches vorbereitet ist, desto reibungsloser läuft es. Bereits vor Beginn sollten alle Materialien bereitliegen. Schließlich wollen wir präsent sein und nicht nach vergessenen Märchenbüchern kramen oder fehlende Tassen holen. Außerdem müssen genug Materialien für alle da sein. Sonst fühlt sich vielleicht jemand vernachlässigt oder gar ausgeschlossen.

Trotz aller Planung und Vorbereitung benötigen wir Spielraum für die Interessen der einzelnen Teilnehmenden. Die Stunden können inhaltlich und methodisch noch so gut geplant sein, sie werden nicht zur Zufriedenheit aller Teilnehmenden ablaufen, wenn sie ihre Wünsche nicht einbringen dürfen. Die Kunst ist es, dabei die Befindlichkeit und Belastbarkeit der einzelnen Teilnehmenden immer wieder zu prüfen und das Tempo anzupassen. Nicht selten lassen die Konzentration und Aufmerksamkeit von älteren Menschen nach kurzer Zeit nach. Hier sind also Spontanität und Flexibilität des Gruppenleitenden gefragt, um gezielt auf die Belange der Menschen einzugehen und nicht einzelne Teilnehmende zu überfordern oder zu unterfordern.

Weniger ist mehr – und bloß nicht alles auf einmal

Es hat sich bei uns bewährt, bei jedem Termin nur eine oder maximal zwei verschiedene Tierarten zu besuchen und zu versorgen. Der Gang zu allen Tieren in den Stall oder auf die Weide überlastet ältere Menschen oft nicht nur motorisch, sondern auch kognitiv. Wenn die Tierart nach der Biografie der Gäste ausgewählt werden kann, erhöht dies den Gewinn. Je häufiger die Menschen auf den Bauernhof kommen, desto sicherer werden sie und desto mehr bekommen sie das Gefühl, gebraucht zu werden und noch dazuzugehören. Idealerweise besteht das Projekt mit Kuh und Co. also aus mehrmaligen, regelmäßig stattfindenden und aufeinander aufbauenden Einheiten. Bei der Themenauswahl richten wir uns nach der Jahreszeit sowie den Festen und Traditionen im Jahresverlauf. Jeder Besuch auf dem Bauernhof wird im Nachgang in der Einrichtung nochmals aufgearbeitet. Bewährt haben sich dabei kleine, an den Nachmittagen gemachte Videos und Fotoaufnahmen, aber auch das Reichen von Materialien wie Federn und Wolle oder das Verarbeiten von mitgenommenen Lebensmitteln wie Eiern oder Kartoffeln. Das bietet nochmals Gesprächsstoff und erinnert an den Besuch. Kommen die Gäste mehrfach auf den Hof, rentiert es sich, ihre Fortschritte in einem Dokumentationsbogen zu erfassen (siehe Seite 196). Dann können wir evaluieren, von welchen Tätigkeiten und Tierarten unsere Klienten am meisten profitieren.

Materialien in Hülle und Fülle

Ideen rund ums Tier

Fellpflege und Füttern, Schmusen und Streicheln – nichts kann die tierische Nähe und Wärme ersetzen. Doch bei der Tiergestützten Arbeit mit Seniorinnen und Senioren nutzen wir zum Einstieg, Erinnern, bei schlechtem Wetter oder bei Erschöpfung unserer Gäste variable Aktivitätsbausteine. Hierfür haben sich folgende Hilfsmittel und Ideen bewährt.

Mit Antiquitäten Erinnerungen wecken

Damit die Erinnerungsarbeit möglichst authentisch ist, lohnt es sich, diverse Hilfsmittel von früher zu beschaffen. Diese haben einen hohen Erinnerungswert und regen schon zu Beginn die Kommunikation der Teilnehmenden an. Wer zum Beispiel das Thema »Kühe und Buttern« besprechen will, kann alte, vertraute Gegenstände wie alte Butterfässer, Milchkannen und Butterformen von damals einsetzen. Geht es inhaltlich ums »Heu machen«, zeigen wir Arbeitsgeräte wie Sichel, Sense, Wetzstein und Ähnliches.

Erhältlich sind diese auf Floh- oder Trödelmärkten, manchmal aber auch auf modernen Plattformen wie eBay. Viele unserer Hilfsmittel stammen von ehemaligen Bauernhöfen. Dort lagerten sie vergessen und verstaubt auf dem Dachboden.

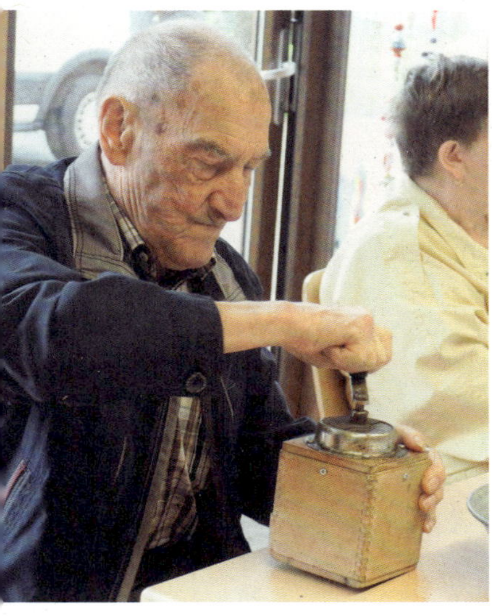

Mit der Kaffeemühle mögen alle mahlen.

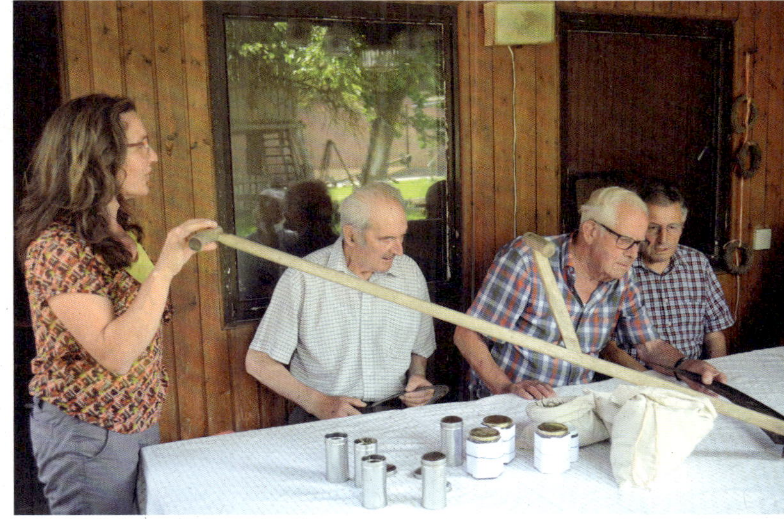

Die Sense interessiert sofort.

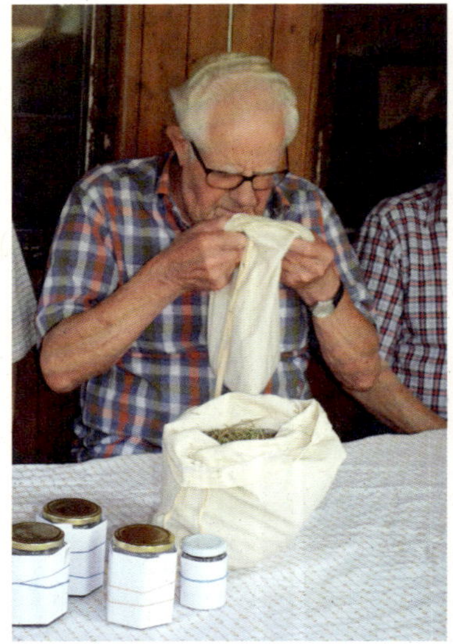

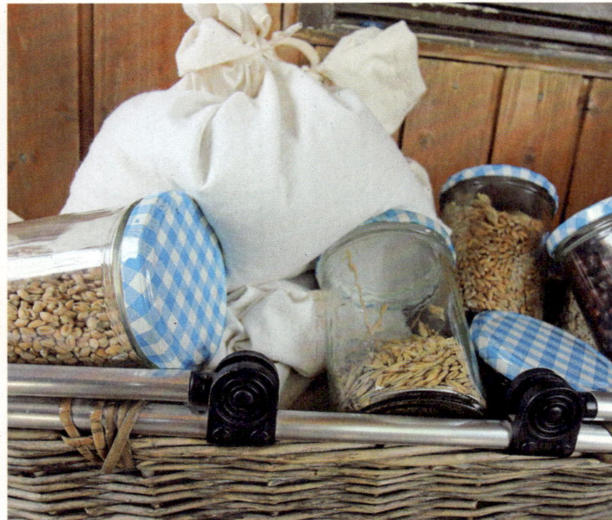

Erst fühlen, dann riechen und zum Schluss schauen, was drin ist.

Mit Fühlsäckchen ins Thema einfühlen

Mit Fühlsäckchen können wir perfekt in Themen wie Ernte und Tierfutter starten. Getreidekörner, Äpfel, Kartoffeln oder Maiskolben lassen sich in Fühlsäckchen verstecken und mit geschlossenen Augen ertasten. Geht es um eine Tierart, können wir typische Tierkleider wie Federn oder Wolle auf verschiedene Fühlsäckchen verteilen.

Ein Griff ins Fühlsäckchen aktiviert Lore Riedmüller

Obwohl die kognitiven Fähigkeiten von Lore Riedmüller immer mehr schwinden, wissen ihre Hände beim Fühlen der Kartoffeln im Fühlsäckchen sofort, was zu tun ist. Sie unterscheidet zwischen »guten« und »schlechten« Kartoffeln und weiß genau, wie eine Kartoffel richtig geschält wird, damit nichts von der wertvollen Frucht verloren geht. »Unsere Mutter hat uns das schon als Kinder beigebracht und geschimpft, wenn wir zu viel weggeschält haben. Denn wir hatten nicht viel und mussten sparen.«

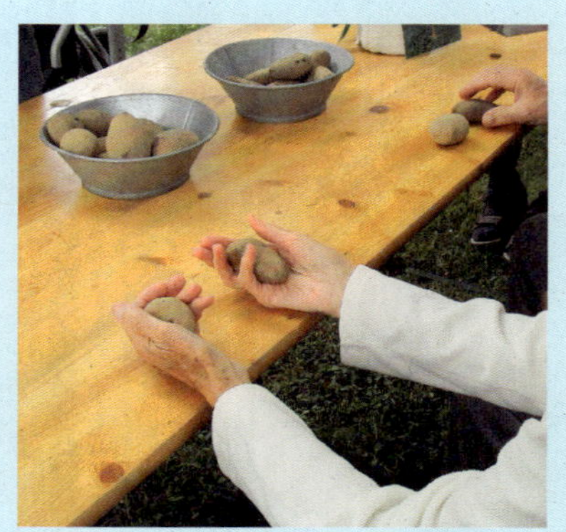

Gelernt ist gelernt: Lore Riedmüller kann alles mit Kartoffeln.

Der Duft von Heu bringt Agnes Bohner ins Reden

Menschen mit Demenz können wir über die Sinne leichter erreichen als über Worte. Agnes Bohner hat im Verlauf ihrer Demenz sehr abgebaut. In der Tagespflege dämmert sie zunehmend vor sich hin. Auch auf dem Bauernhof sitzt sie zunächst unbeteiligt am Tisch. Doch als ich ihr das Duftdöschen mit frischem Heu reiche, schaut sie uns an und sagt: »Das ist ja Heu, duftendes Heu.« Und beginnt von ihrer Kindheit und Jugend zu erzählen. Ein Döschen mit Kamillenblüten weckt Erinnerung an die mühevolle Handarbeit des Zupfens. »Daraus hat uns Mutter immer einen Tee gekocht. Den bekamen wir, wenn wir Bauchweh hatten.«

Mit Duftdosen in die Vergangenheit reisen

Auch mit Duftdöschen können wir ganz einfach in Themen wie Arbeiten im Jahresverlauf, Ernte, Tierfutter oder Lebensmittelherstellung einsteigen. Wohlriechendes Heu, dufte Kräuter wie Kamille, Salbei, Minze oder Ähnliches, aber auch extrem stark riechende Futtermittel wie Silage lassen sich in Riechdöschen verstecken und mit geschlossenen Augen erraten. Geht es um Tierarten, können wir zum Beispiel getrocknete Eselsäpfel oder Schafsködel in den Dosen verstecken und die Besucher daran riechen lassen. Hört sich unappetitlicher an, als es ist. Denn Kot von Wiederkäuern riecht getrocknet nicht unangenehm. Stehen Milch, Butter- oder Käseherstellung auf dem Programm, so lassen sich auch diese Lebensmittel in die Döschen abfüllen und durchreichen.

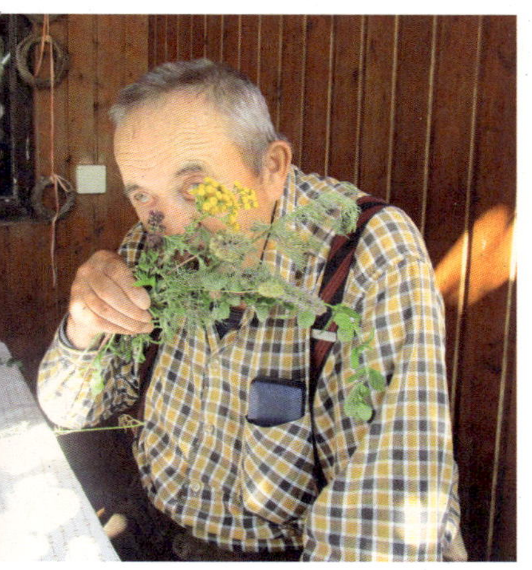

Frische Kräuter sagen manchmal mehr als Worte.

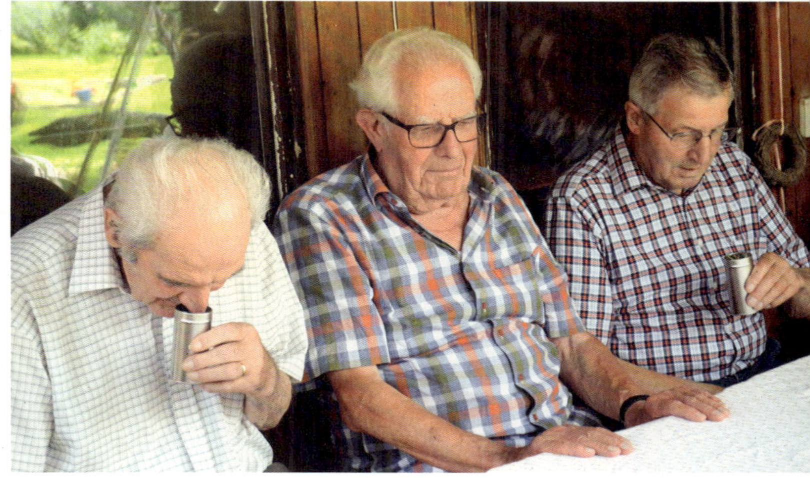

Mit dosierten Duftproben in alte Zeiten reisen

Futtermittel beflügeln Otto Fiesinger

Otto Fiesinger ist seit seinem schweren Schlaganfall sehr gehandicapt. Doch auf unserem Bauernhof glänzt der ehemalige Landwirt mit seinem Wissen: Gekonnt ordnet er die verschiedenen Mutterpflanzen den Fühlsäckchen und Sichtgläsern zu. Selbst »exotische« Futtermittel wie Ackerbohnen, Lupinen und Erbsen weiß er richtig zu bestimmen. Auch an den Anbau von Linsen erinnert er sich und ist mächtig stolz, es den anderen Teilnehmenden erklären zu können.

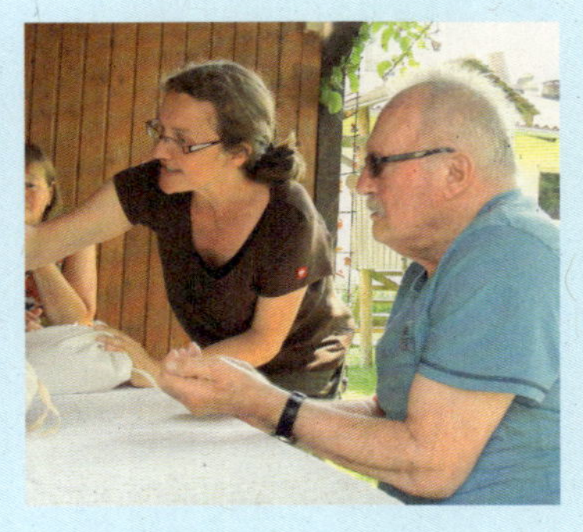

Mit Sichtgläsern Futtermittel bestimmen

Fast alle Bauernhoftiere benötigen für eine ausgewogene und gesunde Ernährung verschiedene Getreidekörner. Einige Seniorinnen und Senioren erinnern sich noch sehr gut an den Speiseplan der verschiedenen Tiere und können verschiedenen Körner in Sichtgläsern sehr gut bestimmen. Für die anderen ist es einfach ein Ratespaß. Besonders spannend ist es, die Körner in den Sichtgläsern zuerst den Futtersäckchen und dann auch noch der jeweiligen »Mutterpflanze« zuzuordnen. Das liefert Gesprächsstoff und Erfolgserlebnisse. Gleiches gilt für das Zuordnen von Kräutern als ganze Pflanze zu den getrockneten Kräutern in den Duftdöschen und Sichtgläsern.

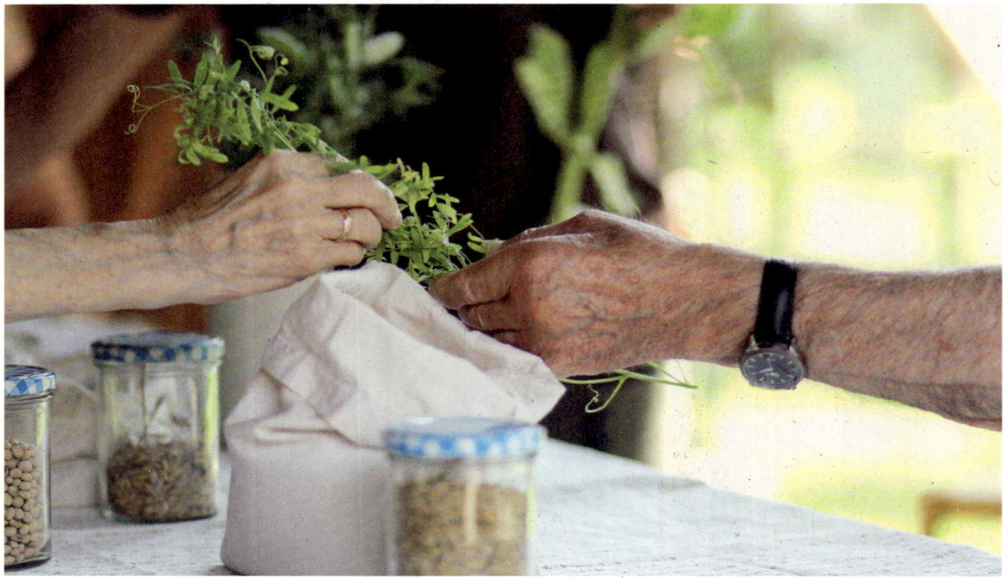

Nur auf den ersten Blick sehen alle Körner gleich aus.

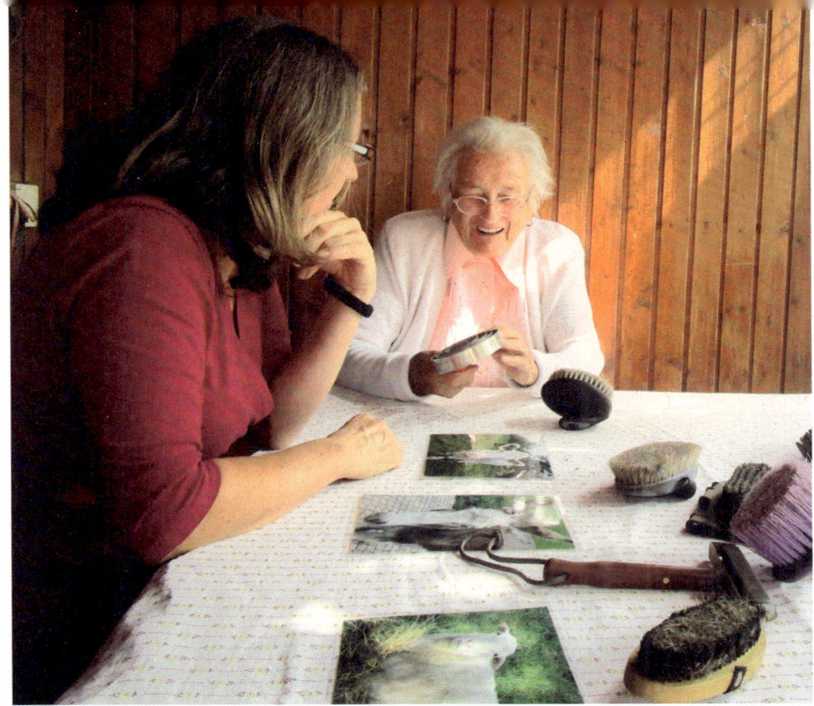

Fellpflege für Profis: so viele verschiedene Bürsten

Viel mit Fotos arbeiten

Bilder sagen mehr als Worte – dies gilt verstärkt bei Seniorinnen und Senioren. Wir setzen gerne vergrößerte Fotos (mindestens DIN A5, besser DIN A4) ein, um ältere Menschen beispielsweise auf die Körperpflege der Bauernhoftiere einzustimmen. Manche ältere Menschen erinnern sich noch sehr gut daran, dass die Kühe früher fast alle gestriegelt und geputzt wurden. Einer unserer Besucher spürte beim Anfassen eines Striegels und dem Foto der Kuh buchstäblich wieder den Schwanz der Kuh im Gesicht. »Ich habe es gar nicht gemocht, den Kühen täglich die Schwänze zu putzen.« Damit die Seniorinnen und Senioren wissen, welche Bürste sich für welches Tier eignet, lassen wir sie die Tierfotos den verschiedenen Putzutensilien zuordnen. Gleichzeitig erklären wir, wo die Tiere kräftig gestriegelt und gebürstet werden dürfen und wo sie empfindlich sind. Natürlich probieren wir die (sauberen!) Bürsten am eigenen Körper aus. Auch das Reichen und Zuordnen von Hilfsmitteln wie Halfter, Zaumzeug, Leinen in verschiedenen Farben, Größen und Ausführungen fördert die Kommunikation (wem gehört dieses Halfter?), die Sinne (nach welchem Tier riecht dieses Zaumzeug?) und die Motorik (öffnen und schließen von unterschiedlichen Verschlüssen und Schnallen).

Profitipp: Bei den Bürsten, die wir am eigenen Körper verwenden, nehmen wir aus hygienischen Gründen solche, die nicht auch mit Tieren in Kontakt kommen. Hilfsmittel wie Zaumzeug und Halfter dürfen jedoch ruhig gebraucht sein, damit sie auch nach den verschiedenen Tieren riechen und die Wahrnehmung der Senioren und Seniorinnen anregen.

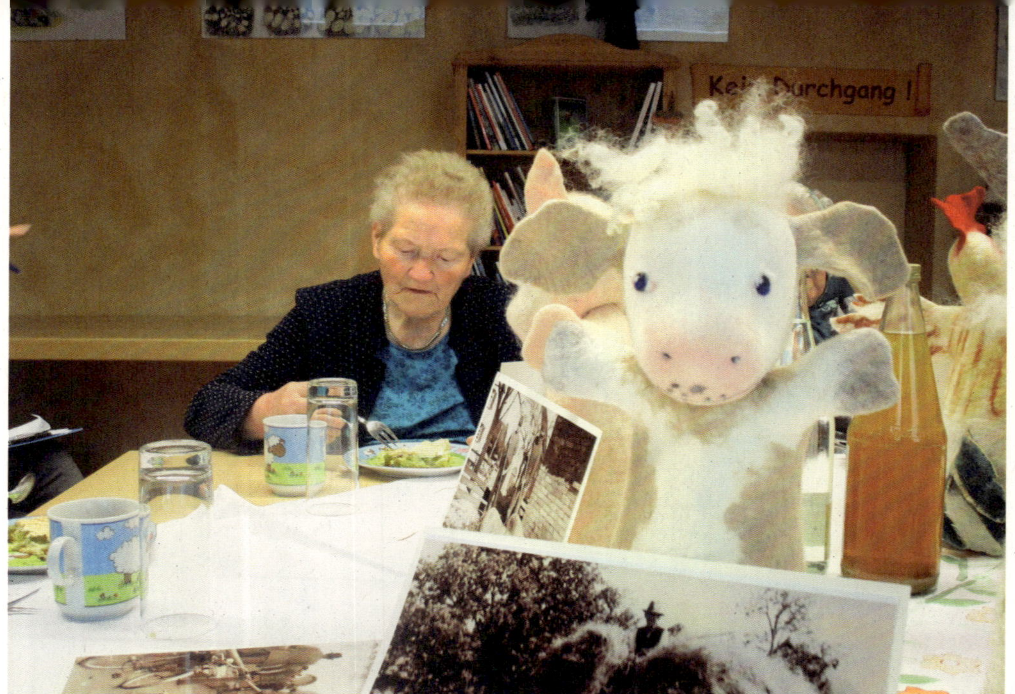

Handpuppen helfen

Mit Handpuppen alles durchspielen

Kreative Naturen können mit Handpuppen ins Thema einsteigen und die Seniorinnen und Senioren erraten lassen, um welches Tier es beim heutigen Besuch wohl geht. Mit Handpuppen lassen sich aber auch beispielsweise die richtigen Futtermittel dem jeweiligen Tier zuordnen. Außerdem können wir an einer Handpuppe wunderbar zeigen, wo und wie sich die Tiere am besten anfassen, streicheln und pflegen lassen.

Profitipp: Besonders bei Frauen mit Demenz ist die Zuneigung zu Handpuppen oft recht hoch, denn viele hatten früher als Kind eine Puppe. Handpuppen können bei Demenzbetroffenen daher als Türöffner dienen, um mit ihnen in Kontakt zu treten und die Kommunikation zu erleichtern.

Noch mehr machen

Ideen für die Kaffeetafel oder für zu Hause

Ganz unabhängig von den Tieren hat ein Besuch auf dem Hof oder in der Natur viel zu bieten. Schließlich sind Landwirtschaft und Ernährung zentrale Kulturgüter unserer Gesellschaft. Das spiegeln die zahlreichen Traditionen, Feste, Lieder, Sprüche und Wetterregeln rund um die Landwirtschaft. Diesen Mehrwert sollten wir unbedingt nutzen.

Alle lieben Wetterregeln

Wochenlang anhaltendes Regenwetter oder Hitzeperioden – Bauer zu sein, war immer schon eng mit dem Wetter und Blick in den Himmel verbunden. Wer das Wetter und die Jahreszeit nicht richtig »lesen« und einschätzen konnte, riskierte Missernten, Hunger und Armut. Aus der Verbundenheit mit der Natur und den Beobachtungen des Wetters entstanden deshalb zahlreiche Wetterregeln. Ob diese nun immer zutreffen oder nicht, darüber lässt sich streiten. Tatsache ist jedoch, dass sich viele Seniorinnen und Senioren sowohl sehr gut an diese Regeln erinnern als auch diesen heute noch eine hohe Bedeutung beimessen. Solche Regeln lassen sich auf unterschiedliche Weise an einem Nachmittag einbauen.

Man kann die Anfänge der Regeln vorlesen und von den Teilnehmenden vervollständigen lassen. Zum Beispiel: »Hocken die Hühner in den Ecken« … »kommt bald Frost und Winters Schrecken«.

Oder etwas schwieriger: Man liest den Teilnehmenden das Ende der Wetterregel vor und sie müssen sich an den Anfang der Regel erinnern: »… ändert sich das Wetter oder es bleibt, wie es ist.« Richtig: »Kräht der Hahn auf dem Mist, ändert sich das Wetter, oder es bleibt, wie es ist.«

Natürlich können wir die Wetterregeln auch ganz durcheinander vorgeben. Oder eine falsche Wetterregel vorlesen und die Teilnehmenden müssen die Wetterregel dann korrigieren. Egal, wie schwer es ist, das Raten macht den meisten Seniorinnen und Senioren viel Spaß und sie stolz, wenn sie die richtige Antwort geben können.

Sprichwörter und Redewendungen sind bekannt

Auch Weisheiten, Sprichwörter, Redewendungen oder gar Vorurteile rund um die Bauernhoftiere gibt es zur Genüge. Erfahrungsgemäß sind auch sie Automatismen, an die sich viele ältere Menschen erinnern. Deshalb lassen sie sich wunderbar in das Tagesthema einbinden. Wie bei den Wetterregeln können wir auch bei ihnen den Anfang oder das Ende vorgeben und durch die Teilnehmenden ergänzen lassen.

Oder die Redensarten komplett vorlesen und über ihre Bedeutung und Richtigkeit sprechen. Zum Beispiel: »Auch ein blindes Huhn findet mal ein Korn.« Bedeutung: Auch wenn jemand weniger intelligent oder kompetent ist, kann er Erfolg oder Glück haben. Oder: »Da lachen ja die Hühner!« Bedeutung: wenn etwas lächerlich, absurd oder unglaublich ist.

Mitfühlen mit Märchen und Geschichten

Die Bremer Stadtmusikanten, der Wolf und die sieben Geißlein – Ältere oder Menschen mit Demenz lieben Märchen, weil sie diese oft noch aus ihrer Kindheit kennen. Außerdem sprechen Märchen besonders die Gefühlsebene an. Diese Ebene bleibt bei Menschen mit Demenz meist noch lange erhalten. Da Märchen eine einfache Sprache verwenden und Alltagsprobleme ansprechen, können sich die Seniorinnen und Senioren sehr gut in das Märchen hineinversetzen. Deshalb eignen sich auch Volksmärchen oder Geschichten, vor allem wenn die darin vorkommenden Helden Bauernhoftiere sind, wunderbar, um den Nachmittag auf dem Bauernhof abzurunden.

Gemeinsam Lieder singen: Spaß und Freude in geselliger Runde

Musik vermag ohne Worte unsere Gefühle ansprechen. Ganz viele Seniorinnen und Senioren erinnern sich an das Sprichwort: »Wo man singt, da lass dich ruhig nieder, Bösewichter haben keine Lieder.« (Johann Gottfried Seume, 1763 – 1810)

Früher wurde zu allen möglichen Anlässen und Gelegenheiten gesungen. In der Kirche, an Festen und Feierlichkeiten. Singen war Tradition und üblich. Die meisten älteren Menschen kennen noch viele Lieder. Lieder haben daher oft einen hohen Erinnerungswert. Deshalb eignet sich auch gemeinsames Musizieren hervorragend, um den Nachmittag auf dem Bauernhof gemütlich ausklingen zu lassen. Gerade für Menschen mit Demenz ist Musik ein Ausdrucks- und Verständigungsmittel und ideal, um in Kontakt zu treten. Musizieren ist aber auch sehr eng mit Emotionen verknüpft. Es schafft das Gefühl von Gemeinschaft und vermittelt Erfolgserlebnisse: Immer wieder erleben wir, mit welcher Freude ältere Menschen singen: aus ganzem Herzen. Erstaunlich, dass die wenigsten dazu ein Liederbuch benötigen, weil sie die Texte noch auswendig können!

Sind Menschen aus anderen Kulturen dabei, können auch sie ihre Lieder in ihrer Sprache vorsingen. Schließlich gibt es Tierhaltung überall. Erfahrungen wie Ernte sind universell. Und auch Fastenzeiten und Fastenrituale gibt es in verschiedenen Religionen.

Aus unserer Erfahrung haben die Teilnehmenden noch mehr Spaß, wenn sie »einfache« Instrumente wie Rasseln, Triangel, Trommeln bedienen dürfen. Das fördert

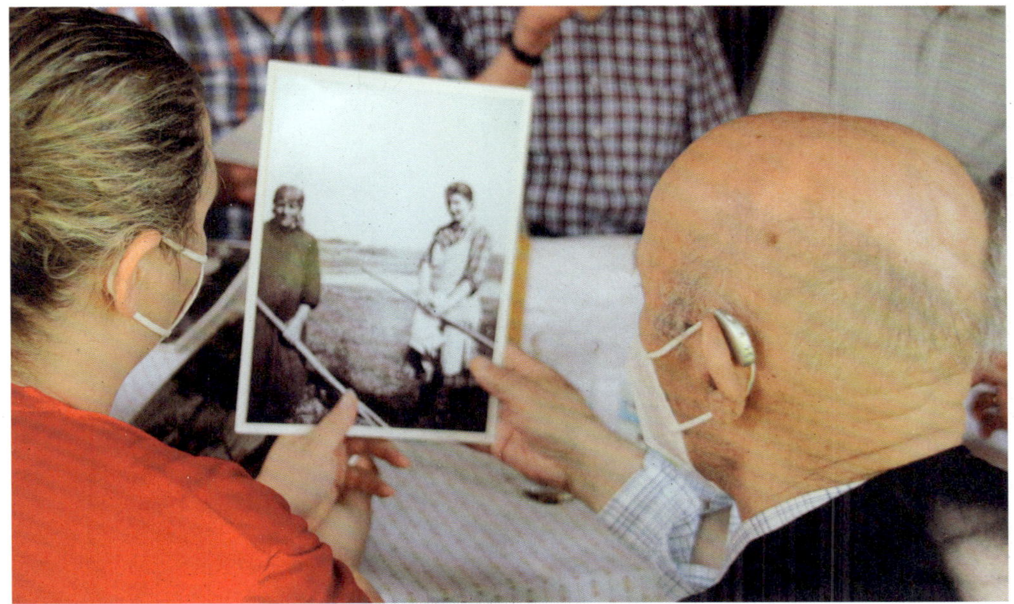

Bilder von früher bringen zum Reden.

sie nicht nur kognitiv, sondern auch motorisch. Bei ganz vielen Menschen löst Musik unterbewusst auch Bewegungen aus und animiert zum Klatschen, Schaukeln und sich bewegen. Somit lassen sich in geselliger Runde ganz nebenbei Muskeln und Gelenke stärken und Bewegungsabfolgen üben.

Achtung: Liedersingen und Musizieren eignen sich nur für Anbieterinnen und Anbieter, die Freude daran haben. Wer sich unsicher oder gar unwohl dabei fühlt, dem raten wir davon ab. Denn Ältere oder Menschen mit Demenz erspüren die Befindlichkeit von anderen Menschen sehr gut und übernehmen diese gerne. Alternativ kann vielleicht eine Begleiterin ein Lied anstimmen oder wir legen eine CD ein. Werden Liederbücher oder Liedtexte ausgeteilt, dann mit großer Schrift und weitem Zeilenabstand.

Profitipp: Die Beschwerden und auch Demenz verlaufen bei Menschen oft sehr unterschiedlich und sind auch von Tag zu Tag verschieden. So kann sich vielleicht ein Hilfsmittel oder eine Idee bei beginnender Demenz noch hervorragend eignen, während sie bei einem Klienten im mittleren Stadium schon nicht mehr passt. Es gilt also auch hier, kreativ zu sein und den Mut zu haben, Dinge auszuprobieren und die Materialien und Hilfsmittel von Einsatz zu Einsatz unterschiedlich zu variieren.

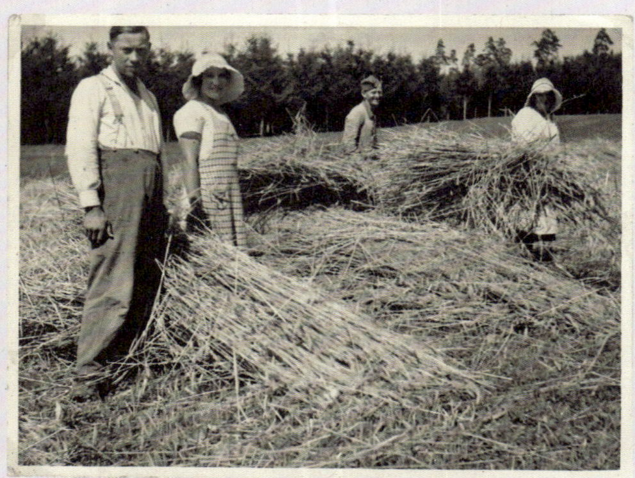
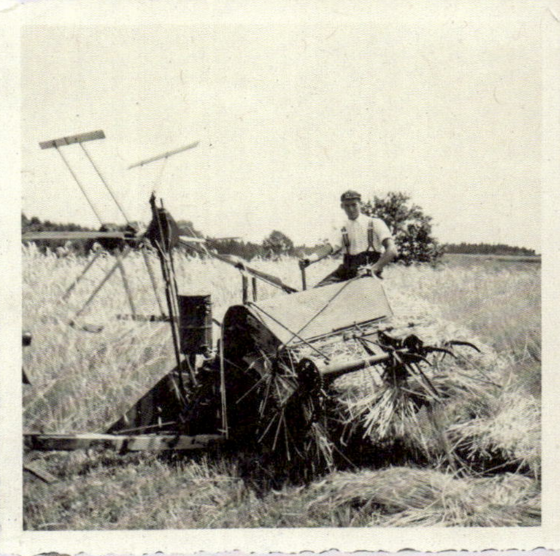
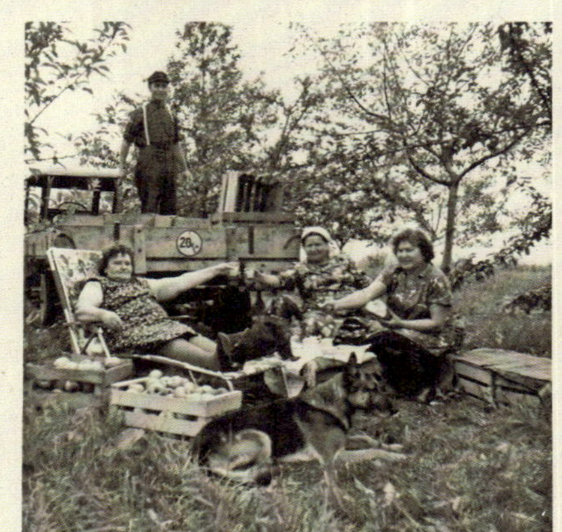
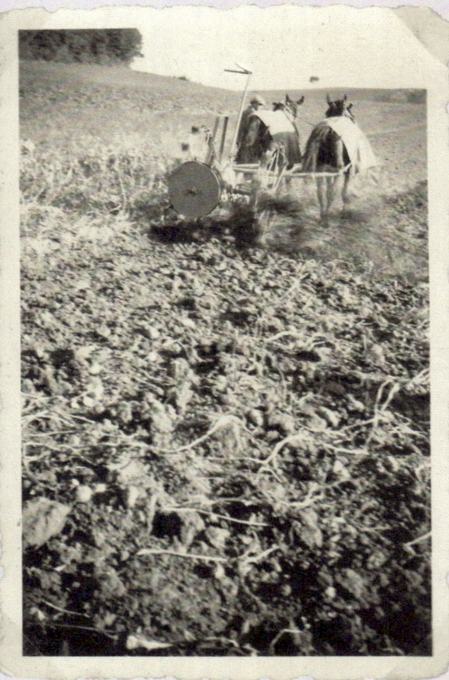
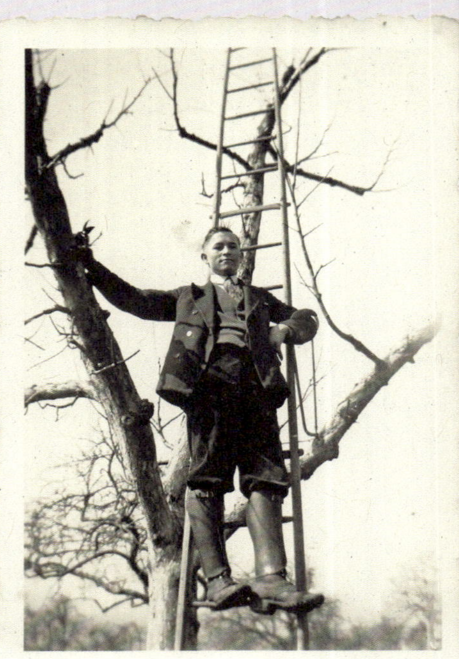
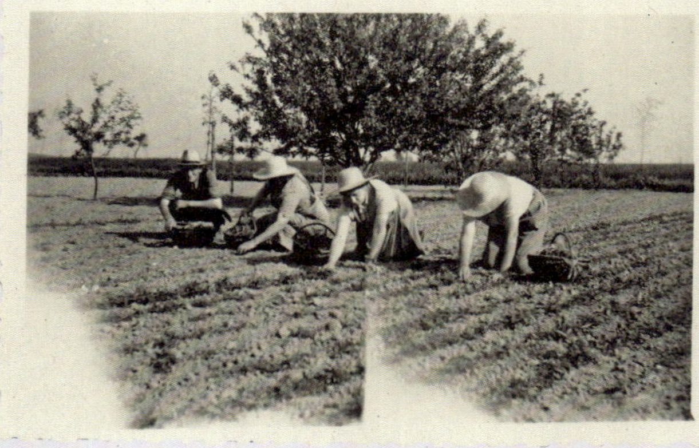

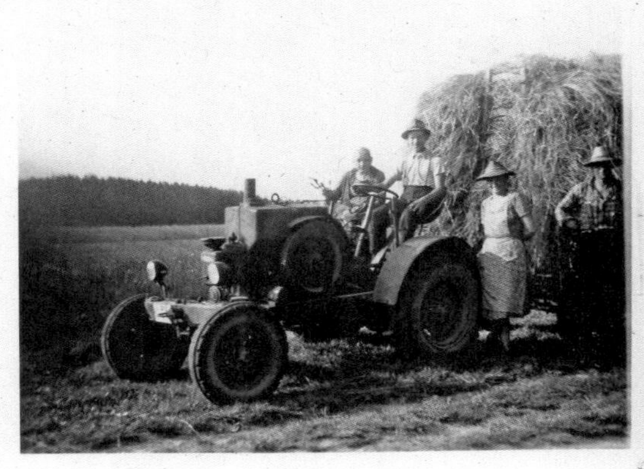

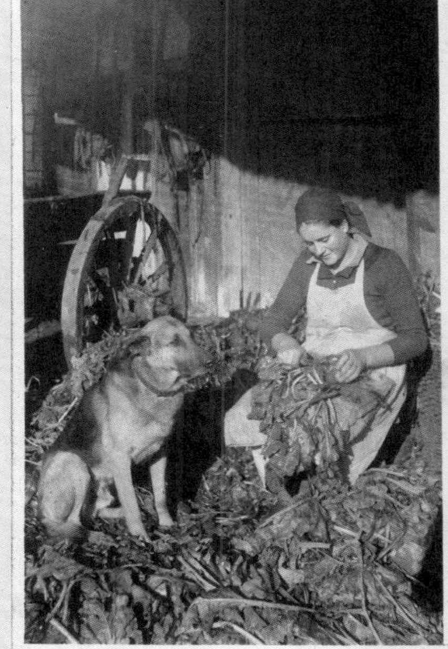

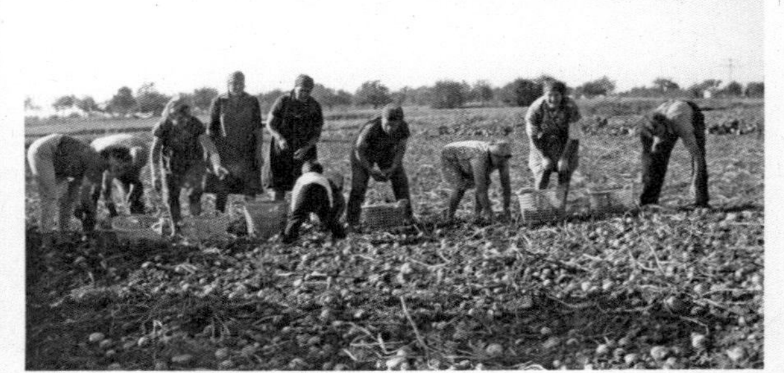

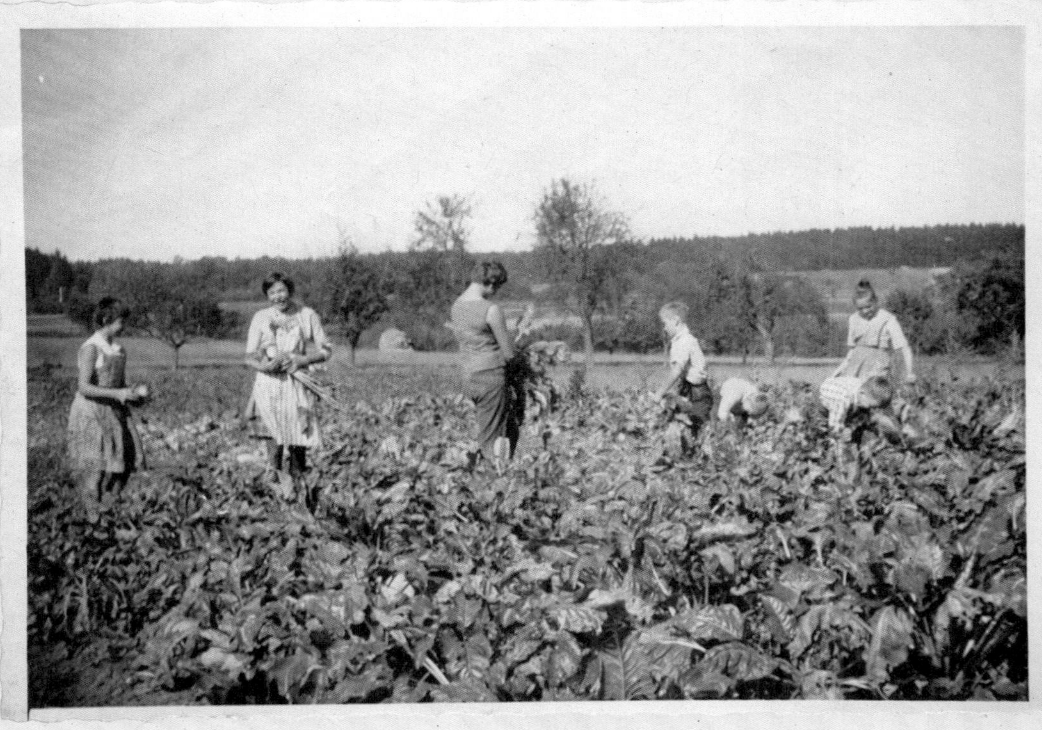

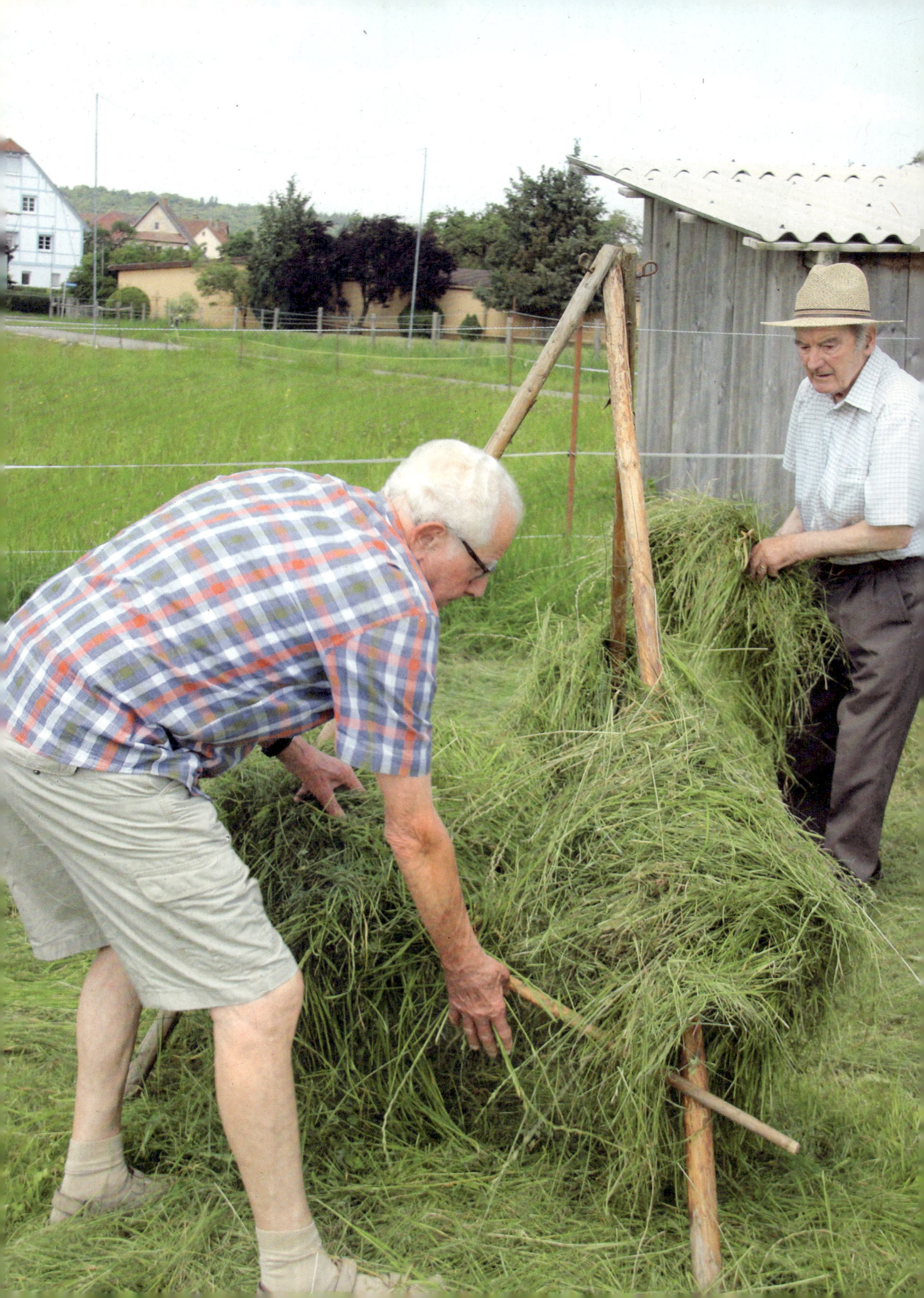

Endlich loslegen: praktische Übungen zum Nachmachen

Grau, teurer Freund, ist alle Theorie,
Und grün des Lebens goldener Baum.

JOHANN WOLFGANG VON GOETHE

Übungen mit Huhn, Kuh und Co.

Bauernhoftiere live erleben

Wie immer gilt auch bei der Tiergestützten Arbeit: Übung macht den Meister und die Meisterin. Die folgenden Beispiele haben wir auf unserem Hof vielfach erprobt und für gut befunden. Die meisten lassen sich vielerorts und mit vielen Tierarten leicht nachmachen und auf die jeweiligen Gegebenheiten vor Ort anpassen. Die Dauer der Übungen hängt von der Fitness, Tagesform und Befindlichkeit der Teilnehmenden ab. Manche Übungen lassen sich leicht kombinieren.

Und natürlich geht auf Feld und Flur sowie auf einem Bauernhof noch viel mehr. Beispielsweise können körperlich fitte Seniorinnen und Senioren auch bei Stallarbeiten helfen, Tieren Heu bringen oder Kälber tränken.

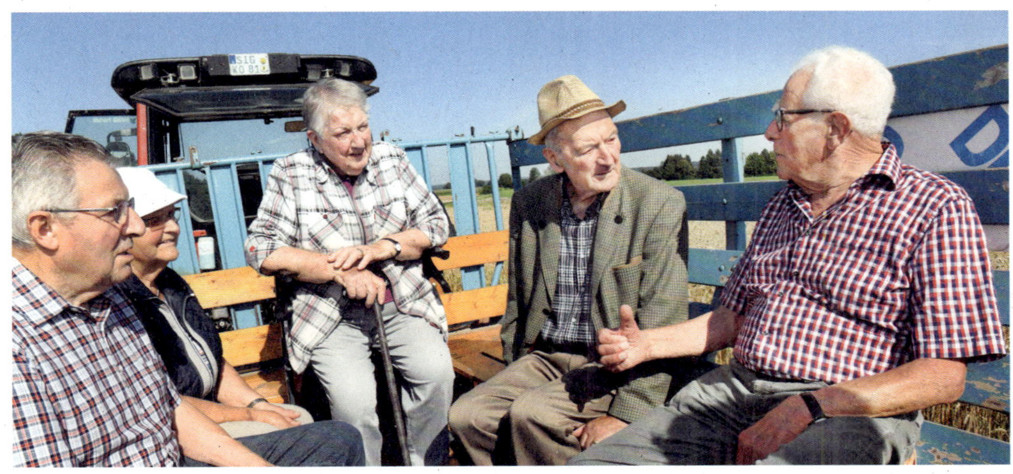

Die Tiere kennenlernen

Das erste Date mit Kuh und Co.

Ideale Tiere: Hühner, Kühe, Schweine, Schafe, Ziegen, Esel
Training für: Gedächtnis, Emotion, Sinneswahrnehmung, Motorik
Geeignete Orte: Stall, Weide
Dauer: etwa 30 Minuten

Die Idee: Etliche ältere Menschen kennen den Umgang mit einigen Bauernhoftieren noch von früher. Dort können wir anknüpfen, brauchen aber einen für beide Seiten gelungenen ersten Kontakt. Stadtmenschen ohne Tiererfahrung haben vielleicht Berührungsängste, die wir bei einem behutsamen Kennenlernen abbauen.

Hilfsmittel: wetterfeste laminierte Bildkarten der einzelnen Bauernhoftiere, Fühlsäckchen mit Materialien von den Tieren

Einstieg: Den Seniorinnen und Senioren Fotos oder Bildkarten von verschiedenen Bauernhoftieren zeigen. Welche kennen sie? Welche hatten sie früher selbst? Wie hießen die Tiere? Welche Lebensmittel, die uns die Tiere schenken, lieben sie besonders? Welche Tiere brauchen sie, um ihre Leibspeisen zuzubereiten? Welche Futtermittel der Tiere mögen sie gerne?

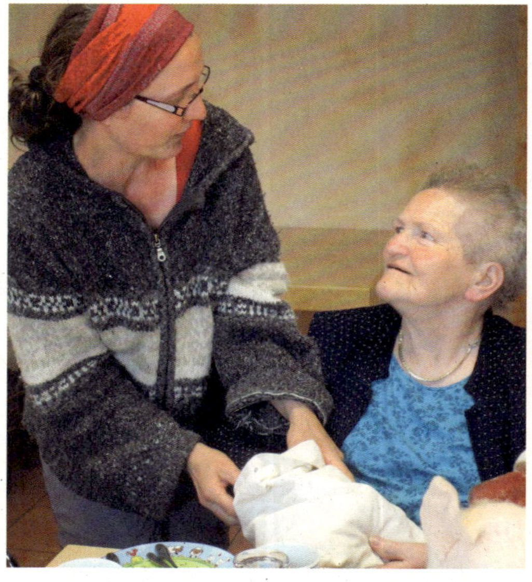

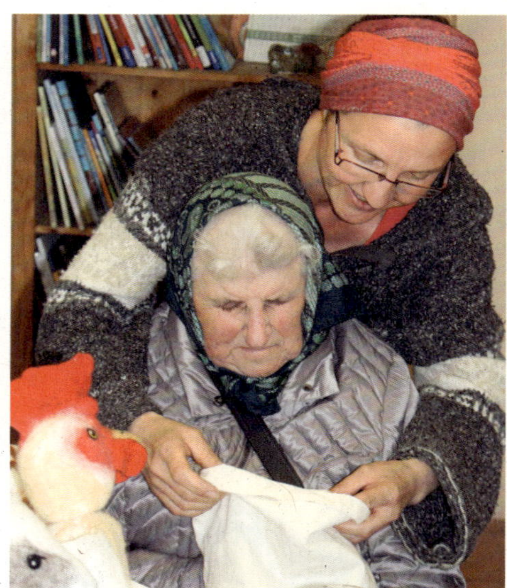

Schritt für Schritt den Hühnern nähern: erst einmal Federn fühlen.

▶ **So geht's:**

1. Anhand von Fühlsäckchen die Besucher erraten lassen, welches Tier wir heute besuchen: Huhn-Federn, Schaf-Wolle …
2. Am Gehege die Tiere erst einmal »aus der Ferne« beobachten und ihr Verhalten besprechen.
3. Warten, bis die Tiere von sich aus an den Zaun oder an die Stallbucht kommen. Angeleitete Berührungen über die Stallbucht oder durch den Zaun, sodass die älteren Menschen jederzeit ihre Hand wieder zurückziehen und dem Tier ausweichen können.
4. Erst wenn die Angst oder Abneigung überwunden sind, gehen wir mit den Seniorinnen und Senioren in den Stall oder auf die Weide. Dabei achten wir darauf, dass jeder ältere Mensch eine Bezugsperson hat, die den Kontakt mit dem Tier anbahnt.

Anmerkung: Hier gibt es kein Patentrezept: Damit der erste Tierkontakt gelingt, müssen wir uns so viel Zeit nehmen, wie es die Gruppe oder der einzelne Mensch braucht.

Profitipp: Wir starten oft mit den Hühnern. Die sind vielen noch von früher bekannt und wenig angsteinflößend.

Ausklang: Nach dem Tierbesuch stärken wir uns bei Kaffee und Kuchen. Gerne lesen wir noch ein thematisch passendes Märchen wie die Bremer Stadtmusikanten vor.

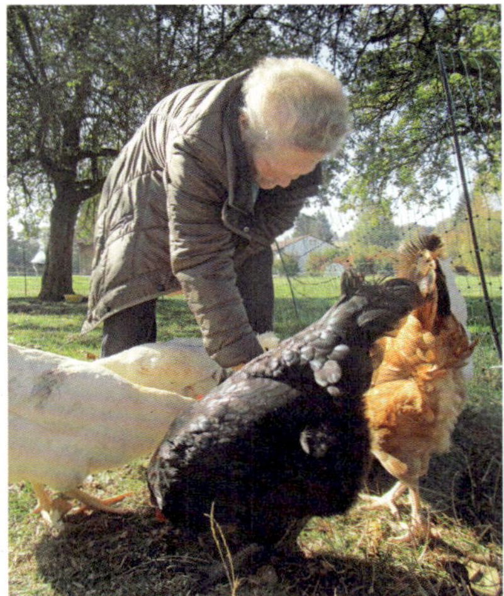

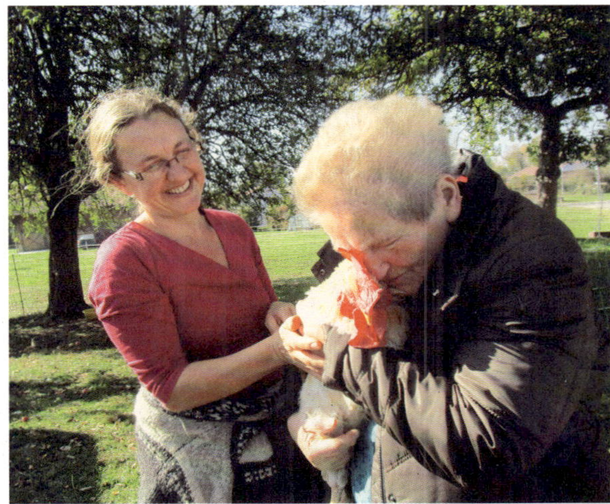

Später gibt es keinerlei Berührungsängste mehr.

Tiermüsli herstellen

Körner erkennen und verarbeiten

Ideale Tiere: Hühner, Kühe, Schweine, Schafe, Ziegen
Training für: Gedächtnis, Emotion, Sinneswahrnehmung, Motorik
Geeigneter Ort: Gruppenraum
Dauer: 30 Minuten bis 1 Stunde

Die Idee: Die meisten unserer Bauernhoftiere benötigen für eine ausgewogene und gesunde Ernährung verschiedene Getreidekörner. Oftmals erinnern sich die Seniorinnen und Senioren noch sehr gut an die Zusammensetzung des Tierfutters, den Schrot, den sie an die verschiedenen Tierarten verfüttert haben.

Zutaten: Gerste, Hafer, Dinkel, Roggen, Weizen, Mais, Ackerbohnen, Erbsen

Hilfsmittel: Flockenquetsche, elektrische Getreide- oder Steinmühle

Einstieg: Den Seniorinnen und Senioren Sichtgläser mit verschiedenen Körnern, Futtersäckchen und Getreidepflanzen zeigen. Welche Körner und Pflanzen kennen sie von früher? Welche haben sie damals auch angebaut?

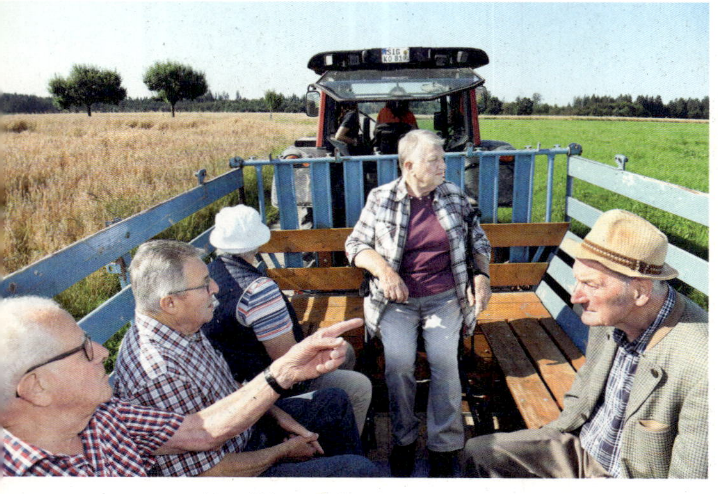

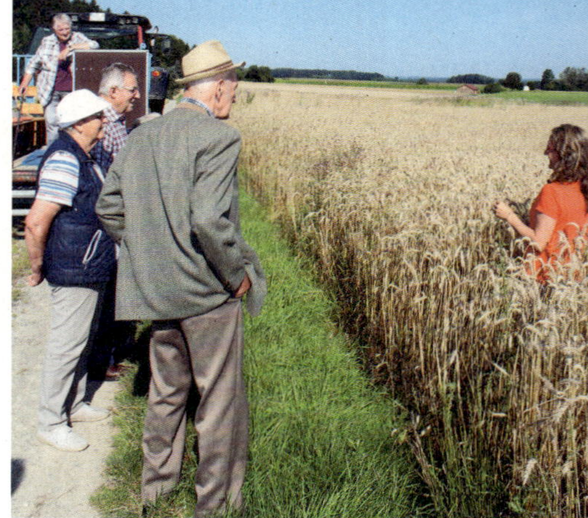

Eine Feldrundfahrt gefällt und bildet.

▶ **So geht's:**
1. Getreidekörner freilegen (aus der Hülle puhlen).
2. Getreide mit der Flockenquetsche zu Flocken quetschen.
3. Mais aus dem Kolben puhlen.
4. Mais, Ackerbohnen und Erbsen mit der Getreidemühle oder einer Handmühle mahlen.
5. Alles gut mischen – und fertig.
6. Unter Aufsicht füttern!

Anmerkung: Das Müsli ist als Leckerli gedacht, bitte nicht so viel geben.

Profitipp: Je nach Jahreszeit und Tierart können unterschiedliche Kräuter, Früchte, Nüsse oder Kerne der Saison untergemischt werden: bei Eseln, Pferden und Kühen Karotten und Äpfel reinreiben, bei Schweinen selbst gesammelte Sonnenblumenkerne, Bucheckern oder Eicheln dazugeben.

Ausklang: Besonders schön ist es, wenn wir auch für die Besucher und Besucherinnen ein leckeres Müsli herstellen. Hier dürfen die Senioren und Seniorinnen dann ihre Vorlieben einbringen. Das gemeinsame Verkosten im Anschluss – oder am nächsten Morgen – schult die Sinne und schafft Freude und Verbundenheit.

Mehr machen: Bei einer Feldrundfahrt die verschiedenen Getreidesorten draußen auf den Feldern begutachten. Vielleicht lässt sich auch zu Fuß ein Feld in der Nähe erreichen?

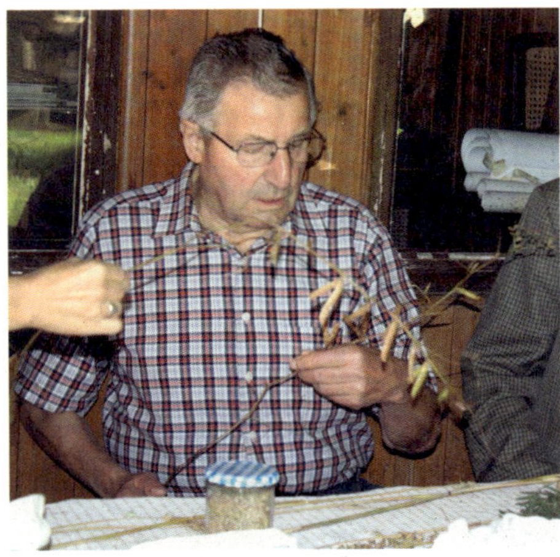

Ob dieser Herr wohl auch Pflanzen wie Linsen und Lupinen kennt?

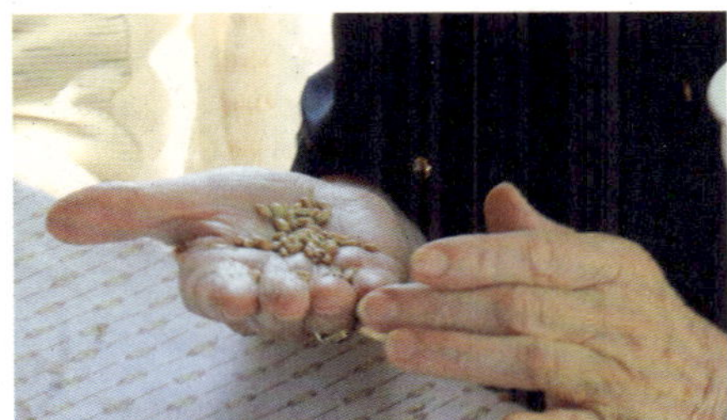

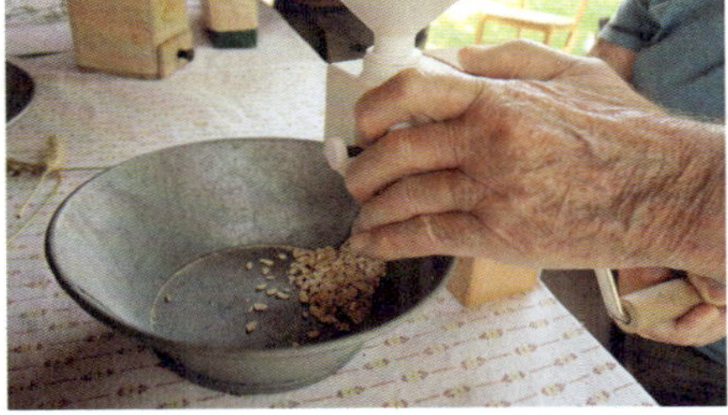

Beim Enthüllen der Getreidekörner ist viel Fingerfertigkeit gefragt.

Die Tiere richtig füttern

Mensch und Tier glücklich machen

Ideale Tiere: Hühner, Kühe, Schweine, Schafe, Ziegen, Esel
Training für: Gedächtnis, Emotion, Motorik, Bewegung
Geeignete Orte: Stall, Weide
Dauer: etwa 30 Minuten

Die Idee: Fast alle Menschen lieben es, Tiere zu füttern und ihnen etwas Gutes zu tun. Häufig kennt die ältere Generation dies noch aus früheren Zeiten. Nicht selten sind einige der Teilnehmenden damals für die Tierfütterung zuständig gewesen. Aber das ist lange her. Grundsätzlich müssen wir bei den älteren Besuchern darauf achten, dass sie es richtig machen. Besonders das Füttern der Tiere aus der Hand bedarf besonderer Vorsicht.

Einstieg: Den Seniorinnen und Senioren verschiedene Futtermittel zeigen. Welche kennen sie? Wie wurden früher die Bauernhoftiere gefüttert? Was davon können auch Menschen essen?

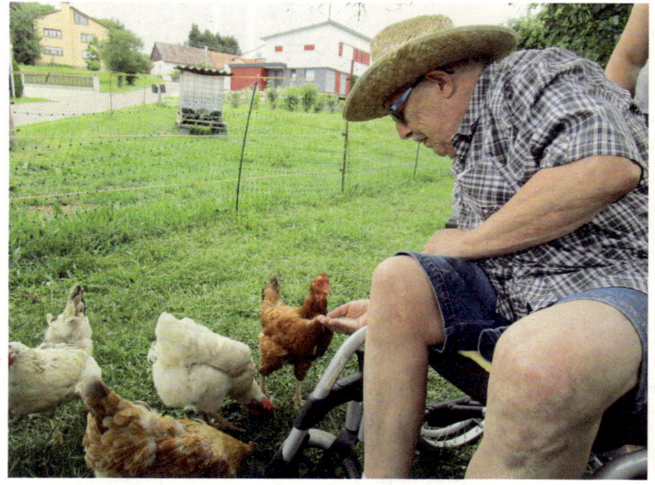

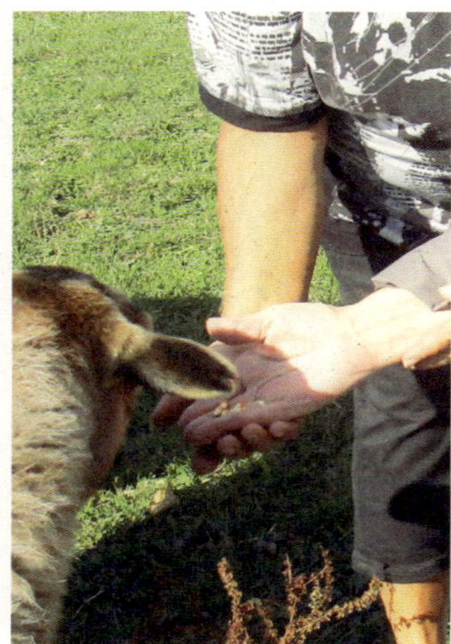

Auf die flache Hand kommt es beim Füttern an.

▶ **So geht's:**

1. Das Füttern der Tiere aus der Hand sollte nur unter fachkundiger Aufsicht erfolgen. Bei Schweinen sind wir ganz besonders vorsichtig, weil unsere Borstentiere kurzsichtig sind. Lieber Futter für die Schweine einfach auf den Boden streuen (siehe Seite 55).
2. Bei allen anderen Tieren gilt: Tiere immer aus der flachen Hand mit angelegtem Daumen füttern, um Verletzungen zu vermeiden.
3. Mitgebrachtes Futter darf nur auf Nachfrage verfüttert werden.
4. Das Füttern der Esel geht nur in Ausnahmefällen, da Esel nur bei karger Kost fit bleiben (siehe Seite 102). Alternativ Futterverstecke anlegen.
5. Gerade bei großen Tieren gibt es viel zu tun: für Kuh und Esel die Raufe und Futternetze der Tiere füllen (auf der Weide und im Stall) oder Futter im Futtergang verteilen.

Anmerkung: Tiere können häufig nicht zwischen der Hand und dem dargereichten Futter unterscheiden. Um auf Nummer sicher zu gehen, füttern wir nur gemeinsam. Damit die Tiere nicht fett und krank werden, lieber bei der täglichen Grundversorgung der Tiere mithelfen lassen, statt zusätzliche »Extrafütterungen« zu machen.

Ausklang: Nachdem die Tiere gefüttert sind, stärken wir uns selbst.

Mehr machen: Ältere Menschen können auch mithelfen, Futter wie Heu zu gewinnen (siehe Seite 172) oder Vorräte zu sammeln (siehe Seite 174) und dann ins Lager einzubringen. Dabei erleben sie wie früher die Arbeiten des Bauern im Jahresverlauf.

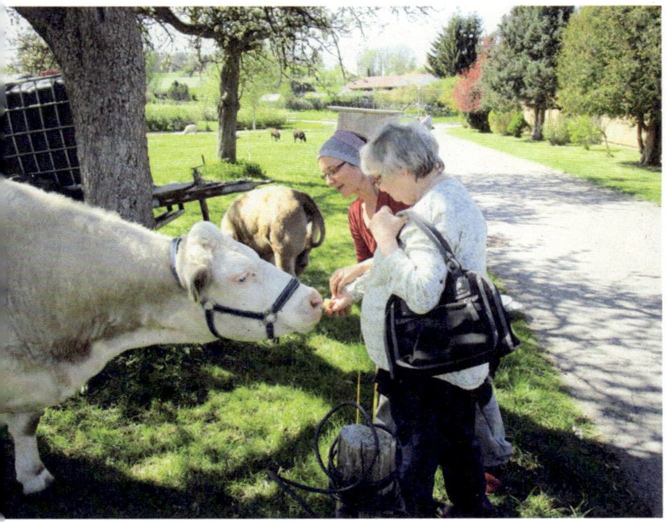

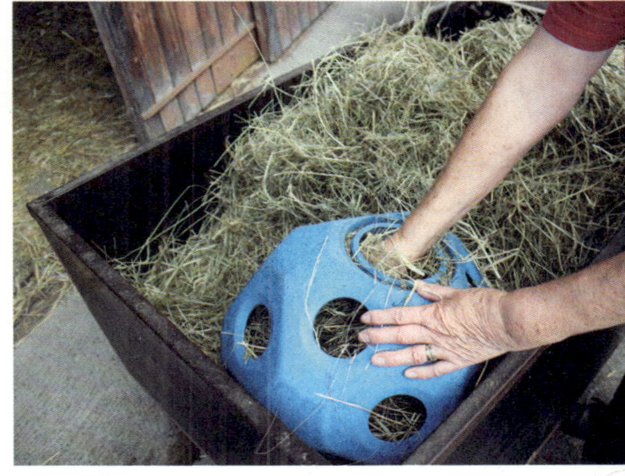

Eine dufte Arbeit: Futternetze und Bälle mit Heu befüllen

Von Hand Kühe melken

Den richtigen Dreh finden

Ideale Tiere: Kühe, Schafe, Ziegen
Training für: Gedächtnis, Emotion, Sinneswahrnehmung, Motorik
Geeignete Orte: Stall, Weide
Dauer: etwa 30 Minuten

Die Idee: Eine Kuh von Hand zu melken, Milch zu gewinnen und kuhwarm zu trinken, sind für viele Senioren und Seniorinnen Erlebnisse aus ihrer Kindheit und Jugend. Nicht selten können die Teilnehmenden noch von eigenen Erfahrungen berichten.

Hilfsmittel: Putztücher, Eimer mit warmem Wasser, Hocker, Eimer oder Schüssel zum Auffangen der Milch

Einstieg: Den Seniorinnen und Senioren typische Materialien zum Melken (Melkschemel, Eimer, Milchkannen und Ähnliches) zeigen. Welche Hilfsmittel kennen sie von früher? Wie wird heute gemolken?

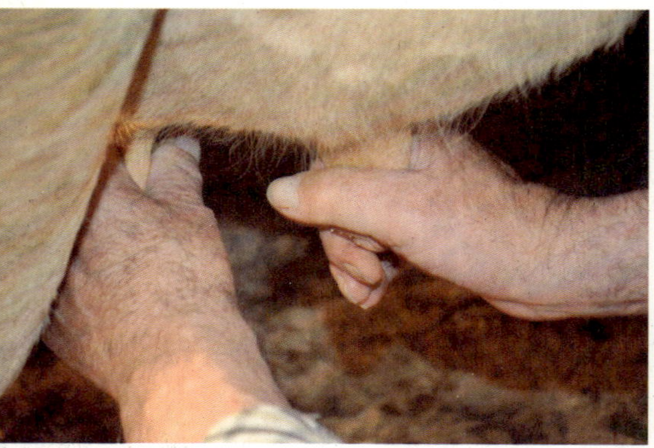

So sieht der typische Handgriff beim Melken (Ringschluss) aus.

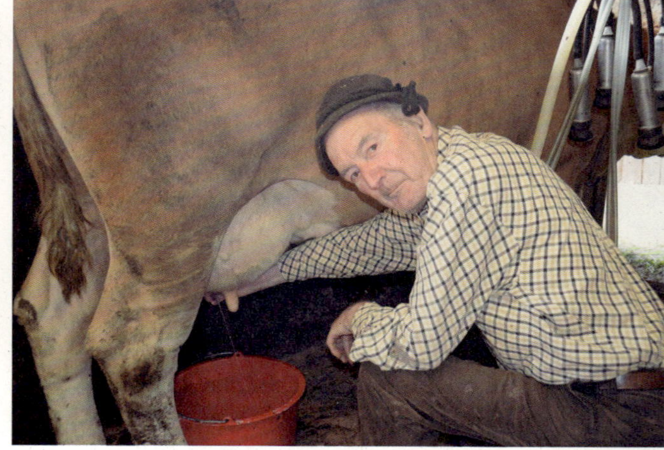

Ein erfahrener Profi am Werk

So geht's:

1. Der Kuh ein Halfter anlegen und sie mit einem Führstrick an einen Pfosten anbinden oder gut festhalten.
2. Die Kuh ansprechen und mit Streicheleinheiten am Bauch auf das Melken vorbereiten.
3. Die Zitzen mit einem weichen, leicht feuchten Tuch vorsichtig reinigen.
4. Anschließend die Zitzen mit einem trockenen Tuch abreiben. Dabei wird gleichzeitig das Gewebe sanft massiert, sodass die Milch einschießt.
5. Danach einen Eimer unter das Euter stellen und wenn möglich mit den Beinen festhalten, damit die Kuh ihn nicht umwirft.
6. Nun mit beiden Händen jeweils mit dem Zeigefinger und dem Daumen die zwei Zitzen einer Euterseite umgreifen, sodass die Finger einen sogenannten »Ringschluss« bilden. Die eine Hand leicht nach oben schieben, sodass sich die Zitze füllen kann. Nun mit den anderen Fingern und dem Handballen die Milch vorsichtig herausdrücken. Dann mit der anderen Hand und Zitze wiederholen und im Wechsel arbeiten. Durch das fortlaufende Drücken der Finger von der Mitte bis zum kleinen Finger spritzt immer aus einer der beiden Zitzen die Milch in einem Strahl in den Eimer, während sich die andere Zitze gerade wieder füllt.

Anmerkung: Auch Ziegen und Schaf lassen sich, sofern sie es gewohnt sind, von Hand melken.

Profitipp: Mit der Hand zu melken, erfordert viel Fingerspitzengefühl und Koordination. Für ältere Menschen sind das Bücken, in die Hocke gehen und dabei das Gleichgewicht zu halten, anstrengend. Dabei brauchen sie Hilfe. Andererseits erhalten die Senioren und Seniorinnen sofort ein positives Ergebnis für ihre Mühen und sind mächtig stolz, wenn sie (immer noch) melken können.

Ausklang: Die selbst gemolkene kuhwarme Milch im Anschluss in gemeinsamer Runde zu genießen, rundet die Stunde schön ab.

Butter herstellen

Leicht und lecker

Ideale Tiere: Kühe, Schafe, Ziegen
Training für: Gedächtnis, Motorik
Geeigneter Ort: Gruppenraum
Dauer: 30 Minuten bis 1 Stunde

Die Idee: Wer in den Nachkriegszeiten ein paar Ziegen, Schafe oder sogar eine Kuh besaß, war gesegnet, denn er konnte sich dadurch mit Milch, Butter und eigenen Brotaufstrichen versorgen. Viele Senioren und Seniorinnen erinnern sich noch sehr gut an die Butter- und Käseherstellung. Aus dem Rahm der selbst gemolkenen Milch lässt sich schnell etwas Leckeres zaubern.

Zutaten: Selbst gemolkene Milch oder alternativ gekaufte Schlagsahne (für etwa fünf Erwachsene nehmen wir etwa 200 ml Sahne, das entspricht einem Becher Sahne), Brot oder Brezeln zum Probieren der Butter, eventuell etwas Salz

Hilfsmittel: Schraubglas (Volumen etwa 400 ml), Sieb, Schüssel zum Auffangen der Buttermilch, Butterform, kleineres Glas zum Probieren der Buttermilch. Will man größere Buttermengen herstellen, helfen ein Handrührgerät oder ein spezielles Butterglas weiter.

Einstieg: Den Seniorinnen und Senioren typische Materialien zum Buttern (Butterform, Butterglas, Butterschleuder, Zentrifuge und Ähnliches) zeigen. Welche Hilfsmittel kennen sie von früher? Welche hatten sie damals auch im Einsatz?

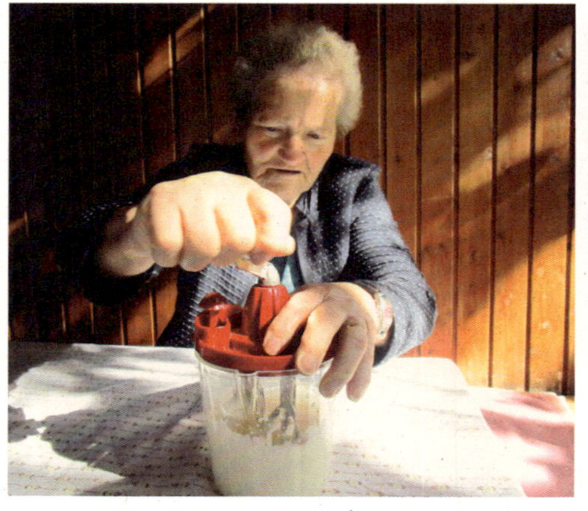

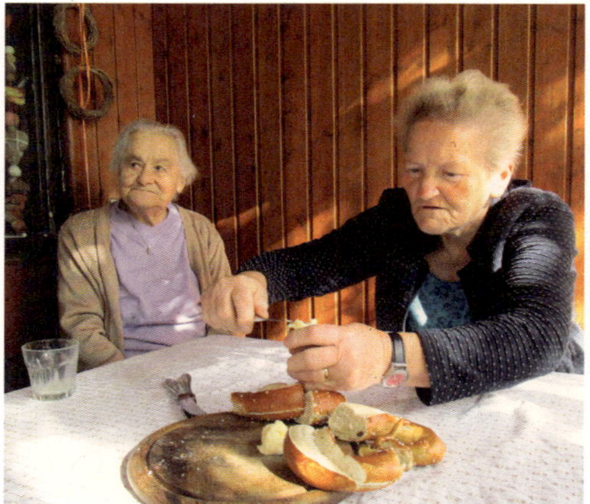

Gemeinsam Butter machen und genießen schult die Sinneswahrnehmung.

▶ **So geht's:**

1. Rahm der gemolkenen Milch abschöpfen oder Sahne verwenden: Beides muss gekühlt sein! Sahne in das Schraubglas füllen.
2. Glas fest verschließen. Sahne kräftig schütteln, dabei sollten sich die Senioren und Seniorinnen abwechseln. Nach ein paar Minuten hat der Milchrahm die Konsistenz von Schlagsahne. Nach weiteren fünf bis zehn Minuten schwimmt ein gelber Butterklumpen in einer dünnflüssigen weißlichen Milchflüssigkeit.
3. Inhalt über ein Sieb in eine Schüssel gießen. Der Butterklumpen bleibt im Sieb. Die Buttermilch fließt in die Schüssel.
4. Butter mit den Händen kräftig ausdrücken. Nach Bedarf mit etwas Salz würzen.
5. Eventuell in eine Butterform drücken. Dabei die Hände zuerst in warmes und anschließend kaltes Wasser tauchen, damit die Butter nicht an den Händen kleben bleibt. Butter und Buttermilch im Kühlschrank kaltstellen.
6. Selbst gemachte Butter und Buttermilch probieren und genießen.

Anmerkung: Auch aus Ziegenmilch und Schafmilch lässt sich Butter herstellen. Da deren Milch das Fett jedoch in kleineren Partikeln enthält, rahmt sie nicht so gut auf, das heißt, der Rahm lässt sich nicht gut abschöpfen. Damit es nicht zu lange dauert, empfehlen wir deshalb für das Entrahmen den Einsatz einer Zentrifuge.

Ausklang: Da sich die Butter nach dem Schütteln direkt verspeisen lässt, genießen wir am Schluss der Stunde die Butter gemeinsam mit leckerem Brot oder einer Brezel.

Mehr machen: Je nach Jahreszeit können wir Kräuter der Saison (Bärlauch, Petersilie, Kresse, Schnittlauch, Wildkräuter) sammeln und beimischen. Und auch Frischkäse lässt sich ohne großen Aufwand aus Kuhmilch, Zitronensaft, etwas Salz und verschiedenen Kräutern sehr leicht herstellen.

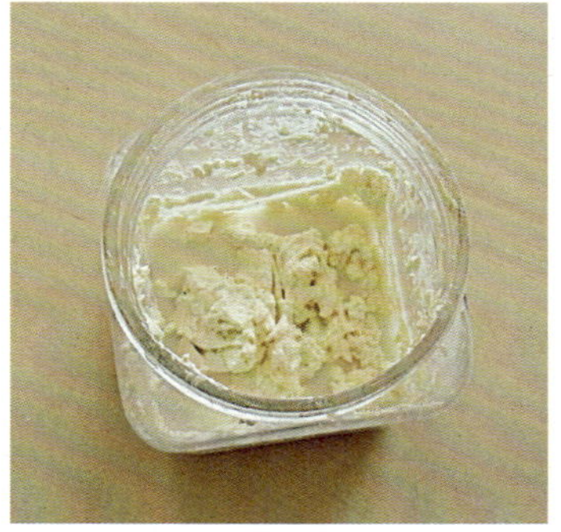

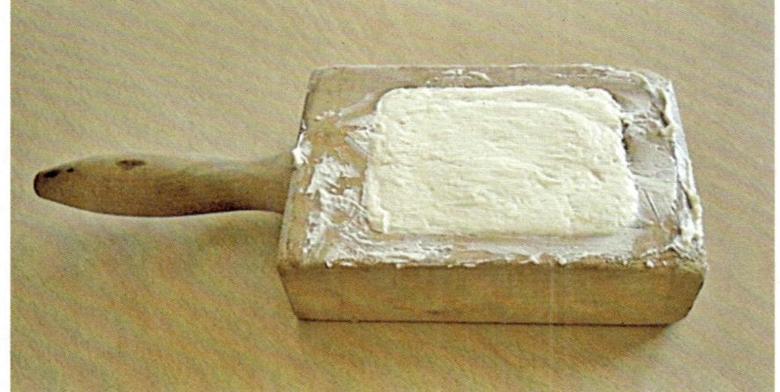

Selbst gemachte Butter ist besonders cremig.

Felle pflegen
Beim Bürsten in Beziehung kommen

Ideale Tiere: Kühe, Schweine, Schafe, Ziegen, Esel
Training für: Gedächtnis, Emotion, Sinneswahrnehmung, Motorik
Geeignete Orte: Stall, Weide
Dauer: 30 Minuten bis 1 Stunde

Die Idee: Die meisten Bauernhoftiere lassen sich gerne striegeln und bürsten. Das schafft buchstäblich enge Bindungen zwischen Mensch und Tier. Nur Hühner pflegen ihr Gefieder lieber selbst.

Hilfsmittel: Federstriegel, Fellkratzer, harte Bürsten, weiche Schmusebürsten

Einstieg: Den Seniorinnen und Senioren Bürsten, Kämme, Striegel, Hufkratzer zeigen. Welche Materialien kennen sie von früher? Welche nutzen sie für sich selbst? Wie machen sie ihre tägliche Körperpflege?

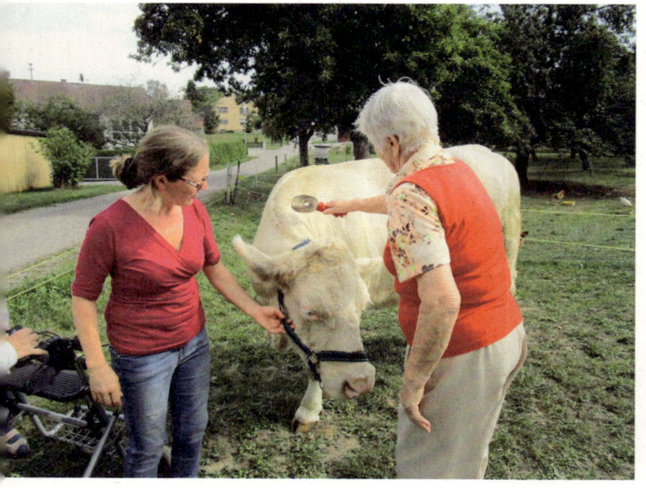

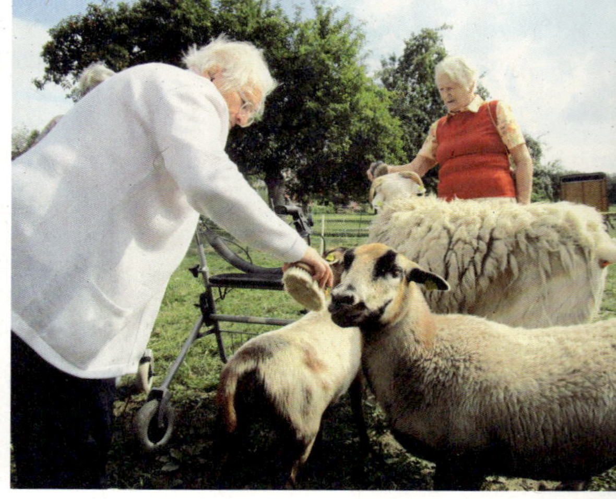

Die verschiedenen Fellarten schaffen unterschiedliche sinnliche Erlebnisse.

▶ **So geht's:**

1. Mit dem Striegel oder Fellkratzer zuerst den groben Schmutz, das Stroh, Reste der Einstreu und eventuell den Matsch beseitigen. Das Striegeln entfernt beim Fellwechsel zudem abgestorbene Haare.
2. Danach immer mit dem Strich bürsten: so, wie die Haare liegen.
3. Beim Esel mit einer Fell- und Mähnenbürste Mähne und die Schwanzhaare pflegen. Beim Bürsten der Schwanzhaare immer die Quaste in einer Hand halten, damit wir dem Esel nicht unnötig Haare herausziehen.
4. Am Schluss die empfindlichen Körperpartien, wie Ohren, Gesicht, Bauch und Schenkel, mit weichen Kopf- und Schmusebürsten bürsten.

Anmerkung: Bei Tieren, die sich nicht wie unsere frei im Stall oder auf der Weide striegeln oder bürsten lassen, empfiehlt es sich, diese mit Halfter und Führstrick an einen Pfosten anzubinden.

Profitipp: Manche älteren Menschen können ihre Kräfte nicht mehr richtig dosieren, sie drücken die Tiere zu fest oder fassen sie falsch an. Daher muss die Fachkraft immer ein Auge auf ihre Tiere haben.

Ausklang: Bei Kaffee und Kuchen können wir darüber sprechen, wo wir Tierhaare heute noch überall nutzen: Welches Tierkleid tragen die Gäste? Wolle im Pullover, Federn in der Daunenjacke? Haben sie vielleicht Bürsten und Besen mit Borsten oder Rosshaar?

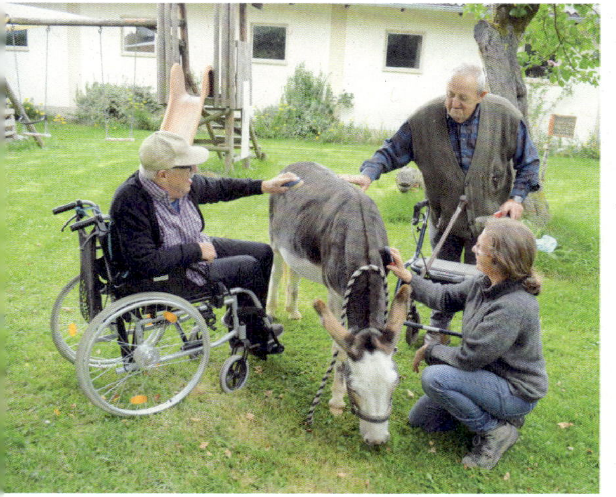

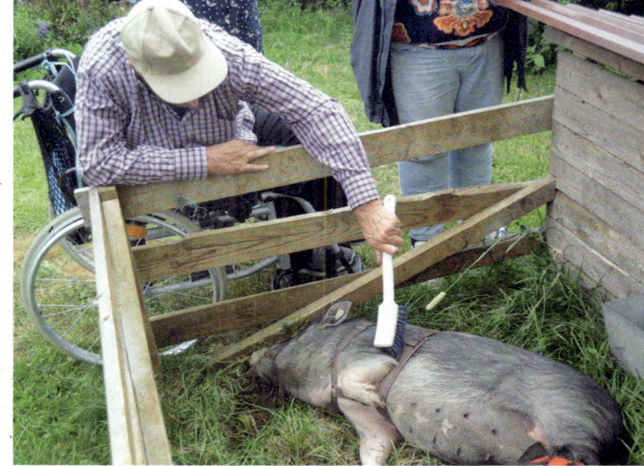

Diese Körperpflege genießen beide.

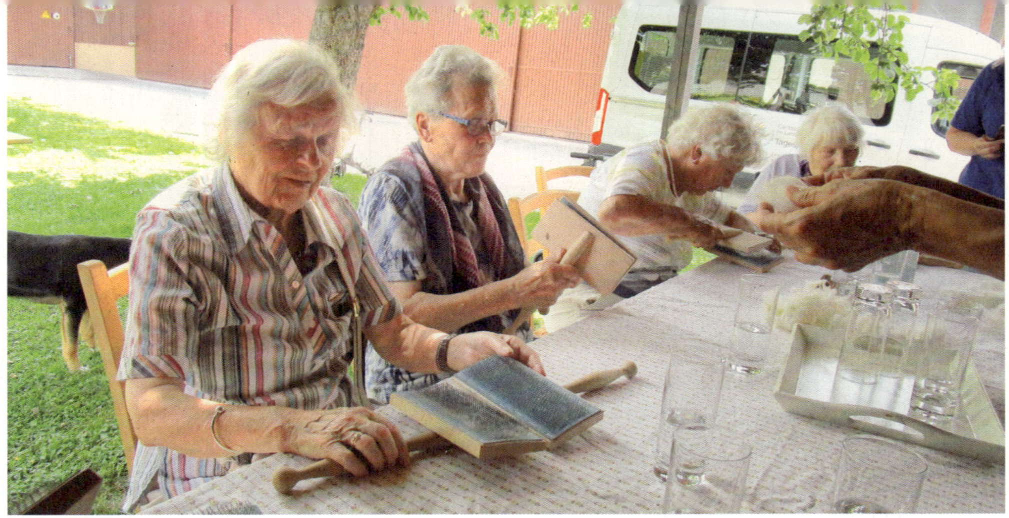

Kardieren geht per Hand …
… oder maschinell.

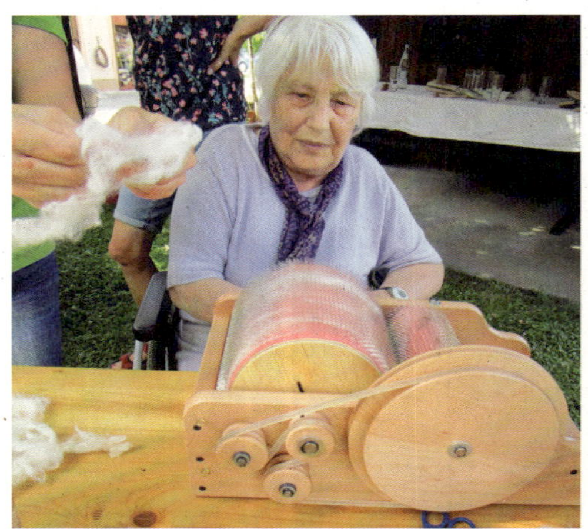

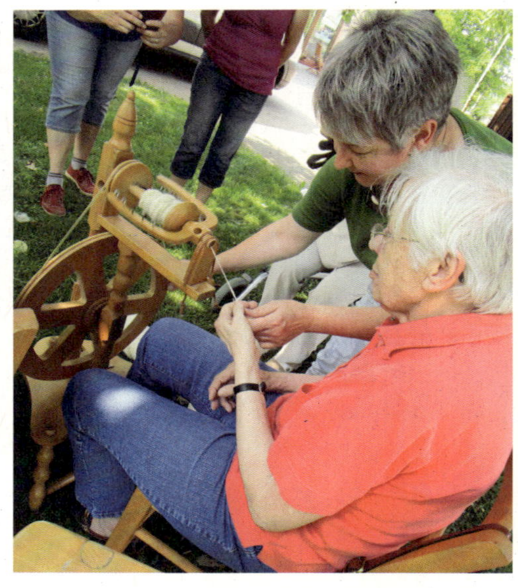

Erst zuschauen …
… dann selbst probieren

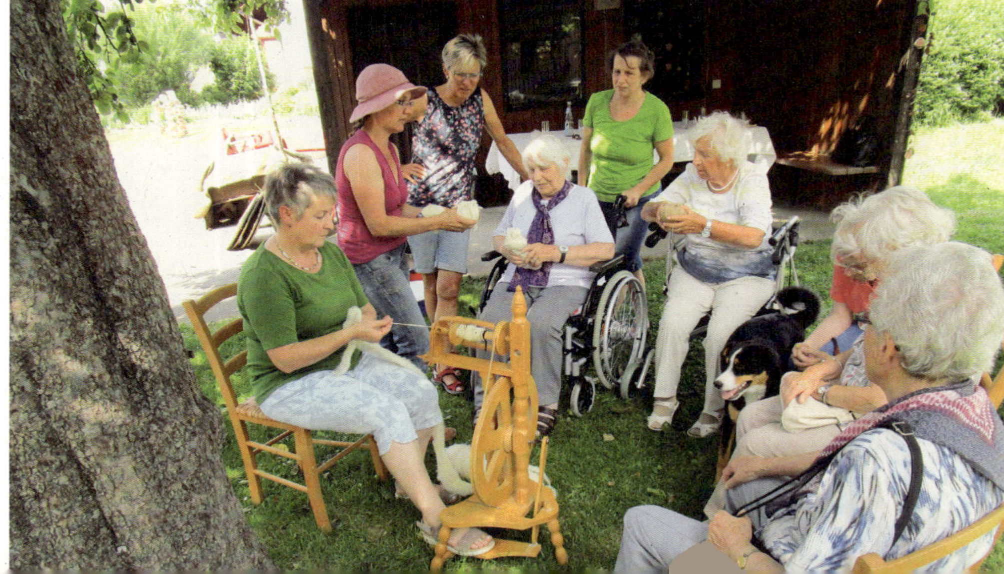

Schafwolle verarbeiten
Stoff für drei Einheiten

Ideale Tiere: Schafe
Training für: Gedächtnis, Sinneswahrnehmung, Motorik
Geeigneter Ort: Gruppenraum
Dauer: 1 Stunde bis 1 ½ Stunden

Die Idee: Viele Seniorinnen und Senioren haben in ihrer Vergangenheit noch selbst Kleidungsstücke gestrickt oder gefilzt und berichten gerne darüber.

Einstieg: Den Teilnehmenden frisch gezupfte (geschorene), gewaschene und kardierte Wolle zum Sehen, Fühlen und Riechen reichen. Besonders ungewaschene Wolle hat durch das Wollfett Lanolin einen sehr charakteristischen Eigengeruch und somit einen hohen Erinnerungswert.

Hilfsmittel: Eimer, Schüsseln, Wollwaschmittel, Wäscheständer, Handkarden oder Kardiermaschine

Achtung: Das Thema »Wolle« bietet extrem viel Stoff. Daher empfehlen wir, die aufwendigen Wollarbeiten am besten auf drei Einheiten zu verteilen: Einheit 1: Intensiver Schafkontakt mit Schafe bürsten und Wolle sammeln. Einheit 2: Wolle reinigen und waschen. Einheit 3: Wolle kämmen und spinnen oder filzen.

Einstieg: Den Seniorinnen und Senioren Kleidungstücke wie selbst gestrickte Socken, Pullover, Schal, Filzhut oder Filzpantoffeln zeigen. Welche Sachen haben sie früher selbst hergestellt? Wer strickt, häkelt, filzt oder spinnt noch heute? Trägt eine oder einer der Teilnehmenden selbst ein Kleidungsstück aus Wolle?

▶ **So geht's:**
1. Wolle sortieren oder säubern und auflockern: Alle Fremdkörper wie Stroh, Kletten sollten raus, auch verfilzte Stellen sowie die kurzen Haare aussortieren.
2. Wolle waschen: Ist die Wolle nicht zu fettig, lässt sie sich in mehreren Waschvorgängen mit Regenwasser waschen. Fettige Wolle ist arbeitsintensiver: Das Wollfett lässt sich nur mit heißem Wasser und Waschmittel (Wollwaschmittel, Geschirrspülmittel, Shampoo) auswaschen. Nicht rubbeln, nicht zu wild umrühren und immer dieselbe Temperatur verwenden, damit die Wolle nicht verfilzt! Gut ausspülen, dem Spülwasser eventuell etwas Essig zugeben. Wolle verträgt Säure gut, Lauge eher nicht.
3. Wolle trocknen lassen

4. Wolle zupfen: Das Zupfen bereitet die Wolle auf das Kardieren vor. Dabei wird die Wolle aufgelockert und ausgedünnt, sodass keine Klumpen mehr vorhanden sind. Außerdem entfernt man dabei noch einmal erstaunliche Mengen an Schmutz.
5. Kardieren oder Kämmen:
   a) Kardieren mit der Handkarde: Zuerst die untere Handkarde mit einem kleinen dünnen Wollbüschel bestücken. Dann die zweite Handkarde in entgegengesetzter Richtung auf die mit Wollstückchen bestückte Handkarde legen. Nun zieht man beide Karden in entgegengesetzter Richtung voneinander weg. Ist das Wollstück auf der Karde schön gleichmäßig gekämmt, nimmt man es vorsichtig ab und bestückt die Handkarde von Neuem.
   b) Kardieren mit der Kardiermaschine: Kleine dünne Wollbüschel vor die kleine Vortrommel legen. Diese übernimmt die Fasern und überträgt sie auf die große Trommel. Ist diese voll, kann das Vlies aufgeschnitten und abgenommen werden.

Anmerkung: Im Anschluss an das Kardieren lässt sich die Wolle problemlos mit den Senioren und Seniorinnen an weiteren Terminen filzen, spinnen oder weben.

Häufig können sich ältere Menschen noch ganz genau an die einzelnen Schritte der Wollverarbeitung erinnern. Die Umsetzung fällt ihnen jedoch schwer. Manche sehen nicht mehr so gut, anderen fehlt die Koordination, um gleichzeitig das Spinnrad mit dem Fuß anzustoßen und den Faden ins Spinnrad zu schieben. Das gelingt auch uns nur mit etwas Übung. Deshalb ist es wichtig, dass wir hier ausreichend helfende Hände haben. Am besten wäre ein Betreuungsschlüssel von 1:1. Die Mühen der Teamarbeit lohnen sich aber: Die Teilnehmenden sind stolz auf ihr Wollknäuel.

Ausklang: Viele Seniorinnen und Senioren nehmen sowohl von der ungewaschenen als auch von der gewaschenen Wolle gerne etwas mit nach Hause oder in die Einrichtung. Dort können sie oder ihre Betreuer das Thema noch einmal aufgreifen oder weiterverfolgen: Häkeln, Stricken, Weben.

Eseltrekking
In der Natur unterwegs

Ideale Tiere: Kühe, Ziegen, Esel
Training für: Gedächtnis, Emotion, Motorik, Bewegung
Geeigneter Ort: Natur
Dauer: 1 Stunde bis 2 Stunden

Die Idee: Für ältere Menschen sind oftmals bereits kleine Spaziergänge draußen in der Natur strapaziös. Spaziergänge mit einem Esel machen jedoch den Weg zum Ziel und motivieren zum gemeinsamen Gehen. Alternativ oder zusätzlich können wir auch einen Esel vor unsere Kutsche spannen.

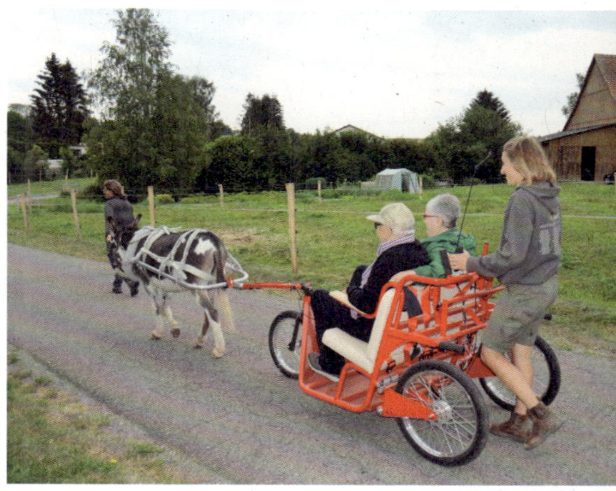

Mit einer Eselstärke kommen wir weiter als gedacht.

Hilfsmittel: Halfter, Leine, Eselpacktaschen, Eselgeschirr, Eselkutsche

Einstieg: Den Seniorinnen und Senioren Halfter, Zaumzeug, Leinen zeigen. Welche Hilfsmittel kennen sie von früher? Welche hatten sie damals im Einsatz?

▶ **So geht's:**

1. Den Esel wie unter dem Best-Practice-Beispiel »Fellpflege« auf den Spaziergang vorbereiten (siehe Seite 164), das heißt den Esel striegeln, putzen und bürsten sowie die Hufe auskratzen.
2. Esel aufhalftern und an die Leine nehmen.
3. Eventuell Esel einspannen.
4. Gemeinsam mit den Besuchern und Besucherinnen die Strecke besprechen.
5. Gemeinsames Spazierengehen mit dem Esel.

Anmerkung: Auch Ziegen und Kühe eignen sich für Spaziergänge, sofern sie es gelernt haben. Für ältere Menschen mit Rollstühlen, Rollator oder anderen Hilfsmitteln bietet es sich bei den Spaziergängen an, die Esel-Kutsche mitzunehmen. Darin können sich die Seniorinnen und Senioren bei Bedarf ausruhen.

Ausklang: Als kleines Dankeschön für die »geleistete Arbeit« dürfen die Besucherinnen und Besucher dem Esel im Anschluss ein kleines Stück Möhre verfüttern.

Säen, sammeln und ernten

Noch mehr machen auf dem Hof

Säen und pflanzen

Geschick und Geduld beim Gärtnern üben

Ideale Tiere: Hühner, Kühe, Schweine, Schafe, Ziegen, Esel
Training für: Gedächtnis, Emotion, Motorik
Geeigneter Ort: Natur
Dauer: etwa 1 Stunde

Die Idee: Die meisten Senioren und Seniorinnen können noch auf einen reichhaltigen Schatz an Wissen und Kenntnissen rund ums Gärtnern zurückgreifen. Das Werkeln in der Erde, die frische Luft, das Beobachten aufgehender Saat, Hacken und Ernten sind ihnen vertraut.

Hilfsmittel: Rechen, Hacken und Schaufeln, Eimer für das Absammeln von Steinen und Beikräutern

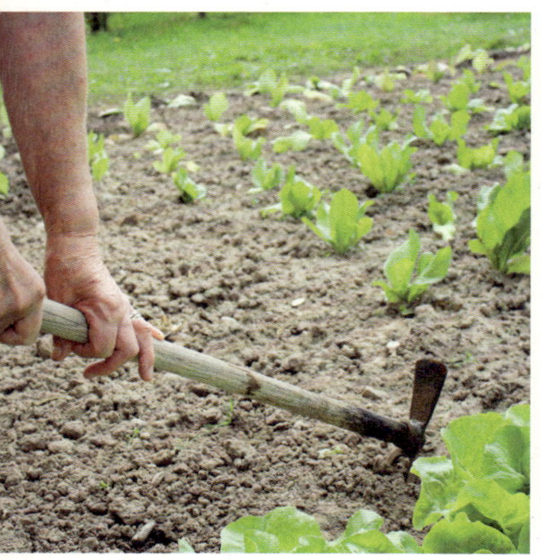
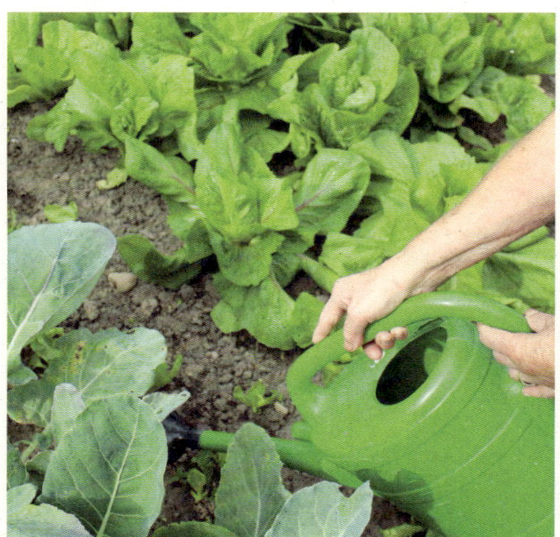
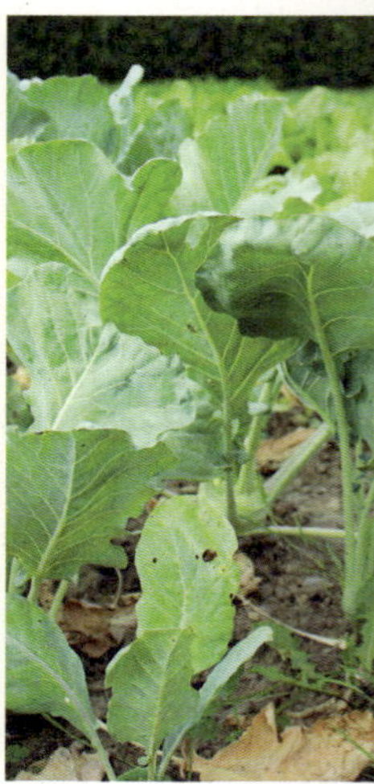

Natürlich können wir auch für uns Menschen etwas säen oder pflanzen.

Einstieg: Den Senioren und Seniorinnen oben genannte Hilfsmittel sowie verschiedene Sämereien (Getreide, Futterrüben, Gemüse) sowie vorgekeimte Kartoffeln zeigen. Was haben sie früher angebaut und geerntet?

▶ **So geht's:**

1. Boden hacken und größere Steine absammeln.
2. Boden von Beikräutern und Gräsern befreien, Mist einarbeiten.
3. Boden einebnen und harken.
4. Getreide, Gemüse und Futterpflanzen aussäen, Kartoffeln legen und anhäufeln.
5. Alles regelmäßig gießen und am Schluss ernten und selbst genießen oder verfüttern.

Anmerkung: Das Anlegen von Beeten ist nur sinnstiftend, wenn die Besucher regelmäßig auf den Hof kommen, das heißt die Beete auch pflegen und abernten können. Am besten Sommergetreide wie Sommerweizen oder Hafer aussäen, denn es wird im Frühjahr ausgesät, wächst schnell und kann dann im Sommer gemeinsam geerntet werden. Als Futterpflanzen eignen sich Rüben und Kartoffeln, die gelingen immer. Futterrüben lieben alle Tiere.

Ausklang: Wie beim gemeinsamen Vorrätesammeln können auch diese Stunden immer mit der Verarbeitung eines Lebensmittels und einer gemeinsamen Verköstigung enden: Aus dem Getreide machen wir Müsli für Mensch und Tier, aus Mais Popcorn, aus Kartoffeln Kartoffelsuppe oder Pellkartoffeln. Dabei dürfen die Teilnehmenden gerne ihre Wünsche einbringen.

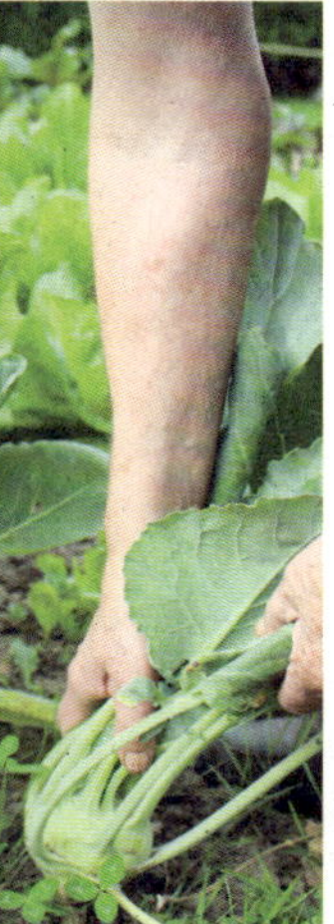

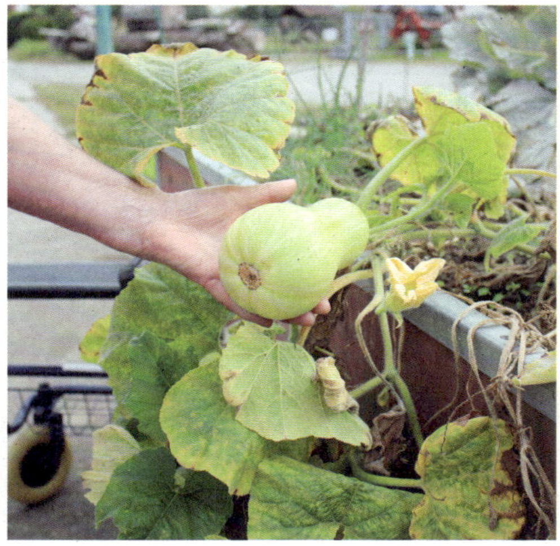

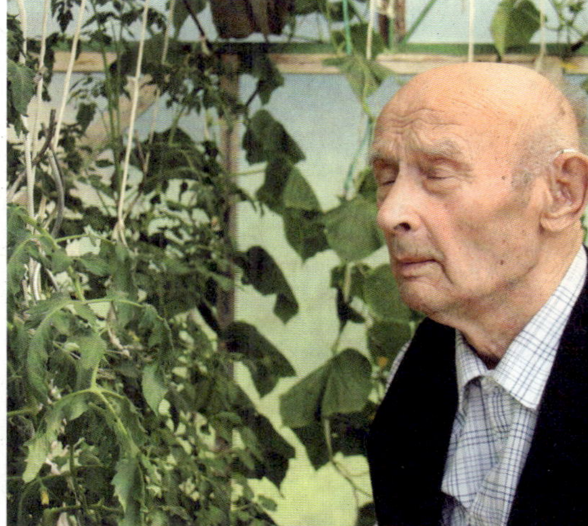

Eigene Tomaten riechen herrlich aromatisch.

Heu machen

Wettlauf mit gutem Wetter

Ideale Tiere: Kühe, Schweine, Schafe, Ziegen, Esel
Training für: Gedächtnis, Emotion, Motorik, Bewegung
Geeigneter Ort: Weide
Dauer: 30 Minuten bis 1 Stunde

Die Idee: Für die meisten Bauernhoftiere ist Heu das Grundnahrungsmittel schlechthin. Viele Seniorinnen und Senioren erinnern sich noch sehr gut an die schweißtreibende Arbeit des Heumachens, berichten gerne von ihren Erfahrungen und können noch zeigen, wie es geht.

Hilfsmittel: Sense, Sichel, Wetzstein

Einstieg: Den Seniorinnen und Senioren alte Arbeitsgeräte, wie Sichel, Sense, Wetzstein, reichen. Welche Gerätschaften kennen sie von früher? Gibt es in der Gruppe jemanden, der heute noch seine Wiese mit einer Sense mäht? Wie wird in der heutigen Landwirtschaft Heu gemacht?

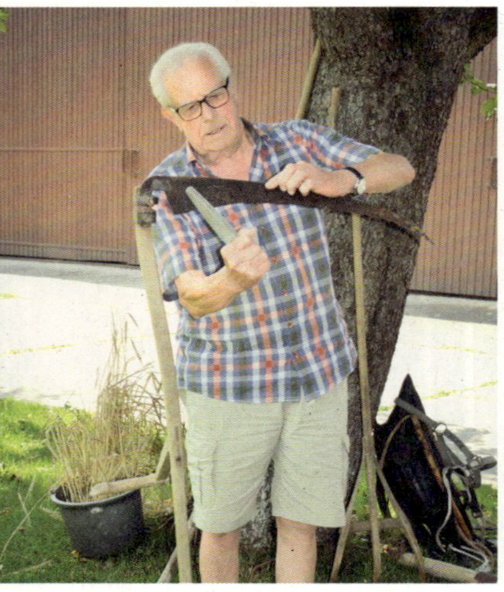

Der erste Schritt: Sense dengeln

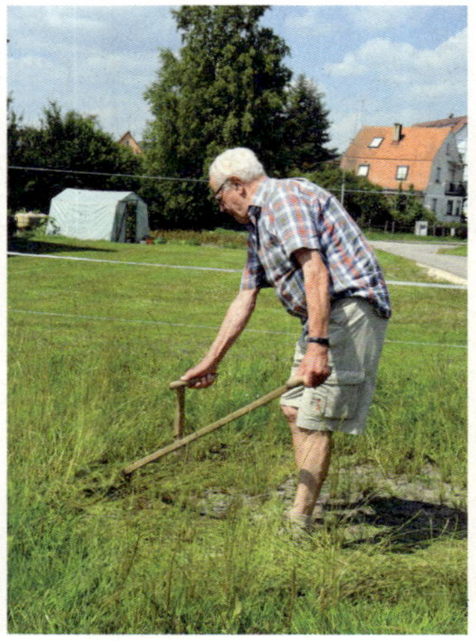

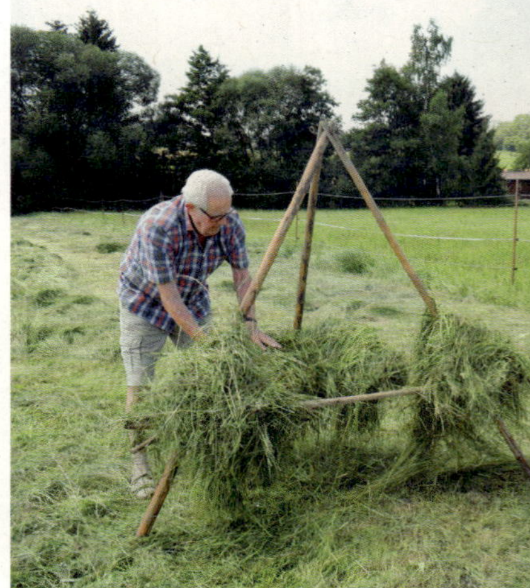

Gras sammeln, schichten – und fertig zum Trockne

▶ **So geht's:**

1. Zuerst Sense dengeln, sprich schärfen. Dabei wird die Schneide des Sensenblattes mit einem Wetzstein mit kurzen, gezielten Zügen nach vorne hin geschliffen und erhält so die optimale Schärfe.
2. Nun mit schwingender Bewegung, in einem Radius von etwa 180 Grad, die Sense in leicht gebückter Haltung durch das Schnittgut führen. (Halbkreis mit einem Drehmoment nahe am Körper.) Hierbei gefühlvoll, nicht hektisch vorgehen. Während der Rückwärtsbewegung die Sense nicht hochheben, sondern mit dem Knauf am Boden lassen.
3. Ab und an Sense mit dem Wetzstein nachschärfen.
4. Zum Trocknen des Heues das Gras locker auf sogenannte Hoinzen (dreibeinige Trocknungsgestelle) schichten.
5. Auf gutes Wetter hoffen, bis das Heu vollends getrocknet ist, es braucht je nach Sonnenstrahlung vier bis fünf Tage.

Anmerkung: Damit das Mähen klappt, muss die Sense nicht nur richtig gedengelt werden, sondern auch von der Größe her zum Benutzer passen. Heutzutage gibt es Modelle, die verstellbar sind. Das verhindert eine ungünstige Position beim Sensen.

Ausklang: Da Heumachen anstrengt, empfehlen wir einen ruhigen Ausklang der Stunde mit einer gemeinsamen Verköstigung mit Butterbroten oder einem Stück Kuchen mit Sahne. Schließlich haben wir für unsere Milchlieferanten Futter gemacht. Dabei zeigen wir gerne Fotos vom Heumachen von früher.

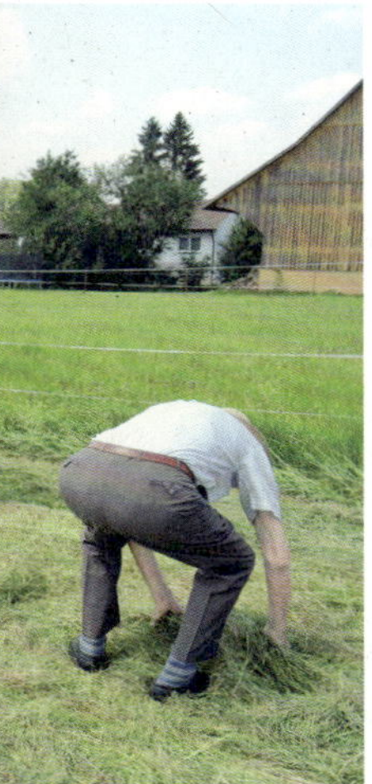

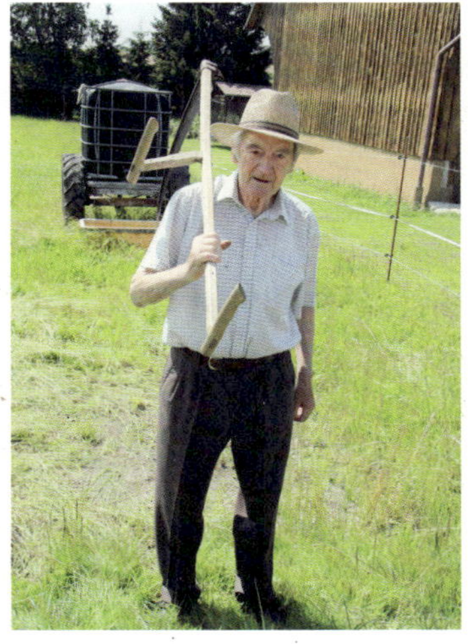

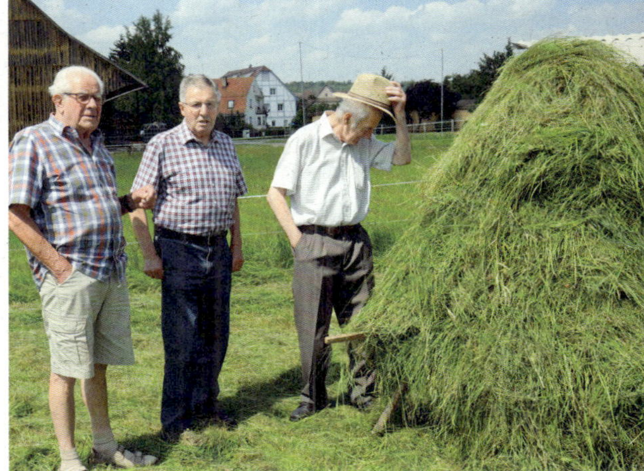

So trägt Mann Sense richtig.

Vorräte sammeln

Erfolgserlebnisse ernten

Ideale Tiere: Hühner, Kühe, Schweine, Schafe, Ziegen
Training für: Gedächtnis, Emotion, Motorik, Bewegung
Geeigneter Ort: Natur
Dauer: etwa 1 Stunde

Die Idee: Die ältere Generation hat das Vorsorgeprinzip und voraus-schauendes Denken und Handeln verinnerlicht: »Wer im Sommer und Herbst keine Vorräte anlegt, kann im Winter weder sich noch seine Tiere versorgen.« Gemeinsam auf Feld und Flur Futter für Kuh und Co. zu sammeln, macht älteren Menschen Spaß und weckt Erinnerungen.

Hilfsmittel: Körbe, Eimer, Säcke oder Kisten

Einstieg: Die Seniorinnen und Senioren an einen reich gedeckten Tisch führen und verschiedene Lebensmittel, zum Beispiel Getreide, Maiskolben, Äpfel, Rüben, Sonnenblumen, zeigen. Welche Lebensmittel kennen sie? Was wächst wo? Was davon haben sie früher auch angebaut und eingelagert? Und für welche Tierart?

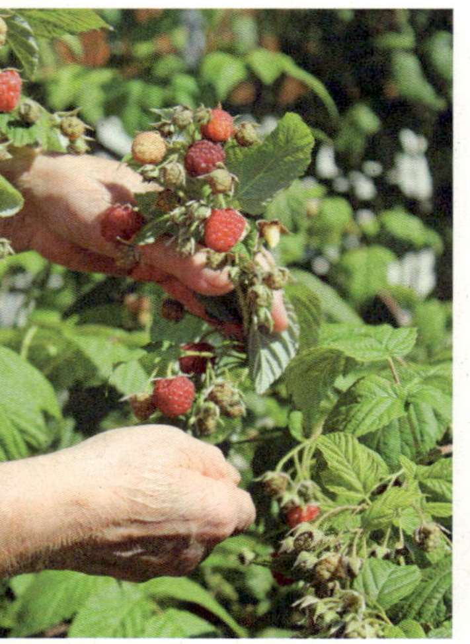
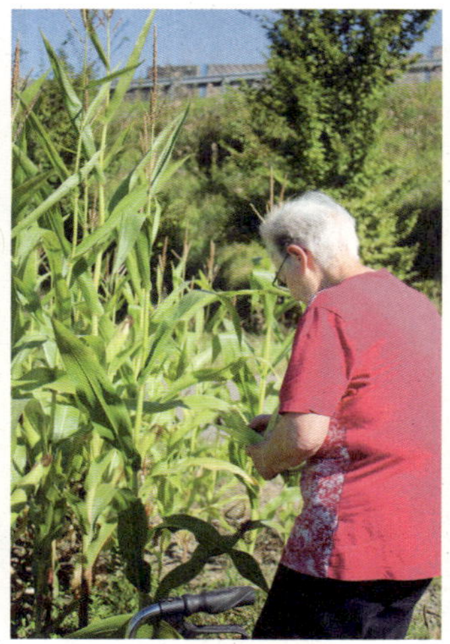
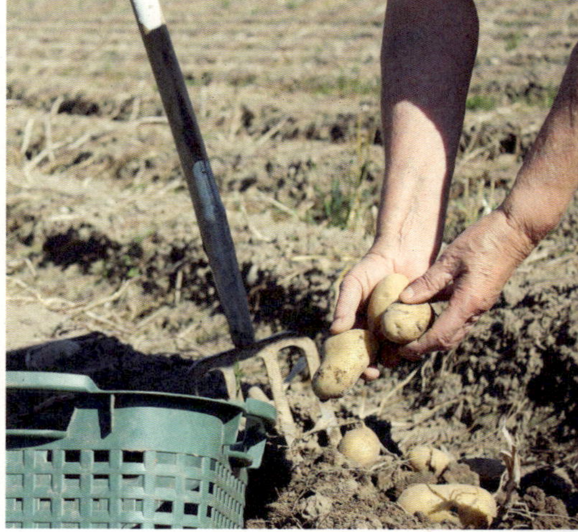

Himbeeren, Mais und Kartoffeln ernten

▶ **So geht's:**

Je nach Jahreszeit ernten wir:

* auf den Feldern Getreide, Mais, Sonnenblumen, Rüben oder Kartoffeln,
* im Wald Eicheln, Nüsse, Bucheckern und andere Schweinedelikatessen,
* auf der Streuobstwiese Äpfel und Birnen.

Anmerkung: Mit mobilen Besuchern gehen wir zu Fuß raus in die Natur, nehmen dabei den Esel mit und lassen ihn unsere Lasten tragen. Da das Sammeln der Vorräte an sich jedoch für viele ältere Menschen kräftezehrend ist, kommt meistens unser Traktor-Taxi zum Einsatz.

Ausklang: Manche der gesammelten Vorräte schmecken auch uns. Deshalb empfiehlt es sich, nach der »Futterjagd« die geernteten Schätze wie Äpfel, Birnen oder Nüsse gleich zu probieren. Andere Lebensmittel lassen sich ruckzuck verarbeiten und dann verkosten. So können wir zum Beispiel aus Mais Popcorn machen, aus Kartoffeln Pommes und vieles mehr.

Mehr machen: Auf den Streifzügen lassen sich auch Tiere in der Natur beobachten oder thematisieren. Welche Wildtiere fressen welche Früchte von Feld und Wald? Auch die Lagerung der Vorräte ist ein spannendes Thema. Viele wissen zum Beispiel noch sehr gut, dass Kartoffeln im Dunkeln aufbewahrt werden müssen und nicht neben Äpfeln liegen dürfen.

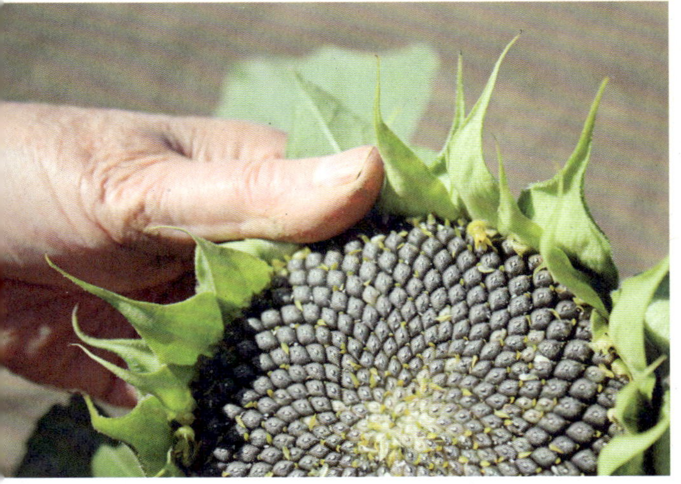

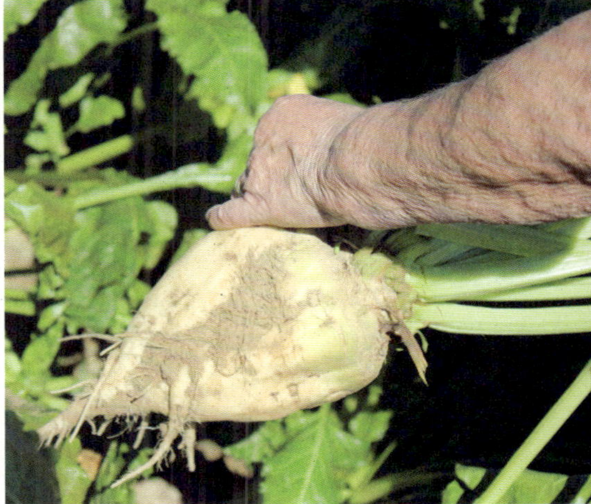

Saft pressen

Geht schnell und schmeckt perfekt

Ideale Tiere: Schweine, Kühe, Schafe, Ziegen
Training für: Gedächtnis, Emotion, Sinneswahrnehmung, Motorik, Bewegung
Geeigneter Ort: Gruppenraum
Dauer: 30 Minuten bis 1 Stunde

Die Idee: Apfelsaft gehört hierzulande zu den Lieblingsgetränken. Rund sieben Liter davon trinkt jede Person in Deutschland pro Jahr. Viele ältere Menschen besaßen früher noch eigene Obstbäume. Selbst gemachter Apfelsaft war deshalb oft das einzige Getränk, das es neben Wasser zu trinken gab. Der gesunde Saft ist auch mit älteren Menschen mit wenig Aufwand schnell selbst gemacht und schmeckt mindestens doppelt zu gut wie ein Supermarktsaft.

Zutaten: Mischung aus süßen und sauren Äpfeln (für einen Liter Apfelsaft benötigt man etwa zwei Kilo Äpfel).

Hilfsmittel: Obstmühle, Obstpresse, Mulltuch

Einstieg: Den Seniorinnen und Senioren verschiedene Sorten von Äpfeln zeigen. Welche haben sie selbst angebaut? Welche kennen sie namentlich noch? Wie sind die heutigen Äpfel im Supermarkt im Vergleich zu früher?

▶ So geht's:

1. Die Äpfel waschen und entkernen.
2. Faulige Stellen sowie Wurmbefall und Druckstellen großzügig wegschneiden. Danach Äpfel mit dem Messerchen oder mit dem Apfelteiler in kleine Stücke teilen.
3. Dann Äpfel in die Obstmühle geben und zu Maische verarbeiten.
4. Wer keine Obstmühle besitzt, kann für das Zerkleinern der Äpfel auch einen Mixer nutzen.
5. Nun Apfelstücke in die Obstpresse geben und den Saft pressen. Wer keine Presse besitzt, kann die Apfelmasse auch durch ein Passiertuch oder ein Mulltuch drücken. Diese sind in fast allen Drogeriemärkten erhältlich.
6. Presse leeren und ausgepresste Maische den Schweinen, Schafen oder den Ziegen verfüttern.
7. Saft probieren.

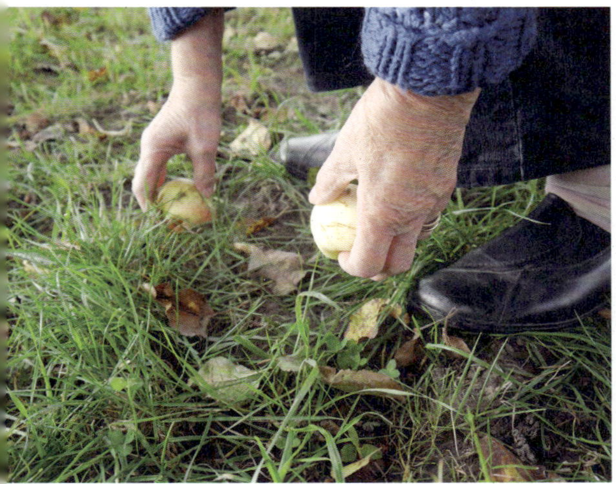

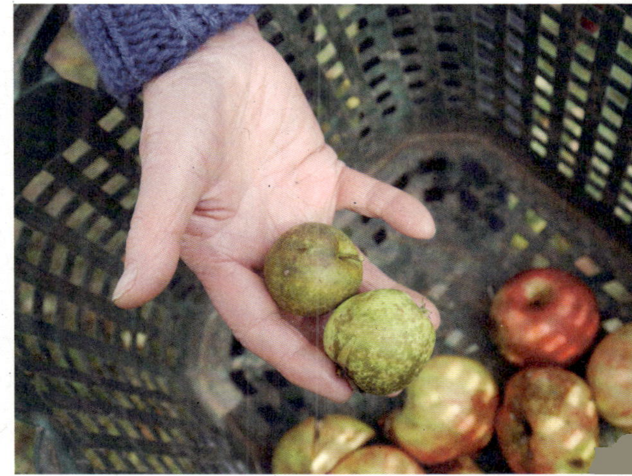

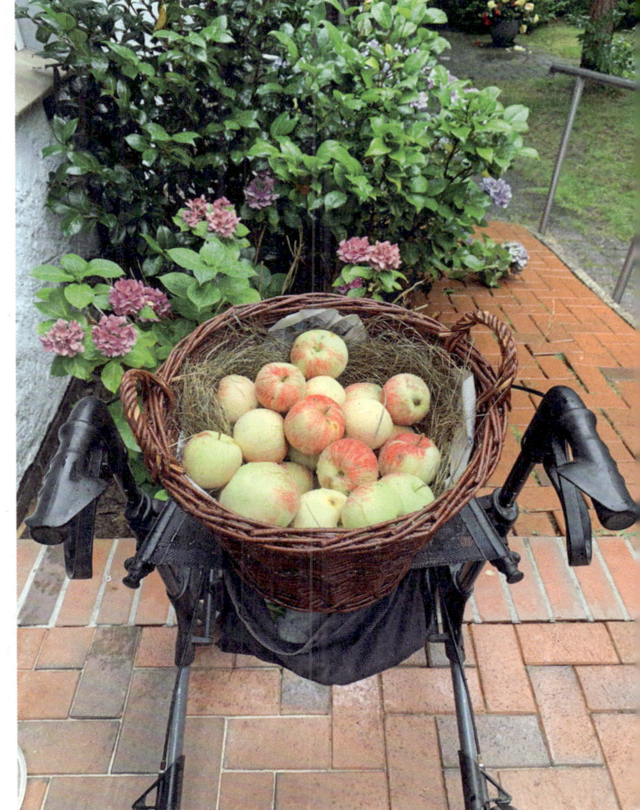

Anmerkung: Sind die Teilnehmenden fit genug, bietet es sich an, die Äpfel auch gemeinsam zu ernten.

Ausklang: Apfelsaft genießen und eventuell mit Saft aus dem Supermarkt vergleichen. Was schmeckt anders?

Mehr machen: Will man den Apfelsaft haltbar machen und in Flaschen abfüllen, muss er in einem Topf auf 90 Grad Celsius erhitzt werden (nicht kochen lassen!). Achtung: Flaschen müssen steril sein, also zuvor gründlich mit heißem Wasser ausspülen oder im Backofen bei 120 Grad Celsius sterilisieren. Sind Äpfel übrig, können wir die Äpfel auch zu Mus oder Kuchen verarbeiten.

Maschinen nicht nur für Männer
Landtechnik einst und jetzt erleben

Training für: Gedächtnis, Emotion, Motorik
Geeigneter Ort: Natur
Dauer: 30 Minuten bis 1 Stunde

Die Idee: In der Nachkriegszeit ernährte ein Landwirt rund zehn Menschen. Heute sind es 137. Ein Grund für die Effizienzsteigerung ist die rasante Entwicklung der Landtechnik. Die Maschinen sind im Laufe der Zeit immer größer, schneller und stärker geworden. Kein Wunder, dass besonders bei den Senioren die Herzen bei den heutigen Maschinen schneller schlagen und es viel Gesprächsstoff gibt.

Hilfsmittel: diverse Traktoren und Maschinen des Ackerbaus von früher und heute

Einstieg: Den Seniorinnen und Senioren Gerätschaften von früher zeigen. Welche kennen sie? Welche hatten sie selbst im Einsatz? Welche Arbeiten wurden damit erledigt? Was war damals Männerarbeit und was Frauenarbeit? Wie ist das heute? Da haben natürlich auch die Frauen ein Wörtchen mitzureden.

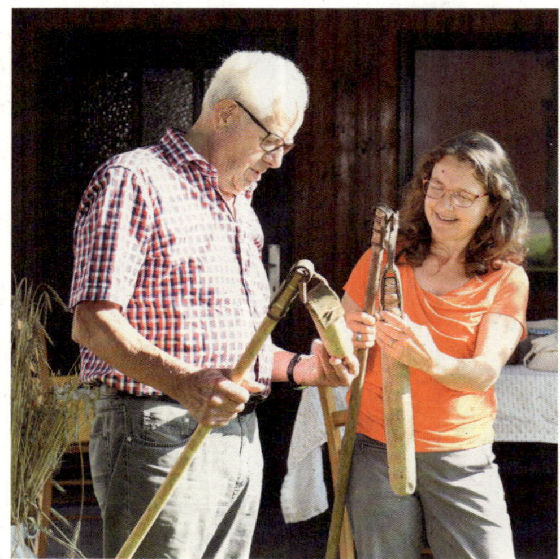

Dreschflegel waren früher üblich.

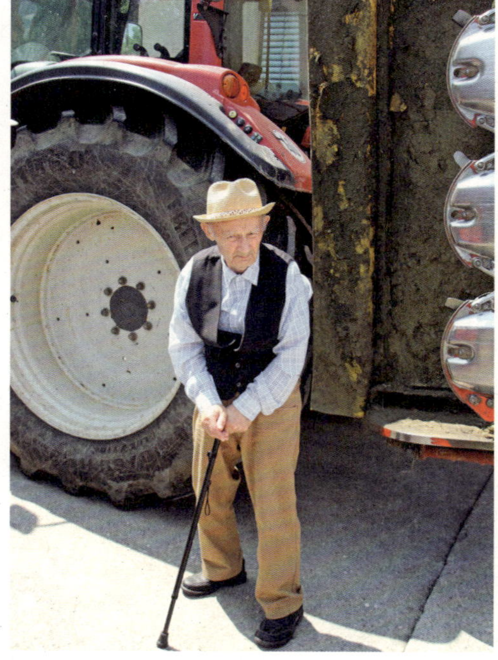

▶ **So geht's:**
Bei dieser Aktion gibt es keinen standardisierten Ablauf. Wir besprechen zunächst die ackerbaulichen Arbeiten des Bauern im Jahresverlauf und machen dann einen Hofrundgang und schauen die Maschinen an. Dabei empfehlen wir, vorrangig die Wünsche der Senioren und Seniorinnen einzubeziehen und bei den Maschinen länger zu verweilen, die sie besonders interessieren. Ältere Werkzeuge wie Sensen oder Sichel können sie natürlich auch selbst ausprobieren. Spannend ist es, auch einmal selbst auf dem Trecker oder in der Kabine eines High-Tech-Mähdreschers zu sitzen.

Anmerkung: Die Aktion lebt vom Vergleich einst und jetzt. Wir präsentieren die Sense und den modernen Kreiselmäher, die Hacke und die Hackmaschine … Allein die Größe der heutigen Landmaschinen beeindruckt.

Ausklang: Ein schöner Abschluss der Stunde ist es, bei Kaffee und Kuchen nochmals Fotos von damaligen Maschinen und Fotos von heutigen Maschinen zu zeigen und die Arbeiten im Jahresverlauf mit den damaligen Maschinen und den heutigen zu besprechen.

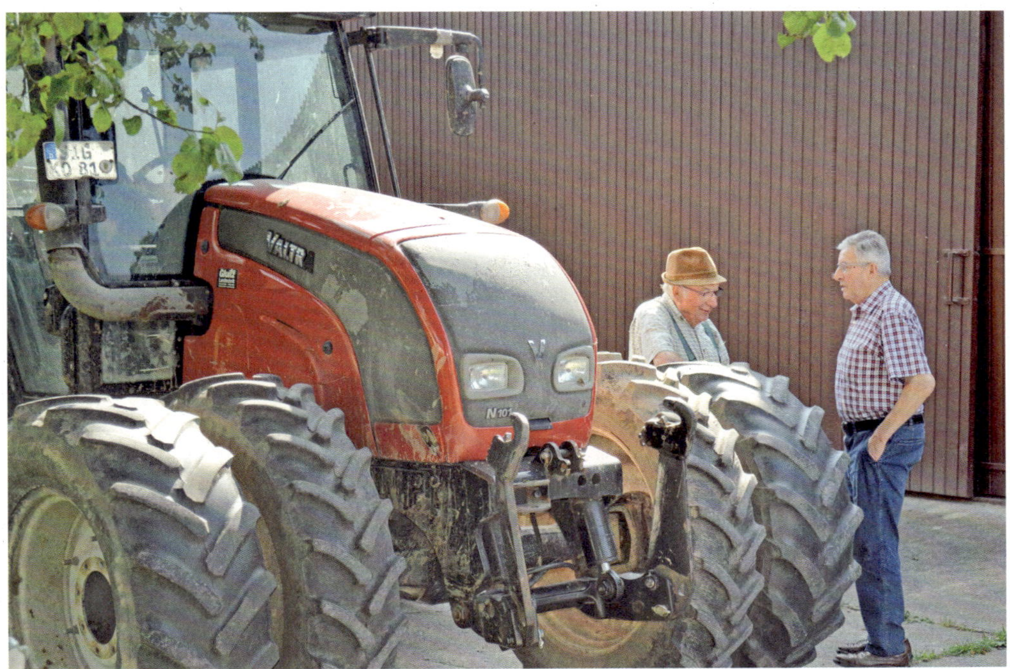

Fachsimpeln über PS und breite Reifen

Alte Bräuche wiederentdecken

Das ganze Jahr feiern

Tanz in den Mai, Sonnenwende, Erntedank – rund ums Jahr ranken sich viele Feste und Bräuche, die den Menschen früher Halt, Rhythmus und auch kurze Freude im harten Arbeitsalltag gaben.

Da unser Hof im katholisch geprägten Oberschwaben liegt, haben wir die in unserer Region relevanten Beispiele ausgesucht. Genauso gut können wir aber auch »heidnische« Bräuche wie das im Norden übliche Osterfeuer für unser Programm nutzen oder Traditionen anderer Kulturen aufnehmen. Das hängt ganz von unserem Teilnehmerkreis ab.

Maifeste und Marienandacht

Wieder aufblühen

Training für: Gedächtnis, Emotion, Sinneswahrnehmung
Geeignete Orte: Gruppenraum, Natur
Dauer: etwa 1 Stunde

Die Idee: Im Mai werden die Tage deutlich spürbar länger und wärmer. Alles grünt und blüht. Die Freude darüber erklärt vermutlich, warum es unzählige Lieder, Geschichten, Bräuche und Traditionen zu diesem Monat gibt, an die sich viele ältere Menschen erinnern. In der katholischen Kirche steht der Monat Mai in besonderer Weise für die Verehrung von Maria.

Hilfsmittel: Für den Maialtar: frische Blumen, Marienstatue oder Marienbild, Liederbücher, Bibel. Für das Maikranzbinden oder Maibaumschmücken: biegsame Laubzweige oder Buchszweige, verschiedene Bänder aus Stoff, Draht.

Einstieg: Den Seniorinnen und Senioren Marienbilder oder eine Statue zeigen. Wer erinnert sich an den Brauch der Maiandachten? Wer feiert dieses Fest noch heute? Welche anderen Maibräuche gibt es?

▶ **So geht's:**

1. Im Garten oder auf der Wiese frische Blumen schneiden.
2. Danach einen kleinen Maialtar mit einer Marienstatue oder einem Marienbild aufbauen und dekorieren.
3. Gemeinsam Maienlieder singen oder biblische Geschichten von Maria vorlesen.
4. Gerne die Ideen der Teilnehmenden aufgreifen.

Anmerkung: Wer wenig mit dem Brauch der Marienverehrung anfangen kann, stellt das Aufblühen der Natur in den Mittelpunkt der Feier. So können wir mit den Besucherinnen und Besuchern zum Beispiel junge Zweige von Laubbäumen oder blühende Zweige schneiden, einen Maibaum schmücken oder einen Maikranz binden. Viele Seniorinnen und Senioren verbinden auch gemeinsames Tanzen und vor allem Singen von passenden Liedern mit dem Monat Mai.

Ausklang der Stunde: Ein schöner Abschluss ist das Verkosten spezieller Maispeisen. Früher durften im Mai die Kühe nach einer langen Winterpause wieder auf die Weide. Das junge Grün gab der Milch danach wieder einen eigenen Geschmack. Deshalb gelten Butterbrote mit frischen Mai-Kräutern (Petersilie, Schnittlauch, Kresse) und frische geerntete Radieschen als köstliches Maigericht.

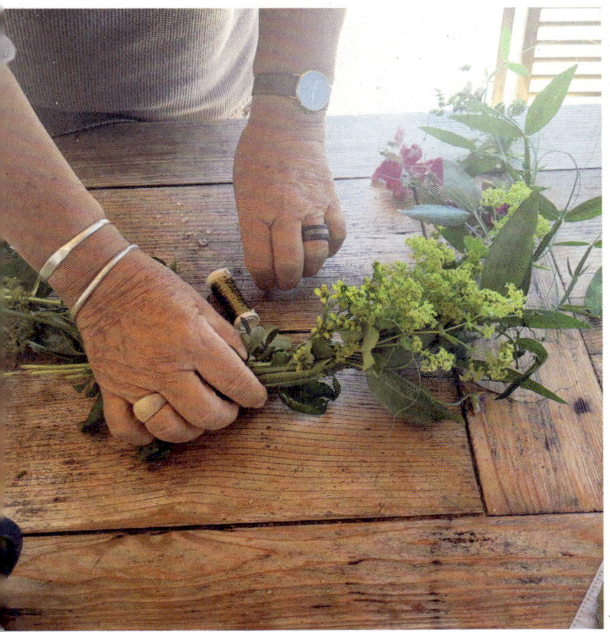

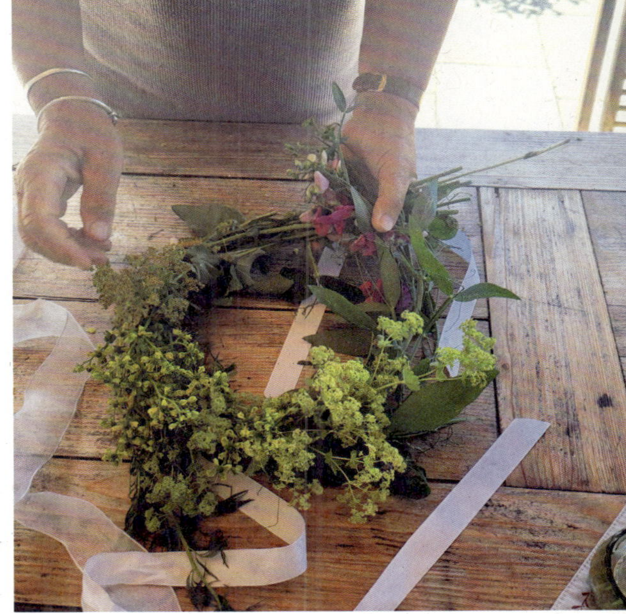

Kräuter(-Weih) feiern

Ein Fest für die Sinne

Training für: Gedächtnis, Emotion, Sinneswahrnehmung, Motorik
Geeigneter Ort: Gruppenraum
Dauer: etwa 1 Stunde

Die Idee: Mit Kräutern lässt sich mit und ohne kirchlichen Hintergrund ganz viel machen. Am 15. August feiert die katholische Kirche Mariä Himmelfahrt. In vielen Regionen wird an diesem Tag auch Kräuterweih, die Segnung der Kräuter, gefeiert. Denn die Heilkräfte der Kräuter waren früher sehr gefragt und gebraucht. Unabhängig davon stehen Kräuter auch heute noch hoch im Kurs.

Hilfsmittel: Für einen traditionellen Kräuterstrauß benötigen wir Getreide, Heilpflanzen und Gewürzpflanzen, Bindegarn, Bänder, Scheren. Zur Verköstigung im Anschluss Quark und leckeres Brot.

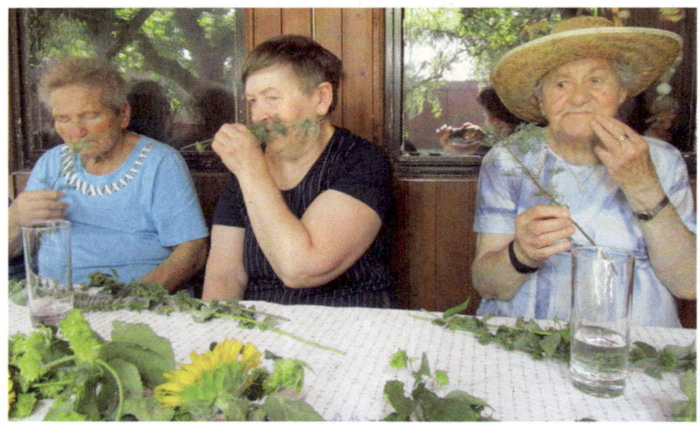

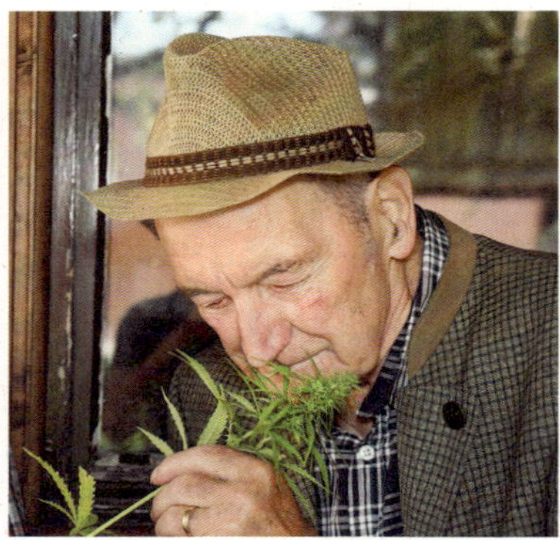

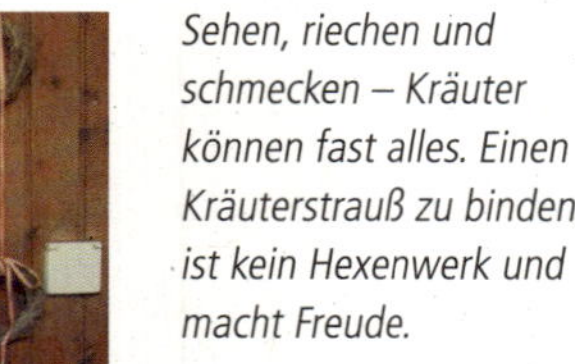

Sehen, riechen und schmecken – Kräuter können fast alles. Einen Kräuterstrauß zu binden, ist kein Hexenwerk und macht Freude.

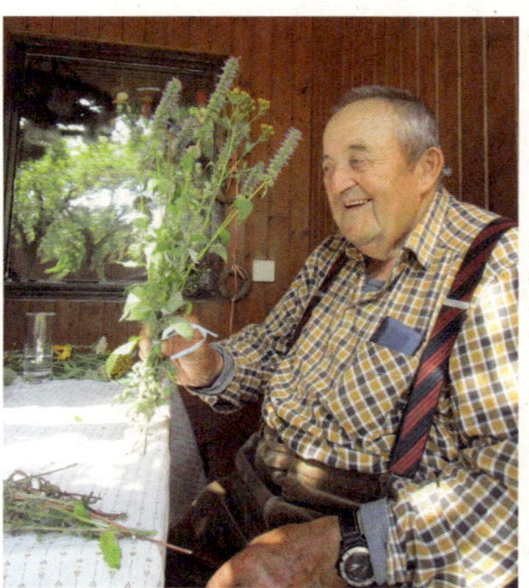

Einstieg: Den Senioren und Seniorinnen verschiedene Kräuter sowie einen fertig gebundenen Kräuterstrauß zeigen. Welche Pflanzen kennen sie? Die Bezeichnungen für einen Kräuterstrauß sind sehr regional geprägt, so sagt man im Allgäu »Kräuterboschen«, im Schwäbischen »Weihbüschel« und im Fränkischen »Würzbuschel«. Wer hat früher Kräutersträuße gebunden? Wer macht dies noch heute? Wie bezeichnen die Teilnehmenden die Sträuße?

▶ So geht's:

Gemeinsamer Spaziergang oder Feldrundfahrt:

1. Getreide wie Roggen, Weizen, Hafer oder Gerste pflücken.
2. Heilkräuter wie Ringelblume, Melisse, Johanniskraut, Salbei, Schafgarbe, Kamille, Baldrian oder Lavendel sammeln.
3. Gewürzpflanzen wie Salbei, Basilikum, Thymian, Minze oder Liebstöckel ernten.
4. Gartenblumen wie Rose, Königskerze pflücken.
5. Die einzelnen Pflanzen in absteigender Form zusammenfügen. Dabei mit der Königskerze als Mittelpunkt beginnen, dann den jeweiligen Größen entsprechend die unterschiedlichen Kräuter aus den einzelnen Kräutergruppen drapieren. Die fertigen Buschen sollten nicht rund, sondern eher flach ausfallen.
6. Kräuterbuschen mit einem schönen Band zusammenbinden.
7. Während des Bindens die Heilkraft der einzelnen Pflanzen besprechen.
8. Vorstellen der Kräutersträuße: Warum wurden diese Pflanzen für den Strauß gewählt? Was verbinden die Teilnehmenden mit der Pflanze?

Profitipp: Getreide, Heilpflanzen und Gewürzpflanzen pflücken, nicht abschneiden, weil Eisen den Pflanzen die Kraft entzieht. Nicht mehr mobilen Teilnehmenden bereits gepflückte Pflanzen reichen.

Anmerkung: Für viele Ältere geht das Thema »Kräuter« meistens auch mit Themen wie Brauchtum, Glaube, aber auch Mystik einher. Das heißt, den Kräutern in einem Kräuterstrauß werden oftmals auch symbolische Bedeutungen zugeschrieben. Deshalb sollten einige wichtige Kräuter beim Binden nicht fehlen. Die Königskerze zum Beispiel steht für Kraft, Schutz und Stärke und bildet das Herzstück des Straußes. Die Rose versinnbildlicht die heilige Maria. Johanniskraut und Ringelblume stehen für Liebe und Glück. Lavendel, Schafgarbe und Frauenmantel symbolisieren Frieden.

Mehr wissen: Traditionelle Kräuterbuschen bestehen meist aus 7, 9, 12, 14, manchmal sogar aus 24 verschiedenen Pflanzenarten. Der Anzahl wird eine wichtige Bedeutung beigemessen und in der römisch-katholischen Tradition mit mystischen Zahlen verknüpft. 7 steht für die Anzahl der Schöpfungstage, 12 für die Anzahl der Apostel.

Ausklang: Kräuterbuschen wurden früher im sogenannten Herrgottswinkel (in einer Zimmerecke mit einem Kruzifix), aber auch über den Eingangstüren oder im Stall aufgehängt. Sie sollten Krankheiten fernhalten und vor Unwetter schützen. Ein schöner Abschluss ist also das Aufhängen eines Kräuterbuschen im Stall bei den Tieren. Danach bietet es sich noch an, einige Gewürzpflanzen zu einem leckeren Kräuterquark zu verarbeiten und gemeinsam zu verkosten. Denn Kräuterweih ist immer auch ein Fest für die Sinne.

Selbstverständlich dürfen die Seniorinnen und Senioren ihre gebundenen Kräutersträuße mitnehmen. Manchen älteren Menschen möchten ihren Strauß noch von einem Pfarrer weihen lassen.

Mehr machen: Einen Teil der im Sommer gesammelten Kräuter und Früchte wie Hagebutten können wir auch trocknen und im Winter als gesunde Zusatzkost an die Tiere verfüttern. Mit den bereits geschnittenen und getrockneten Kräutern können wir mit den Senioren und Seniorinnen auch:

* Kräuter- oder Duftsäckchen befüllen,
* Kräutersalz herstellen und in Gläser füllen,
* Kräutertees aller Art mischen,
* pflegende Öle oder Badezusätze herstellen.

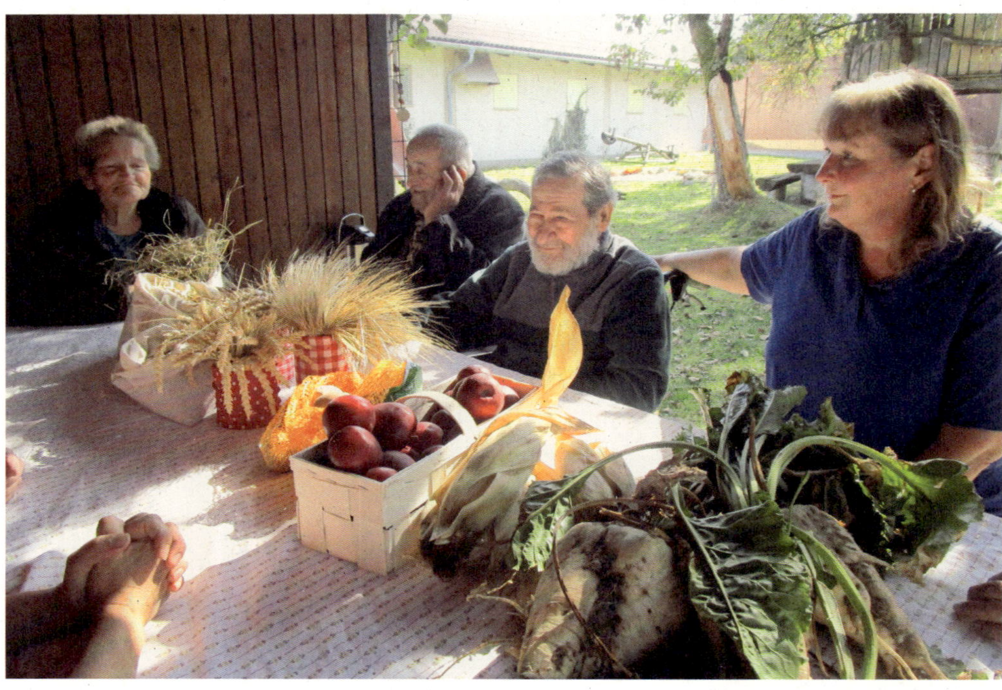

Erntedank feiern
Lob an die Schöpfung

Training für: Gedächtnis, Emotion, Sinneswahrnehmung, Motorik
Geeigneter Ort: Gruppenraum
Dauer: etwa 1 Stunde

Die Idee: Sowohl in der katholischen als auch in der evangelischen Kirche wird Anfang Oktober das Erntedankfest gefeiert. Auch andere Religionen danken dem Schöpfer für Speis und Trank. Gerade die jetzige ältere Generation hat dieses Fest noch »groß« gefeiert. Oftmals kam bei solchen Feiern der gesamte Ort zusammen. Nach einem arbeitsreichen Sommer und Herbst freute man sich auf gemeinsames Essen, Trinken, Tanzen und Beisammensein. Ein gemeinsames Erntedankfest mit älteren Menschen kann also schöne Stimmungen und Erinnerungen auslösen.

Zutaten: verschiedene Ähren, Brot, Obst und Gemüse, Kartoffeln, Mais, Rüben …

Einstieg: Die Seniorinnen und Senioren an einen mit Ähren, Brot, Früchten und Gemüse gedeckten »Gaben-Tisch« oder »Gaben-Altar« führen. Welche Erntedankbräuche kennen sie? Wie haben sie früher Erntedank gefeiert?

▶ So geht's:
Da sich am Erntedankfest alles um Nahrungsmittel dreht, bietet es sich an, gemeinsam Lebensmittel zu ernten (siehe ab Seite 170) oder zu kleinen Gerichten zu verarbeiten:

- Aus Obst (Äpfel, Birnen, Trauben) lässt sich leckerer Obstsaft (siehe Seite 176) pressen oder ein Obstsalat schnippeln.
- Aus Gemüse lässt sich im Handumdrehen eine Suppe kochen.
- Aus Kartoffeln blitzschnell Kräuterkartoffeln im Backofen zaubern.
- Aus Getreide ruckzuck ein Müsli herstellen oder ein Brot backen.

Anmerkung: Mit Seniorinnen und Senioren, die noch stark im Glauben verankert sind, ist es denkbar, einen kleinen Gaben-Altar aufzubauen und zur Erntedankfeier einen Pfarrer einzuladen, der die Gaben dann während der Feier weiht.

Selbstverständlich dürfen die Seniorinnen und Senioren auch gerne Lebensmittel von zu Hause mitbringen.

Ausklang: Erntedank ist immer ein Fest für die Sinne: Äpfel, Birnen und Zwetschgen leuchten in prächtigen Farben, man kann sie sehen, riechen, tasten und schmecken. Ganz wichtig ist also hier als gelungener Abschluss das gemeinsame Verkosten der geernteten und zubereiteten Lebensmittel.

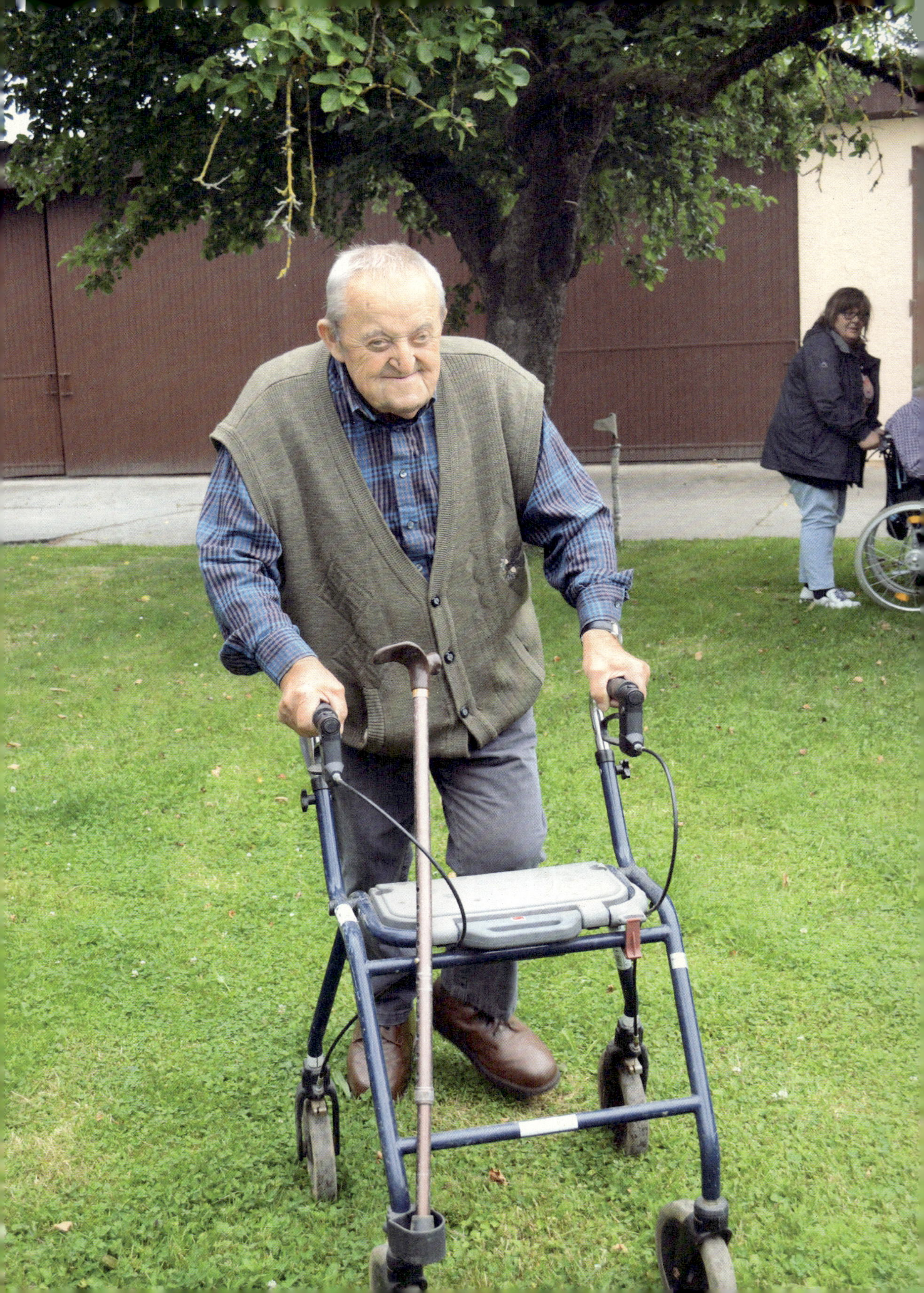

Kosten kalkulieren und abrechnen

Der Verstand kann uns sagen, was wir lassen sollen.
Das Herz kann uns sagen, was wir tun müssen.

JOSEPH JOUBERT

Die ernüchternde Nachricht zuerst: Leider wird die Tiergestützte Arbeit in Deutschland nicht als alternative Heilmethode anerkannt. Deshalb übernehmen die Krankenkassen die Kosten dieser Intervention noch nicht. Das heißt, Tiergestützte Angebote gibt es nicht auf Rezept, sondern müssen in der Regel von den Klienten selbst bezahlt werden. Wie hoch diese Kosten sind, hängt von den örtlichen Gegebenheiten sowie von der Art der tierischen Mitarbeiter ab. Dennoch sollten wir uns dadurch nicht abschrecken lassen, sondern nach anderen Wegen der Refinanzierung suchen. Für ambulante Betreuungsformen gibt es derzeit zwei mögliche Abrechnungswege über die Pflegekasse.

Stundenweise Verhinderungspflege gilt überall

Eine sichere Bank

Die stundenweise Verhinderungspflege greift, wenn der pflegende Angehörige oder eine andere Pflegeperson keine Zeit hat oder ein paar Stunden für sich benötigt. Ist die Pflegeperson verhindert, kann eine dritte Person oder eben auch ein Anbieter von Tiergestützten Angeboten sie ersetzen. Für diese sogenannte Verhinderungspflege kann jeder Mensch ab einem Pflegegrad II nach § 39 SGB XI pro Kalenderjahr ein Budget von derzeit 1612 Euro ausgeben (Stand Mai 2022). Allerdings muss der Pflegegrad (II und mehr) mindestens sechs Monate vorliegen.

Die Mittel lassen sich auf unterschiedliche Angebote verteilen: Es kann jemand zur Versorgung des Pflegebedürftigen in dessen Haushalt kommen oder der Pflegebedürftige kann eine Tagespflege, Musiktherapie oder eine Tiergestützte Intervention auf einem Bauernhof besuchen. Was die zu pflegende Person in dieser Zeit macht, wird nicht vorgeschrieben oder von der Pflegekasse überprüft. Es muss nur klar ersichtlich sein, dass unsere Leistung die verhinderte Pflegeperson entlastet. Um das

Geld zu erhalten, muss die Pflegeperson einmal jährlich einen Antrag auf stundenweise Verhinderungspflege bei der Kasse stellen. Dazu muss die Pflegeperson im Pflegegutachten stehen. Als Antragszeitraum empfiehlt es sich, den Beginn des Kalenderjahres zu nehmen, also den 1. Januar bis 31. Dezember, oder das Datum ab Beginn der Einsätze. Nicht abgerufene Mittel lassen sich nicht ins nächste Jahr übertragen.

Im Antrag sollte unser Angebot an Tiergestützter Intervention gleich vermerkt sein. Ideal ist es, den Antrag gemeinsam mit der Pflegeperson auszufüllen. Hier sind auch unsere Stundensätze gefragt, die wir möglichst realistisch angeben sollten. »Bei der Tiergestützten Intervention würde ich mindestens einen Euro pro Minute ansetzen. Bei größeren Tieren wie Pferd und Kuh kommt noch ein Zuschlag für Haltungskosten dazu«, rät Anne Markgraf, Ausbilderin bei »Therapiebegleithund Brandenburg & Berlin«. Die Anträge lassen sich einfach online herunterladen (siehe Beispiel Seite 190). Je nach Kasse müssen wir zwei bis drei Seiten ausfüllen.

Sitzen alle Kreuze an der richtigen Stelle, bewilligt die Pflegekasse den Antrag erfahrungsgemäß innerhalb von zwei bis drei Wochen.

Bei der Abrechnung unserer Leistungen gibt es zwei Möglichkeiten: Entweder stellen wir die Rechnung an den Klienten oder wir rechnen direkt mit der Pflegekasse ab. Dazu muss der Klient uns eine Abtrittserklärung ausstellen. Das hat viele Vorteile: Wir können die für den Klienten lästige Abrechnerei als Dienstleistung anbieten und ihm dadurch Arbeit abnehmen. Außerdem bekommen wir so zuverlässig unser Geld und haben einen Überblick über das noch vorhandene Jahresbudget. Es sei denn, unser Klient hat das Budget, ohne uns zu informieren, anderweitig ausgeschöpft. Hier kann eine Klausel im Vertrag helfen. Zum Beispiel mit folgender Formulierung:

»Wenn Sie zukünftig weitere externe Angebote nutzen, informieren Sie uns bitte umgehend darüber. Denn wenn dadurch Ihr Budget aufgebraucht wird, können wir nicht mehr direkt mit der Kasse abrechnen. Stattdessen müssen wir Ihnen eine Rechnung über die offenen Beträge stellen.«

Sollte der Betrag von 1612 Euro nicht ausreichen, besteht zusätzlich noch die Möglichkeit, die Hälfte des Anspruchs für die stationäre Kurzzeitpflege zu beantragen. Das geht mit einem formlosen Antrag. Hier stehen nochmals 1612 Euro pro Jahr zur Verfügung. Somit erhöht sich das Verhinderungsbudget um 806 Euro und beträgt dann 2418 Euro als jährliches Gesamtbudget pro Pflegebedürftigem. »Bei Menschen mit Demenz mache ich das nur ungern. Denn dann haben die Betroffenen keine Mittel mehr, um ein paar Tage stationär in die Kurzzeitpflege zu gehen«, erläutert Anne Markgraf. »Hier würde ich höchstens die Hälfte des Budgets veranschlagen.«

Auch wenn es zunächst kompliziert erscheint, lohnt sich der Aufwand. Die Mittel aus der Verhinderungspflege gibt es bundesweit und sie fließen sicher. Und bei mehreren Klienten summiert und rentiert sich das.

Entlastungsleistungen je nach Bundesland

Mehr Aufwand für wenig Lohn

Die zweite Möglichkeit, die Tiergestützte Intervention abzurechnen, ist gemäß § 45 b SGB XI die Anerkennung im Rahmen von Beschäftigungs- und Betreuungsangeboten. (Das hieß früher »niedrigschwelliges Angebot«.) Jeder Person mit einem Pflegegrad stehen ab der Bewilligung des Pflegegrades monatlich 125 Euro für sogenannte Entlastungsleistungen zur Verfügung.

Bei den Angeboten handelt es sich um Unterstützungsleistungen, die den pflegenden Angehörigen entlasten sollen. Sie sollen sich erholen und neue Kraft tanken, während der zu Pflegende in dieser Zeit gut versorgt ist. Meist werden damit Angebote zur Unterstützung im Alltag abgerechnet, zum Beispiel Hilfe im Haushalt oder beim Einkaufen, aber auch das Begleiten bei Behördengängen oder Arztbesuchen.

Wie so vieles ist die Anerkennung dieser Unterstützungsangebote Ländersache. Das bedeutet, die Voraussetzungen für die Anerkennung unterscheiden sich von Bundesland zu Bundesland. Das betrifft sowohl die Art der Entlastungsleistungen als auch die Höhe der anerkannten Stundensätze. Außerdem müssen wir uns als Beschäftigungs- und Betreuungsangebot anerkennen lassen. In Baden-Württemberg geschieht dies beispielsweise über die Landratsämter. Bei uns war das Landratsamt Sigmaringen, Stabstelle Sozialplanung, zuständig. Jedes Bundesland hat hier sein eigenes Antragsformular. Immer dabei sein müssen aber Konzept, Versicherungsnachweis und Qualifizierung. Auch die Örtlichkeiten und Ehrenamtlichen müssen genannt sein.

Manche Bundesländer erkennen auch durch selbstständige Dienstleister erbrachte kreative Tätigkeiten wie Musiktherapie, Bewegungsangebote, Yoga oder eben Tiergestützte Interventionen als Entlastungsleistungen an. Ist das Angebot durch das Amt akzeptiert, können wir wieder direkt mit der Kasse oder über den Klienten abrechnen. Allerdings ist das Honorar mager. In den meisten Bundesländern dürfen wir für die Tiergestützte Arbeit nur Stundensätze bis 32 Euro abrechnen. Aber es gibt auch positive Ausnahmen: In Berlin dürfen wir bis zu 70 Euro berechnen. Auch Schleswig-Holstein und Hessen sind flexibler.

Profitipp: Da wir mit 32 Euro überhaupt nicht hinkommen, verlangen wir pro Besuch einen Eigenanteil von 10 Euro. Das ist für die meisten Menschen noch bezahlbar.

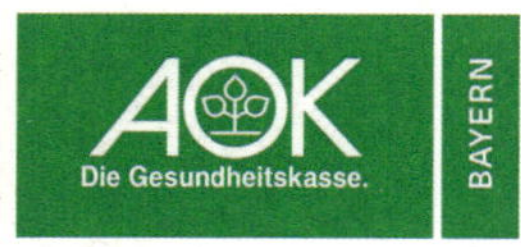

Antrag auf Leistungen der Verhinderungspflege

Name, Vorname des Versicherten	Geburtsdatum
Straße, Hausnummer	Versichertennummer
Postleitzahl/Wohnort	Telefon

1. Ich beantrage:

a. ☐ **stundenweise** Verhinderungspflege
Stundenweise Verhinderungspflege kann beantragt werden, wenn die Pflegeperson an einzelnen Tagen **weniger als acht** Stunden verhindert ist (z. B. um am Vormittag oder Nachmittag Einkäufe, Behördengänge oder Ähnliches zu erledigen). Voraussetzung ist ferner, dass die Pflegeperson an diesen Tagen auch selbst eine Pflegeleistung erbringt.

b. ☐ **tageweise** Verhinderungspflege
Tageweise Verhinderungspflege kann beantragt werden, wenn die Pflegeperson für einen zusammenhängenden Zeitraum mit Ausnahme des ersten und letzten Tages **mindestens acht Stunden** verhindert ist.

2. Die stunden- bzw. tageweise Verhinderungspflege ist erforderlich:

☐ weil meine Pflegeperson wegen **Urlaub** vorübergehend verhindert ist.

☐ weil meine Pflegeperson wegen **Krankheit** vorübergehend verhindert ist.

☐ weil meine Pflegeperson aus **sonstigen Gründen** <u>**vorübergehend**</u> verhindert ist.

Verhinderungsgrund:

3. Ich werde seit: ______________ von folgender Person in der häuslichen Umgebung gepflegt:

____
Name der Pflegeperson(en)

____
Anschrift der Pflegeperson(en)

4. Die Verhinderungspflege wird in folgendem Zeitraum durchgeführt:

von   bis
____

5. Die Verhinderungspflege wird durchgeführt durch:

☐ eine erwerbsmäßig tätige Pflegeperson (Pflegekraft eines Pflegedienstes o. Ä.)

Name der Einrichtung/des Pflegedienstes

Anschrift der Einrichtung/des Pflegedienstes

☐ eine Privatperson (Angehörige, Verwandte, Nachbarn o. Ä.)

Name der Privatperson

Anschrift der Privatperson

Sind Sie mit der Privatperson verwandt oder verschwägert?

☐ Ja, ggf. wie? ____________________
Art der Verwandtschaft oder Schwägerschaft

☐ Nein

Leben Sie mit der Privatperson in häuslicher Gemeinschaft?

☐ Ja ☐ Nein

Entstehen der Privatperson Aufwendungen?

☐ Ja, ggf. welche? ____________________
Art der Aufwendungen (z. B. Verdienstausfall oder Fahrtkosten)

☐ Nein

Datum und Unterschrift des Versicherten, des Betreuers oder gesetzlichen Vertreters

Datenschutzhinweis (§ 67a Abs. 3 SGB X): Die Daten werden zur Erfüllung unserer Aufgaben nach § 94 Abs. 1 Nr. 3 SGB XI verarbeitet. Wir benötigen die Angaben zur Prüfung des Anspruchs auf Verhinderungspflege nach § 39 SGB XI. Ihr Mitwirken ist nach § 60 SGB I erforderlich. Fehlt Ihre Mitwirkung, kann über Ihren Anspruch auf Leistungen der Verhinderungspflege nicht entschieden werden (vgl. § 33 Abs. 1 SGB XI i. V. m. §§ 60 Abs. 1 und 66 Abs. 1 SGB I). Liegt ein Beihilfeanspruch vor und sind arbeitslosen- oder rentenversicherungspflichtige Pflegepersonen vorhanden, werden diese zur Aufnahme der Beitragszahlung an die Beihilfestelle gemeldet (§ 44 Abs. 5 SGB XI). Liegt Additionspflege vor werden die für die Durchführung der Beitragsberechnung in der Arbeitslosen- und Rentenversicherung erforderlichen Daten an die beteiligten Pflegekassen weitergeleitet (§ 44 Abs. 6 SGB XI). Allgemeine Informationen zur Datenverarbeitung und zu Ihren Rechten finden Sie unter **www.aok.de/bayern/datenschutzrechte** oder erhalten Sie in jeder AOK-Geschäftsstelle. Die Angabe der Telefonnummer ist freiwillig.

Spenden und Stiftungsgelder gewinnen

Wie wäre es mit einem Verein?

Eine gute Möglichkeit, Geld für soziale Zwecke zu generieren, ist es, Spenden einzuwerben. Allerdings spendet kaum jemand gerne direkt an einen Dienstleister oder einen Bauernhof. Das gibt den Spendenden kein gutes Gefühl und bringt ihnen keine steuerlich absetzbaren Spendenbescheinigungen. Auch Stiftungen und öffentliche Gelder fließen häufig nur an gemeinnützige Institutionen.

Daher haben wir 2019 den Verein »Bauernhoftiere bewegen Menschen e. V.« gegründet (www.bauernhoftiere-bewegen-menschen.de). Ein gemeinnütziger Verein braucht mindestens sieben Personen und darf keinen kommerziellen Zweck verfolgen. Dennoch lässt sich ein wirtschaftlicher Betrieb innerhalb des Vereins installieren, wenn die Einnahmen dem gemeinnützigen Zweck dienen. Damit alles rechtlich einwandfrei ist, sollten sich Interessierte unbedingt steuerlich und juristisch beraten lassen. Die Gründungsmitglieder legen auf der Gründungsversammlung den Namen des Vereins und seine Satzung fest. Danach muss der Verein in das Vereinsregister des zuständigen Amtsgerichts eingetragen und vom Finanzamt anerkannt werden. Einfache Anleitungen und Checklisten zur Vereinsgründung gibt es im Internet (www.gruenderplattform.de/rechtsformen/verein-gruenden).

Die sieben Personen hatten wir schnell gefunden, der bürokratische Aufwand hat bei uns jedoch ein knappes Jahr gedauert. Erfreulich: Bereits im ersten Jahr haben wir so viel Spenden eingeworben, dass wir damit unsere Tierhaltungskosten decken konnten. Doch das ist kein Selbstläufer. Damit Geld in die Vereinskasse kommt, investieren wir viel Zeit und Energie in Öffentlichkeitsarbeit. So betreiben wir eine eigene Vereinshomepage, einen Newsletter und geben jährlich eine Vereinsbroschüre heraus. Außerdem sind wir vielfach in Medien präsent, nehmen an Wettbewerben teil und bewerben uns um Stiftungsgelder. All das summiert sich bei uns auf 10 bis 20 Stunden im Monat. Gut ist, wenn sich diese Arbeit auf mehrere Schultern verteilt.

Profi-Tipp: Manchmal kann ein Verein auch ohne große Mühen Geld generieren. Einfach bei Gooding, betterplace oder anderen Spendenportalen eintragen.

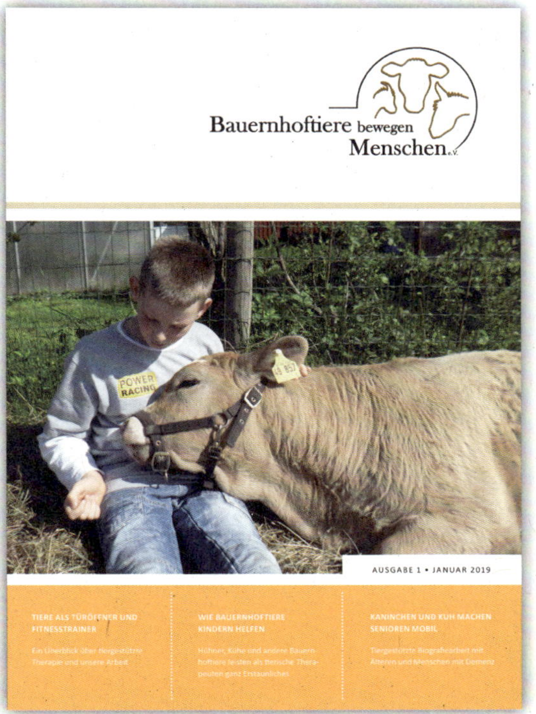

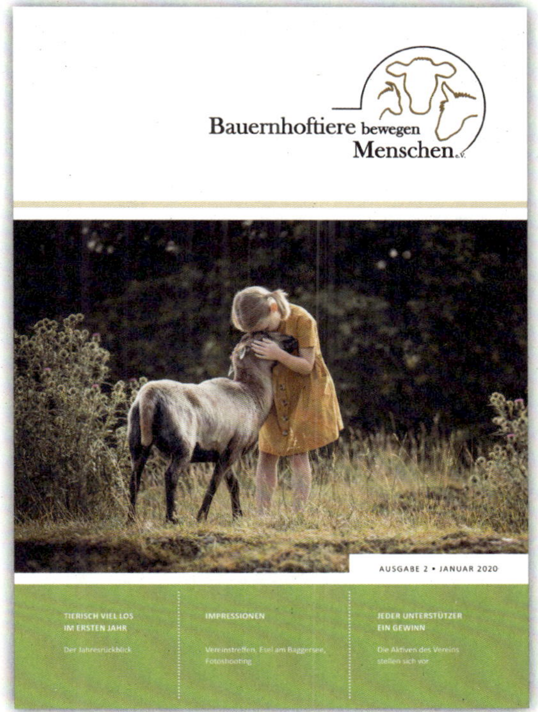

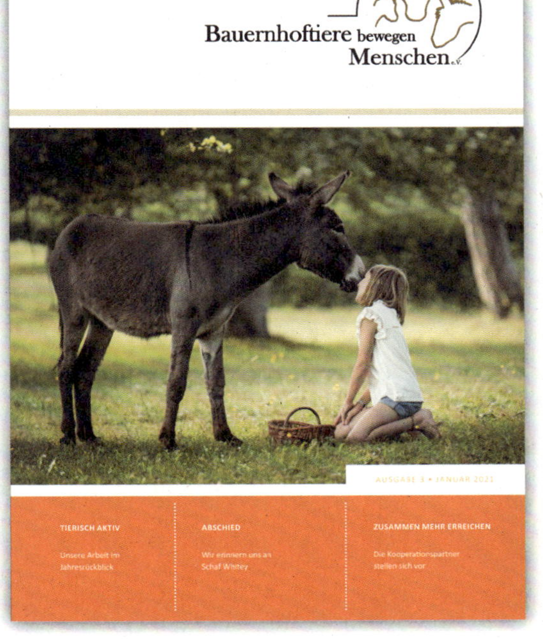

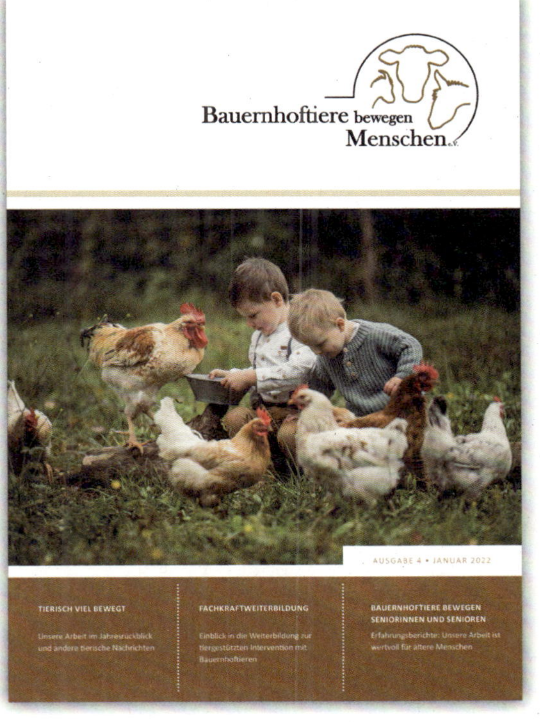

Unser Vereinsheft wirbt das ganze Jahr für uns. Eine Homepage und ein Flyer tun es aber auch.

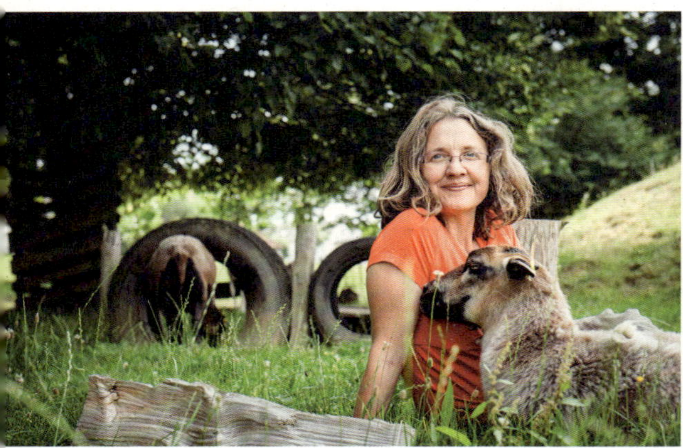

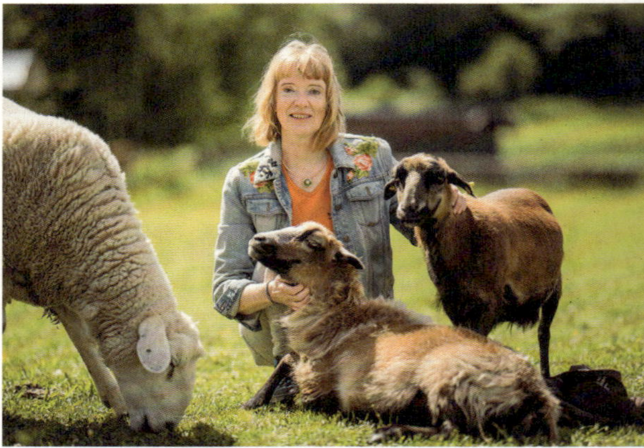

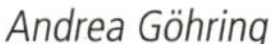

Andrea Göhring

Jutta Schneider-Rapp

Die Autorinnen

Andrea Göhring

Andrea Göhring ist Agrartechnikerin für Agrarinformatik und Marketing, Gästeführerin, Bauernhofpädagogin sowie Fachkraft für Tiergestützte Therapie, Pädagogik und Beratung (ESAAT).

Zusammen mit ihrem Mann bewirtschaftet sie in Oberschwaben einen Ackerbaubetrieb in ökologischer Wirtschaftsweise. Beim Projekt »Landwirtschaft zum (Be-)Greifen« bietet sie Hofführungen und Mitmachprogramme für Kindergartengruppen und Schulklassen an.

Als Fachkraft für Tiergestützte Therapie / Pädagogik arbeitet sie – anders als viele Kolleginnen und Kollegen – nicht mit Hund oder Pferd, sondern fördert seit mehr als zehn Jahren mit ihren Schafen, Ziegen und Co. erfolgreich Kinder mit besonderen Bedürfnissen. Darüber hinaus bildet sie Menschen aus verschiedensten Berufsfeldern zu Fachkräften für Tiergestützte Interventionen aus. Immer mehr schlägt ihr Herz für die soziale Arbeit mit Älteren und Menschen mit Demenz. Ihr Credo: Bauernhoftiere sind nicht »nur« Nutztiere, sondern helfen Menschen mit und ohne Handicap.

Nähere Informationen: www.andrea-goehring.de

Jutta Schneider-Rapp

Jutta Schneider-Rapp ist mit Pferden und mit vielen Haustieren aufgewachsen, hat Agrarwissenschaften Fachrichtung Umweltsicherung sowie Journalismus studiert und beackert seitdem grüne Themen für Online- und Printmedien. Außerdem ist sie Mitinhaberin der Stuttgarter Agentur für Ökologie und Kommunikation Ökonsult. Beim Schreiben einer Reportage hat sie die soziale Arbeit mit Bauernhoftieren schätzen gelernt und möchte mehr Menschen für die »Tierapie« gewinnen. Seit vielen Jahren unterstützt sie Andrea Göhring dabei, die Tiergestützte Therapie/Pädagogik bekannt und anerkannt zu machen.

Nähere Informationen: www.oekonsult-stuttgart.de

Förderverein »Bauernhoftiere bewegen Menschen e. V.«

Gemeinsam möchten die Autorinnen für die soziale Arbeit mit Bauernhoftieren begeistern und haben den Verein »Bauernhoftiere bewegen Menschen« gegründet.

www.bauernhoftiere-bewegen-menschen.de

Von Andrea Göhring und Jutta Schneider-Rapp ist im pala-verlag bereits das Buch »Bauernhoftiere bewegen Kinder« erschienen.

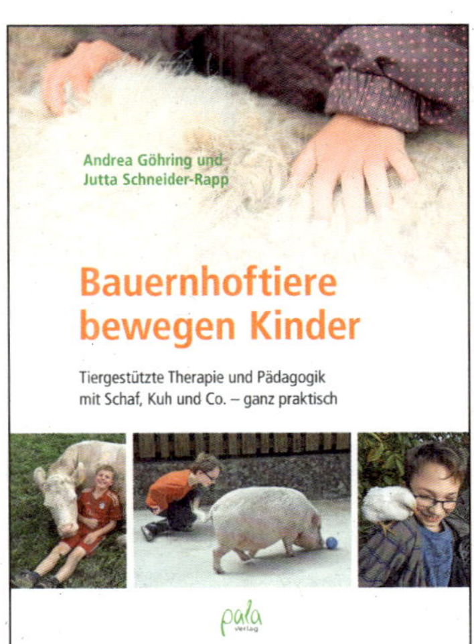

Anhang

Praktische Hilfen für Ihre Arbeit

Zur sozialen Arbeit mit Bauernhoftieren gäbe es natürlich noch viel mehr zu schreiben. Weitere wichtige und hilfreiche Dokumente wie Biografie-Fragebogen, Dokumentationsbogen, unser Konzept für Entlastungs- und Betreuungsangebote sowie einen Hygieneplan und mehr finden Sie in einem gesonderten Bereich auf der Homepage unseres Vereins »Bauernhoftiere bewegen Menschen«.

Unter der Rubrik »Märchen und Co.« stehen dort auch zahlreiche Vorschläge für Märchen, Wetterregeln und Sprüchen zu allen Tierarten. Das erspart Ihnen die mühselige Internetrecherche. Wir freuen uns über alle, die unsere Ideen nachmachen, fortführen und weiterentwickeln!

www.bauernhoftiere-bewegen-menschen.de/buch

Pflegebauernhöfe sind im Kommen

Ebenfalls auf unserer Homepage aufgeführt sind Adressen von Höfen mit Angeboten für Seniorinnen und Senioren. Diese Liste ist längst nicht vollständig, da sich die Angebote sehr dynamisch entwickeln. Eine gute Adresse ist auch die Initiative »Zukunft Pflegebauernhof«: www.zukunft-pflegebauernhof.de.

Weiterführende Literatur

Grundlagen zur tiergestützten Intervention

Göhring, Andrea & Jutta Schneider-Rapp: Bauernhoftiere bewegen Kinder. Tiergestützte Therapie und Pädagogik mit Schaf, Kuh und Co. – ganz praktisch, pala-verlag 2021

Otterstedt, C. & E. Olbrich (Hrsg.): Menschen brauchen Tiere. Grundlagen und Praxis der tiergestützten Pädagogik und Therapie, Kosmos Verlag 2003

Otterstedt, C. & M. Rosenberger (Hrsg.): Gefährten – Konkurrenten – Verwandte. Die Mensch-Tier-Beziehung im wissenschaftlichen Diskurs, Vandenhoeck & Ruprecht Verlage, 2009

Otterstedt, C.: Tiergestützte Intervention. Methoden und tiergerechter Einsatz in Therapie, Pädagogik und Förderung. 88 Fragen & Antworten, Thieme Verlag 2016

Scholl, Silke, Zipper, Kornelia, Bäckenberger, Johanna & Christiane Gupta: Tiergestützte Interventionen mit landwirtschaftlichen Nutztieren. Grundlagen, Methoden und Beispiele aus der Praxis, Hrsg.: Österreichisches Kuratorium für Landtechnik und Landentwicklung (ÖKL), Edition Kunstschrift 2017

Wohlfarth, R. & B. Mutschler: Die Heilkraft der Tiere. Wie der Kontakt mit Tieren uns gesund macht, btb 2020

Weiterführende Literatur

Tiergestützte Intervention bei Menschen mit Demenz

Giruc, Mandy: Tiere, mit denen wir lebten. Tiergestützte Biografiearbeit mit Demenzkranken, Schlütersche Verlagsgesellschaft 2011

Kahlisch Markgraf, Anne: Tiergestützte Intervention für Menschen mit Demenz, Ernst Reinhardt Verlag 2020

Otterstedt, C. (Hrsg.): Demenz – Ein neuer Weg der Aktivierung. Tiergestützte Intervention, Vincentz Network 2013

Hilfreiche Links

www.buendnis-mensch-und-tier.de
Kostenfreie Downloads von Literatur zur Tierhaltung, Mensch-Tier-Beziehung und zu Tiergestützter Intervention

www.begegnungshoefe.de
Netzwerk Begegnungshöfe: Zertifizierung von Höfen, die Mensch-Tier-Beziehung mit heimischen Heim- und Nutztieren anbieten

www.alzheimer-bw.de
Alzheimergesellschaft Baden-Württemberg e. V. und Selbsthilfe Demenz

www.demenz-support.de
Demenz Support Stuttgart gGmbH – Zentrum für Informationstransfer

Empfehlenswerte Zeitschriften

GREEN CARE. Die Fachzeitschrift für naturgestützte Interaktion, herausgegeben von der Hochschule für Agrar- und Umweltpädagogik, Wien: www.greencare.at/fachzeitschrift

Fachzeitschrift »tiergestützte« zu erwerben über: www.lernen-mit-tieren.de

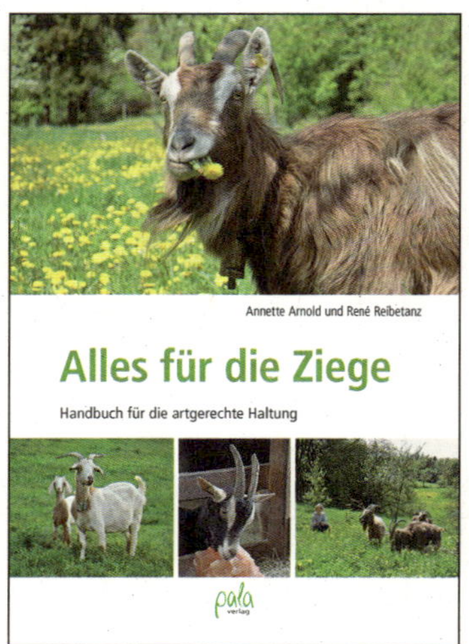

Annette Arnold
und René Reibetanz:
Alles für die Ziege
ISBN: 978-3-89566-383-3

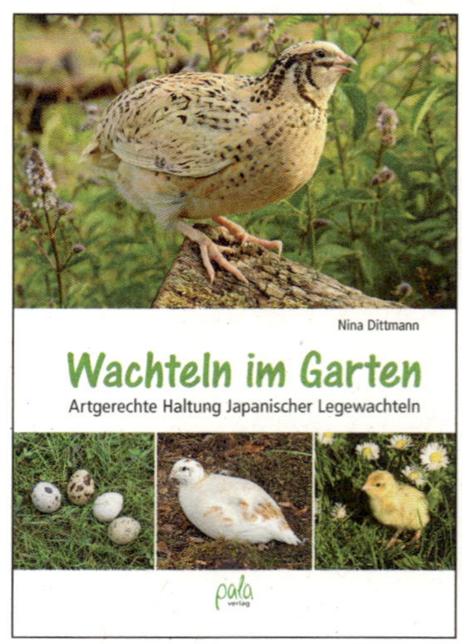

Nina Dittmann:
Wachteln im Garten
ISBN: 978-3-89566-391-8

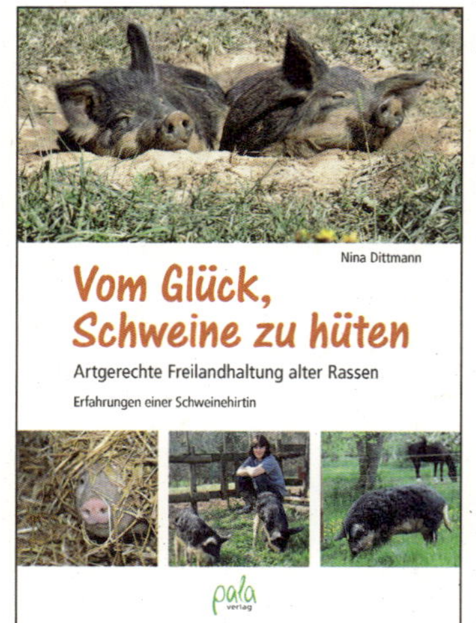

Nina Dittmann:
Vom Glück, Schweine zu hüten
ISBN: 978-3-89566-360-4

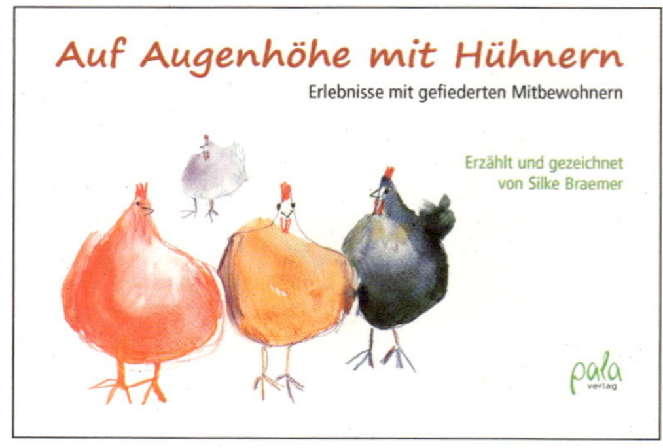

Silke Braemer:
Auf Augenhöhe mit Hühnern
ISBN: 978-3-89566-397-0

Weitere Bücher aus dem pala-verlag

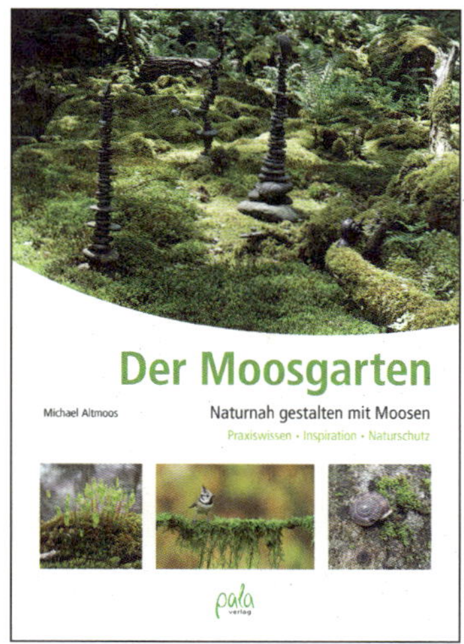

Michael Altmoos:
Der Moosgarten
ISBN: 978-3-89566-387-1

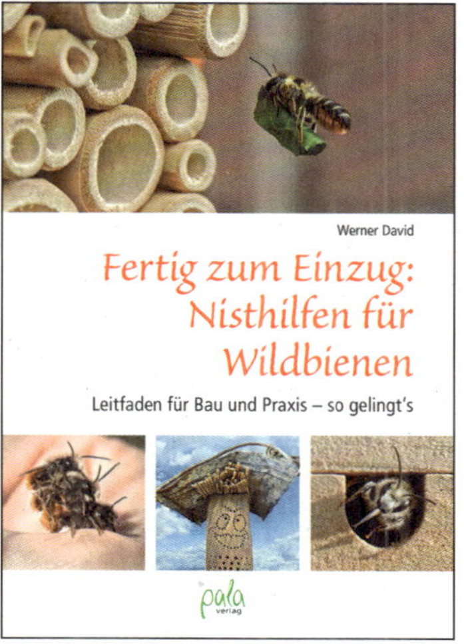

Werner David:
Fertig zum Einzug:
Nisthilfen für Wildbienen
ISBN: 978-3-89566-358-1

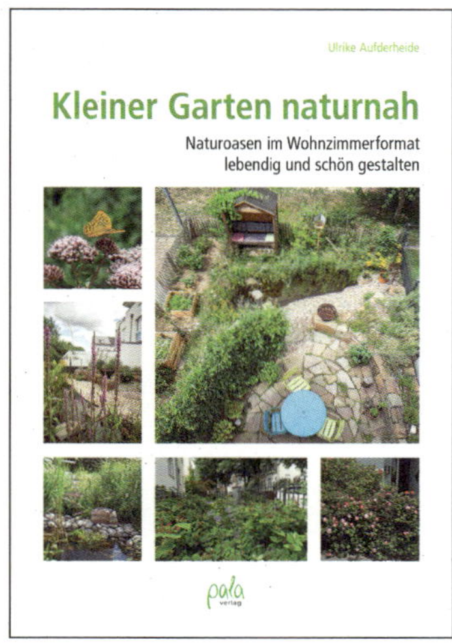

Ulrike Aufderheide:
Kleiner Garten naturnah
ISBN: 978-3-89566-412-0

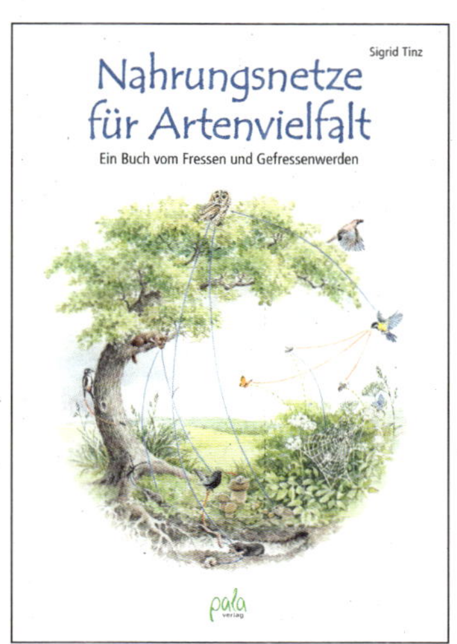

Sigrid Tinz:
Nahrungsnetze für Artenvielfalt
ISBN: 978-3-89566-417-5

Gesamtverzeichnis bei:
pala-verlag, Am Molkenbrunnen 4, 64287 Darmstadt, www.pala-verlag.de

ISBN: 978-3-89566-421-2

Am Molkenbrunnen 4, 64287 Darmstadt
www.pala-verlag.de

Bildnachweis:
Seiten: 9, 77, 82 (unten), 101, 104 (oben), 113, 194 (re.): Katja Ott
Seiten 10, 30, 36, 62 (unten), 95, 98 (oben), 131, 135 (unten), 136, 137, 141 (re.), 142 (unten), 157 (li.), 160, 165, 169, 172, 173 (re.), 179: Beatrix Amann
Seite 15: M. Maasewerd
Seite 21: Alzheimer Gesellschaft Baden-Württemberg e. V.
Seiten 28 (u. li.), 46, 66 (oben), 70, 75 (oben), 80 (oben), 84, 86 (oben), 88, 90 (unten), 92, 120, 124, 141 (li.), 142 (ob. li), 149, 152, 154 (rechts), 171 (re.), 173 (li.), 177 (unten), 178 (re.): Jutta Schneider-Rapp
Seiten 28 (u. re.), 40 (oben), 59 (oben), 79, 150 (u. re.): Regina Albert:
Seiten 37, 54, 59 (unten), 60, 65 (oben), 128, 135, 193: Sue Lork
Seiten 40 (unten), 41, 150 (u. li.): Oskar Fischer
Seiten 52 (u. li.), 104 (unten), 151 (Mitte/unten): Eugen Pröbstle
Seiten 66 (unten), 67: Verein für Schäfereigeschichte e. V.
Seiten 90 (oben), 150 (ob. li.), 150 (Mitte re.): Gerda Heckler
Seiten: 91, 96: Antoinette Gulde
Seite 116: Meike Böhm
Seiten 150 (ob. re.), 151 (oben): Gerold Marschall
Seiten 153, 156 (li.), 178 (li.), 182 (ob. re.): Günter E. Bergmann
Seite 181: Hilde Kugler
Seite 194 (li.): Timo Jaworr
alle anderen Fotos: Bauernhof Göhring
Umschlagfotos: Sue Lork *(vorne ob.)*, Jutta-Schneider-Rapp *(vorne u. li./u. Mitte)*, Bauernhof Göhring *(vorne re.)*, Katja Ott *(Rückseite)*
Illustrationen Seite 56: Sue Lork
alle anderen Illustrationen: Annegret Hoffmann

Lektorat: Angelika Eckstein

Satz und Gestaltung: Sigrun Bönold, Die Werkstatt Medien-Produktion GmbH
www.werkstatt-produktion.de

Druck und Bindung: Beltz Grafische Betriebe GmbH, Bad Langensalza
www.beltz-grafische-betriebe.de
Printed in Germany

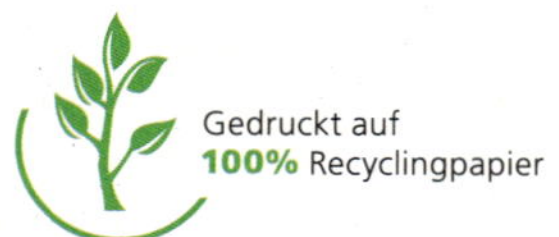